Björn Eickhoff ▪ Oliver Lang ▪ Joe Vogel

Survival Magazin Workshop Band 2

Fallen, Werkzeuge und Hilfsmittel bauen, die wichtigsten Knoten und vieles mehr

WIELAND

Björn Eickhoff ▪ Oliver Lang ▪ Joe Vogel

Survival Magazin Workshop Band 2

Fallen, Werkzeuge und Hilfsmittel bauen,
die wichtigsten Knoten und vieles mehr

1. Auflage, 2021

ISBN 978-3-948264-04-8

Wieland Verlag GmbH, Rosenheimer Straße 22, D-83043 Bad Aibling
Telefon 08061/38998-0, Fax 08061/38998-20
Internet: www.wieland-verlag.com
E-Mail: info@wieland-verlag.com

Fotos: Patricia Braun, Björn Eickhoff, Oliver Lang, Joe Vogel (soweit nicht anders vermerkt)

Umschlaggestaltung und Layout: Caroline Wydeau

Druck: Print Consult

Printed in EU

INHALT

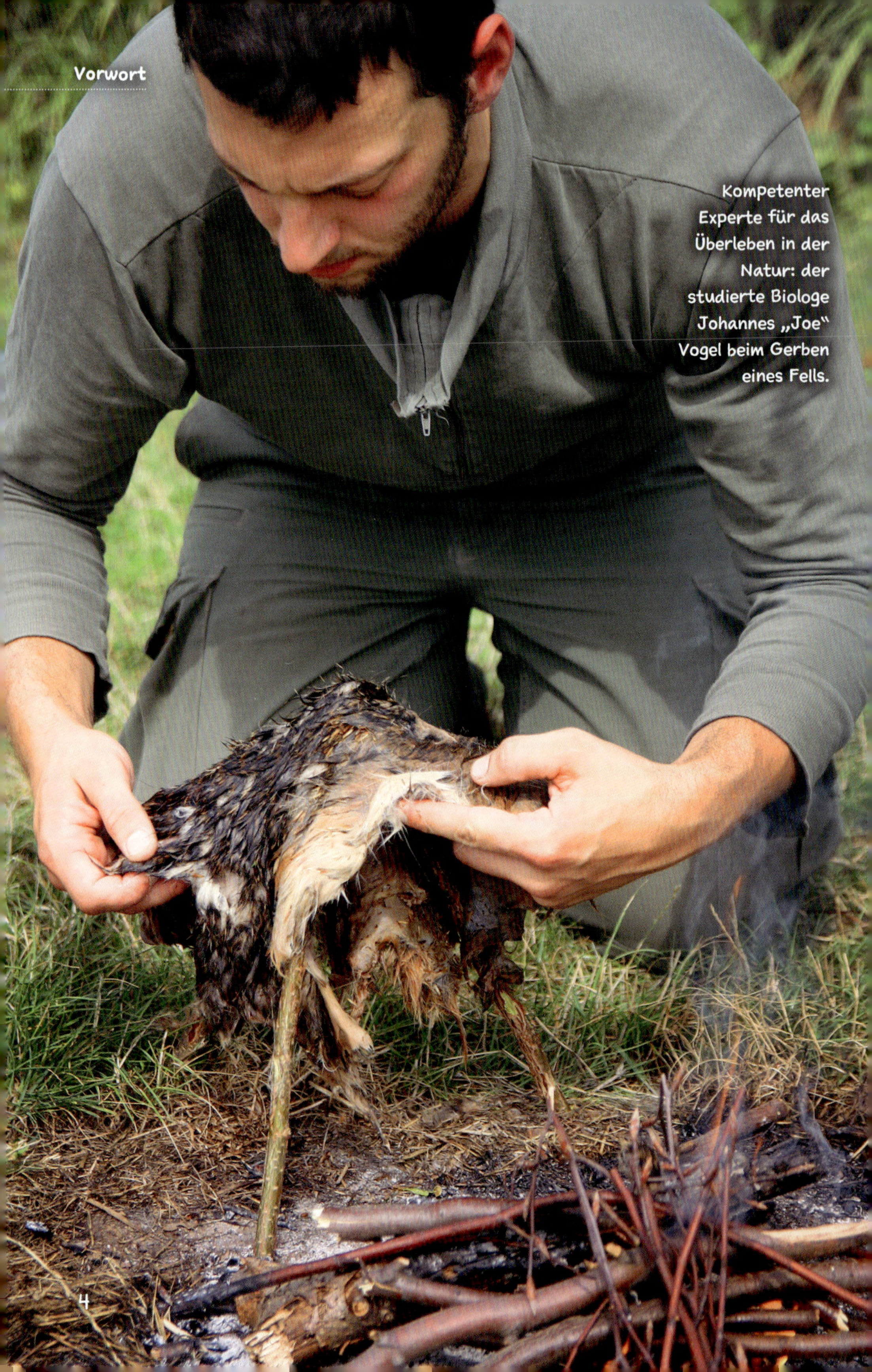

Kompetenter Experte für das Überleben in der Natur: der studierte Biologe Johannes „Joe" Vogel beim Gerben eines Fells.

WISSEN FÜR DRAUSSEN

Seit Ende 2014 geben wir das Survival Magazin heraus. In jeder Ausgabe finden unsere Leser einen oder meist mehrere Artikel, die sich in der Form eines Workshops mit einer praktischen Aufgabe beschäftigen. Darin erklären wir Schritt für Schritt, wie man etwas macht. Immer geht es um Fähigkeiten, die man in der Natur oder in einer Notsituation gut gebrauchen kann, um sich selbst zu helfen. Und immer arbeiten wir mit minimalem Werkzeug.

In diesem Band haben wir eine Auswahl von Workshop-Beiträgen aus dem Survival Magazin zusammengestellt, neu gestaltet und in Buchform gebündelt. So hat man das geballte Wissen aus etlichen Ausgaben des Magazins in einem praktischen Paket zusammen. Um eine möglichst hohe Praxistauglichkeit zu erreichen, haben wir eine sogenannte Wire-O-Bindung gewählt. Sie hat den enormen Vorteil, dass das Buch aufgeschlagen liegen bleibt und nicht wieder von allein zusammenklappt – wichtig, wenn man nicht ständig eine Hand frei hat, um es offen zu halten.

Dieser Band besteht aus 15 Beiträgen, die sich mit dem Bau von Jagdfallen, mit Knoten und selbstgebauter Ausrüstung beschäftigen. Die Autoren – Björn Eickhoff, Oliver Lang und Joe Vogel – haben zusammen über viele Jahre eine große Menge Outdoor-Kompetenz angesammelt, die sie hier an den Leser weitergeben. Die Step-by-Step-Anleitungen sind so gestaltet, dass sie jeder nachvollziehen und praktisch nachmachen kann, unabhängig von den persönlichen Fähigkeiten und Erfahrungen.

Vor allem kann man so die schöne Erfahrung gewinnen, dass es sehr viel Freude macht, mit eigenen Händen etwas zu erschaffen, das sinnvollen Nutzen bringt. Ich wünsche viel Freude beim Nachmachen und tolle Erlebnisse in der Natur!

Hans Joachim Wieland
Chefredakteur
Survival Magazin

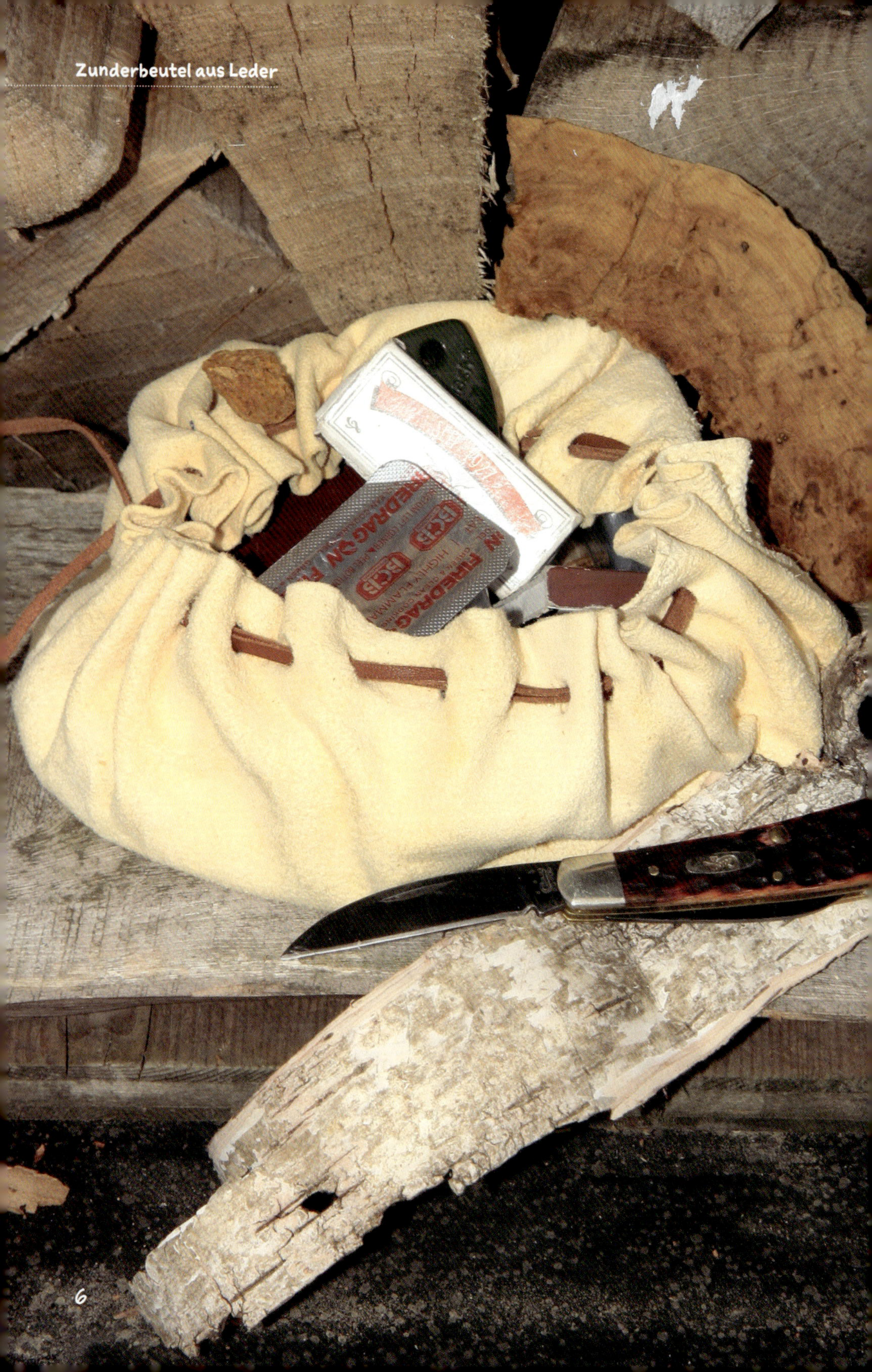

VORBEREITUNG IST ALLES

Der Zunderbeutel ist das traditionelle Herzstück jeder Bushcraft-Ausrüstung. Besonders stilvoll ist ein selbstgemachter Beutel aus Leder.

Schneidwerkzeuge und die Beherrschung des Feuers waren wesentlich für die Entwicklung der menschlichen Kultur. Um ihre essenzielle Bedeutung auch heute noch unmittelbar zu spüren, muss man nur mal ein, zwei Tage und Nächte in der Natur verbringen. Man tut also gut daran, seinem Feuer-Zubehör Aufmerksamkeit zu schenken. Ein passender Anfang ist die Herstellung eines praktischen Feuer- und Zunder-Behälters.

Natürlich kann man alles einfach in einen wasserdichten Plastikbeutel oder eine Dose stecken. Doch ein lederner Zunderbeutel hat deutlich mehr Charme. Zu seinen Vorteilen gehört auch, dass man ihn – weitet man die Schnürung – ausgebreitet hinlegen kann. So kann man gezielt aussuchen, was man braucht und hat eine schöne saubere Ablage. Zudem kann man das strapazierfähige Leder nach dem Schärfen zum Abziehen einer Messerklinge nutzen. Wer seinen Lederbeutel möglichst wasserdicht machen will, behandelt ihn von außen mit Imprägniermitteln oder Bienenwachs.

Für unseren Workshop haben wir ein älteres, aber echtes Fensterleder verwendet. Der Ablauf ist im Grunde ganz einfach: Der Grundschnitt ist kreisrund. Man überlegt

Tipps für den Inhalt

Wer erfahren ist, kann mit Flint und Markasit oder geeigneten Hölzern und gesammelten Materialien ein Feuer machen. Das kann aber selbst Profis an den Rand der Erschöpfung treiben. Es ist ein Irrglaube, dass man mit einem Feuerbohrer immer ein Feuer anbekommt, selbst wenn man es richtig gut beherrscht. Besser, man macht sich unabhängig.
In unseren Beutel kommen Mischmetallfeuerstab, Feuerzeuge, Lupe und Überallzünder. Beim Zunder setzen wir auf Mittel, denen Nässe wenig ausmacht: Wasserdicht verpackte Tampons, Birkenrinde, Zunderschwammstücke, Kerzen, Kienspanschnitze, Baumharz, einen kleinen Fettstift, kommerzielle Ofenzünder und abgepackte Brennpasten von BCB. Wer damit kein Feuer hinbekommt, sollte noch mal üben.

und probiert im Vorfeld, wie groß der Kreis sein muss, um alles aufzunehmen, was man mitnehmen und einsammeln will. Dann locht man den Ausschnitt, so dass eine gerade Anzahl von Löchern entsteht und fädelt die Schnur hinein.

Für eine erhöhte Funktionalität haben wir eine spezielle Beutel-Schnürung verwendet, die sehr praktisch ist. Und das war's im Grunde auch schon. Man kann auch dickeres Leder verwenden, aber ab ungefähr zwei Millimeter wird's meist zu steif. Viel Spaß beim Nachbauen, das in einer halben Stunde erledigt ist.

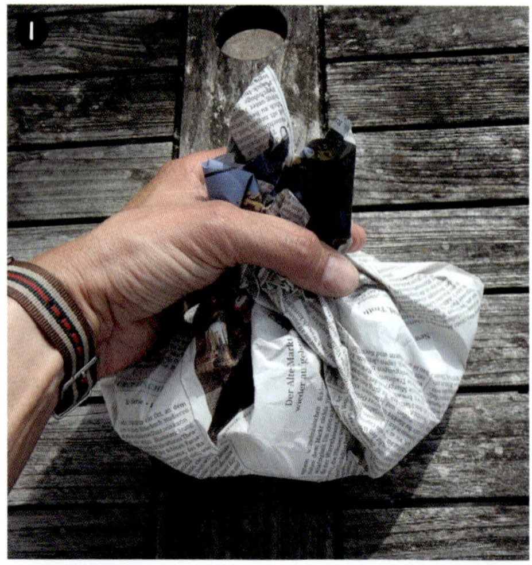

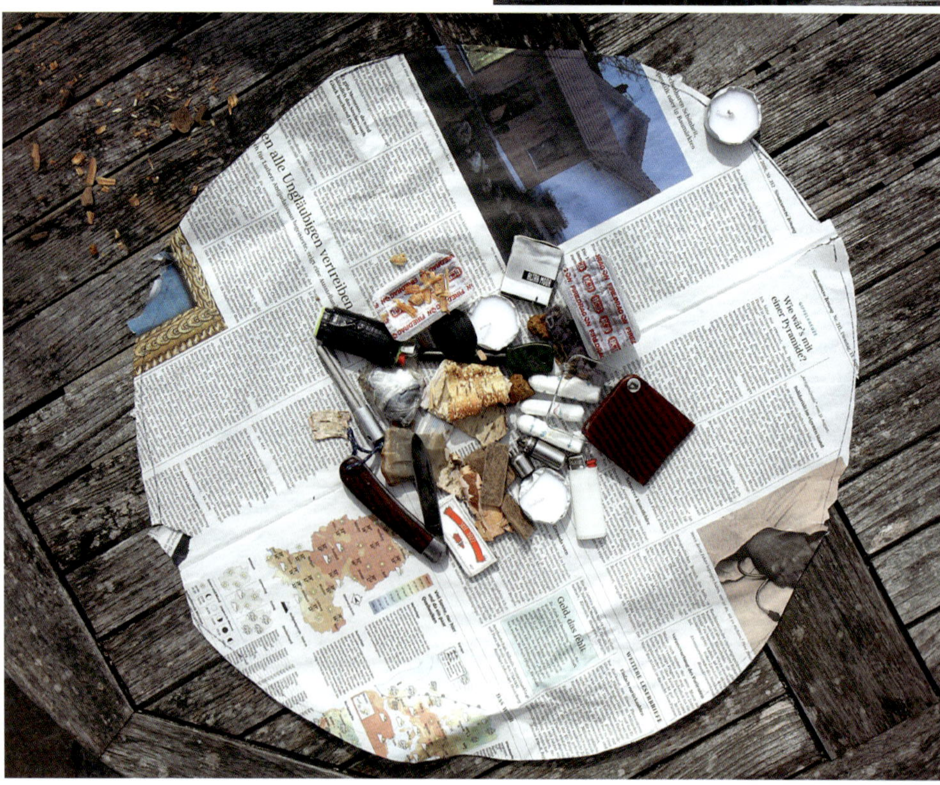

Vorüberlegungen: Wir spielen im Vorfeld durch, was alles in den Zunderbeutel passen muss. Ein kreisrunder Zeitungszuschnitt eignet sich dafür gut. Im Bild beträgt der Durchmesser fast 50 Zentimeter.

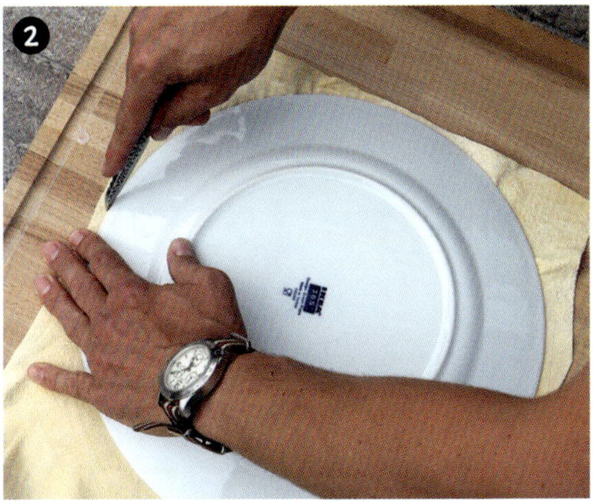

Einmal rundum: Der größte Teller, der im Haushalt aufzutreiben war, dient als Schablone für den Lederzuschnitt.

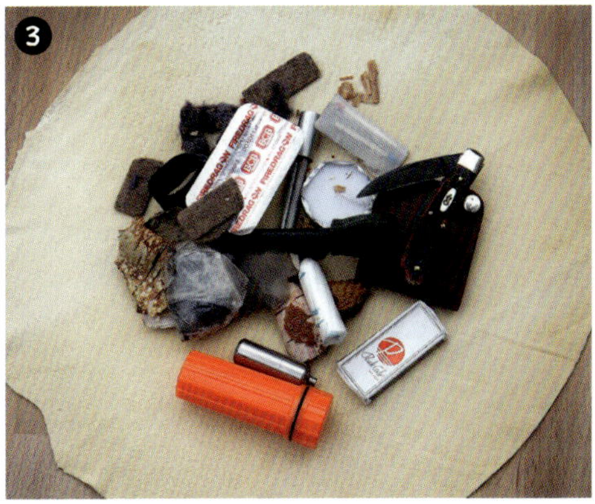

Muss mit: Tampons sind „ab Werk" wasserdicht verpackt, Birkenrinde brennt auch feucht. Zu den Feuerzeugen kommt ein Feuerstahl.

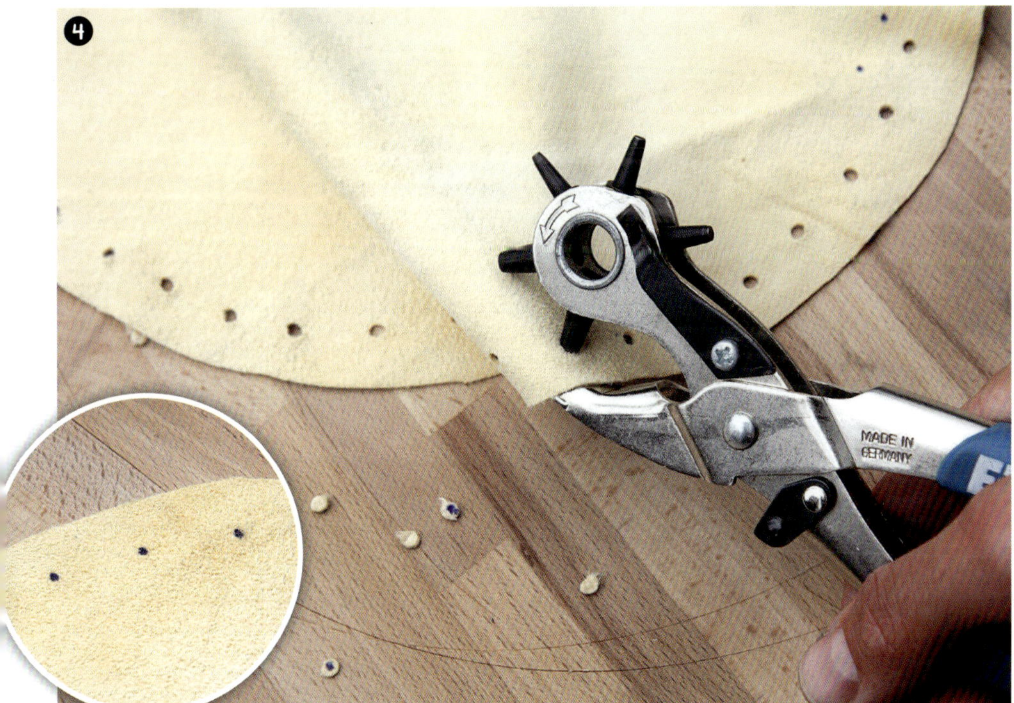

Gut zählen: Die Löcher sollten im gleichen Abstand vom Rand und voneinander gesetzt werden. Man muss darauf achten, dass die Hälfte der insgesamt gesetzten Löcher eine gerade Zahl ergibt.

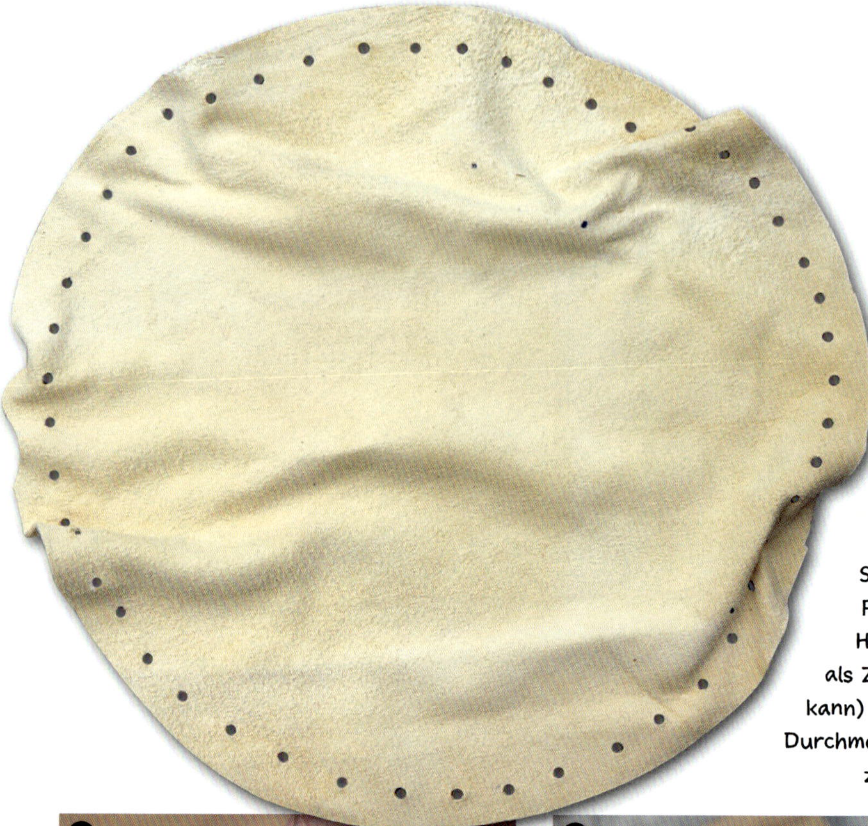

5
Alles bereit für die Schnürung: Die später verwendete Schnur (Leder, Paracord oder Hanf, das auch als Zunder dienen kann) bestimmt den Durchmesser der einzelnen Löcher.

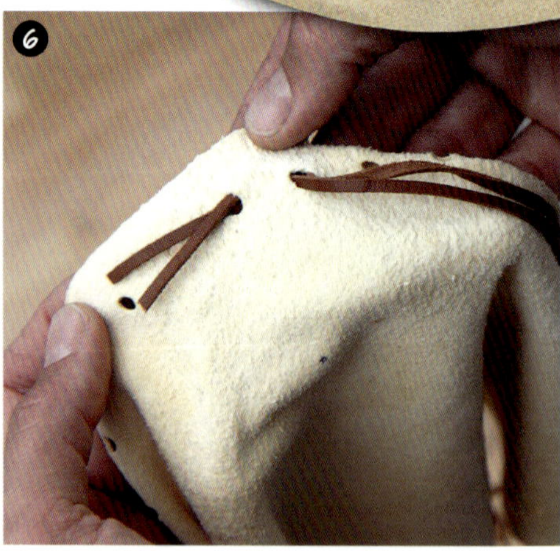

6 Fädeln: Wir nehmen zwei Schnüre, die jeweils mindestens anderthalb Mal so lang sind wie der Umfang des Zuschnitts. Wir richten beide parallel aus und führen die Enden von außen durch eines der Löcher nach innen.

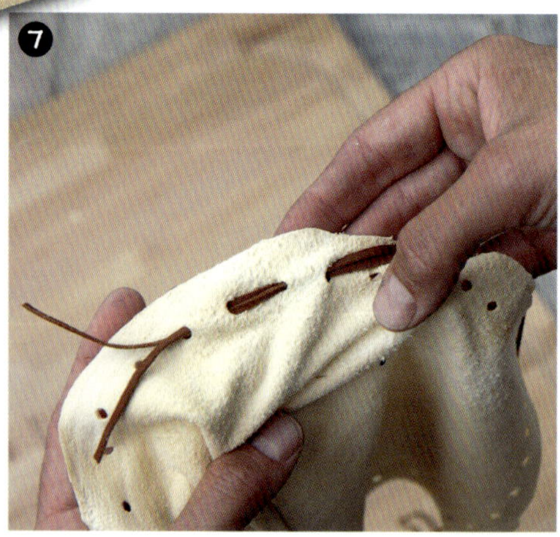

7 Rein und raus: Beim nächsten Loch geht es mit beiden Schnurenden wieder aus dem Beutel raus und dann wieder rein. Das machen wir so lange, bis wir bei der Hälfte der insgesamt angebrachten Löcher angekommen sind.

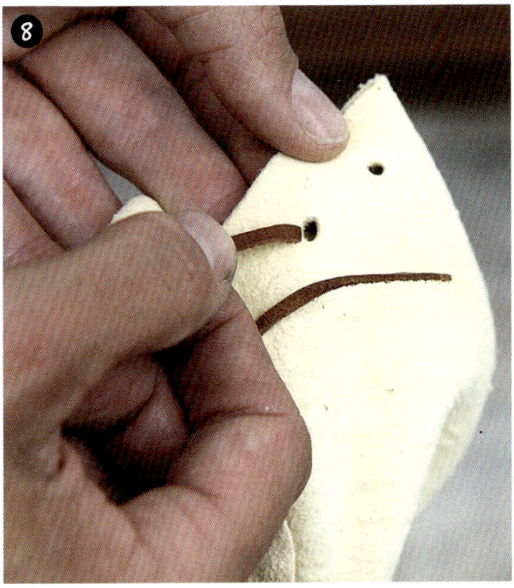

Ab hier allein: Die erste Hälfte der Löcher wird gemeinsam durchstoßen. Ab der Hälfte geht es dann nur mit einer der beiden Leinen weiter. Welche, ist dabei egal. Wir führen das Ende in den Beutel.

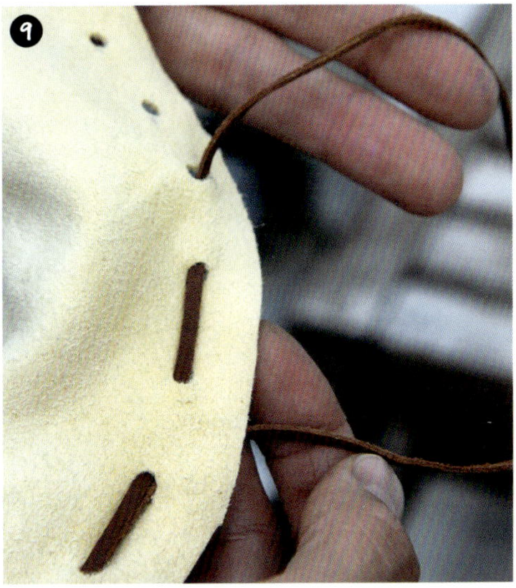

Einzelgänger: Wir machen mit der einen Leine weiter. Und zwar genau so lang, bis wir wieder auf den Beginn der doppelten Ausgangsschnürung stoßen.

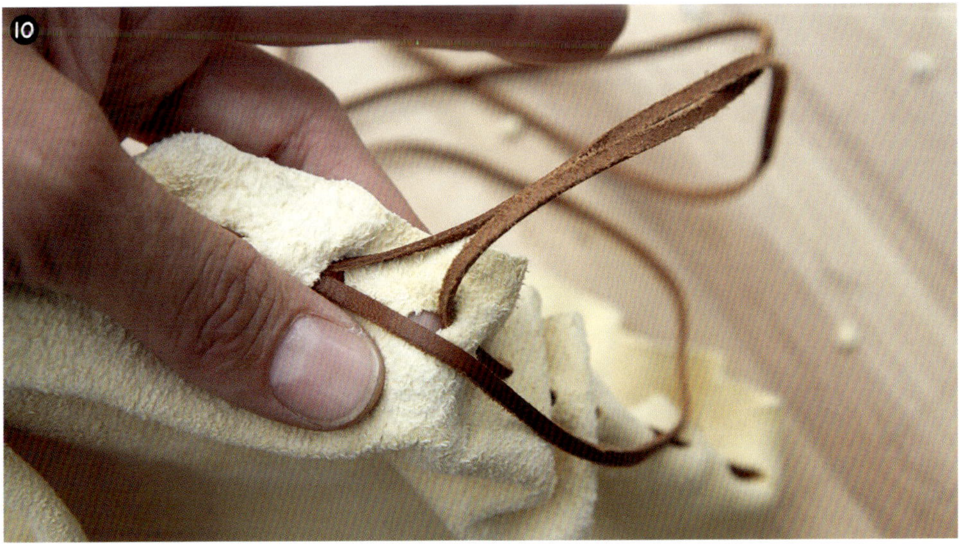

Erste Verknotung: Ist die Schnur durch die restliche Hälfte der Lochung geführt, erreichen wir den Beginn der Ausgangsschnürung. Jetzt verknoten wir die zuletzt allein geführte Schnur mit ihrem eigenen Ende.

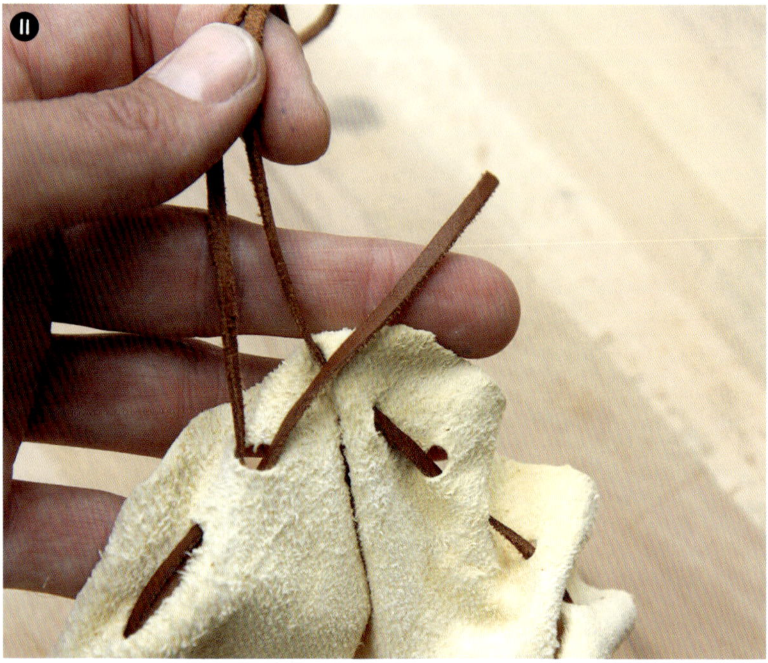

Und wieder allein: Übrig bleibt an dieser Stelle ein weiteres einzelnes Schnurende. Dieses wird nun durch die verbleibende Lochung geführt, so dass auch diese gedoppelt wird.

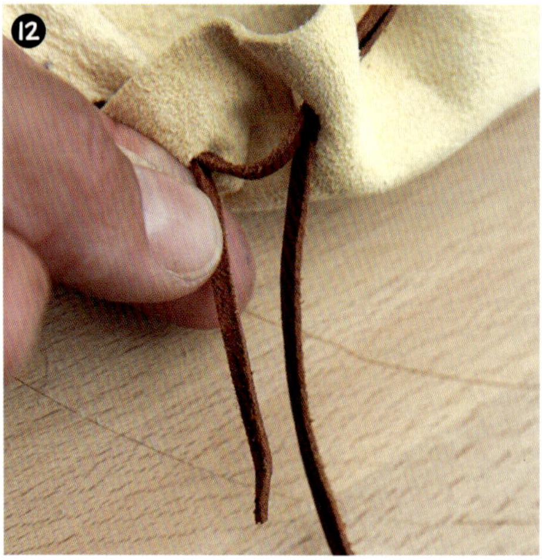

Zweite Verknotung: Wir führen das Schnurende so lange weiter durch die Löcher, bis das andere Ende dieser Schnur erreicht ist. Dann justieren wir die Schnürung so, dass die Enden je gleich weit aus den Löchern ragen.

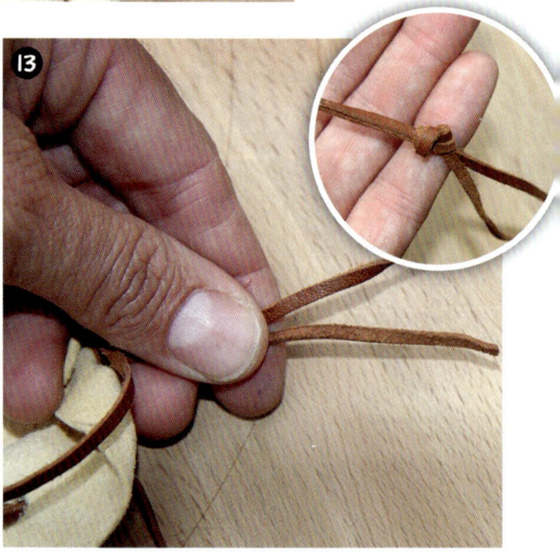

Fast fertig: Wir verknoten auch diese Enden mit einem (Zier-)knoten und haben es geschafft. Mit dieser Beutelschnürung kann der Beutel ohne weitere Hilfsmittel zugezogen und fixiert werden.

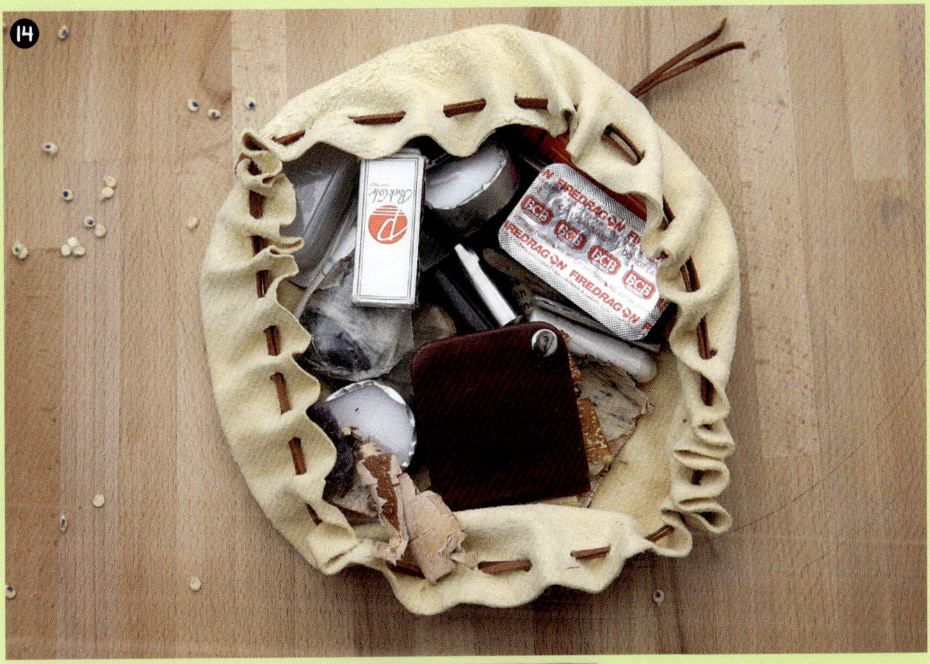

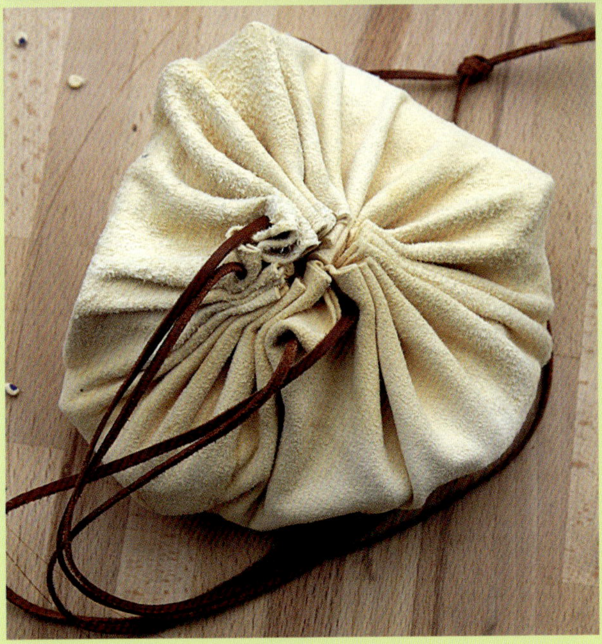

Fertig!

Und siehe da: Wer den richtigen Umfang gewählt hat, bekommt alles in den ledernen Zunderbeutel hinein, was er für ein Feuer braucht. Und Feuer braucht man draußen zum Kochen, Aufwärmen und für die Gemütlichkeit. Zieht man an den beiden Verknotungen, die bei gerader Lochzahl einander gegenüber liegen, zieht sich der Beutel gleichmäßig und dicht zu. Zur Sicherung könnte man die Enden der Schnürung verknoten.

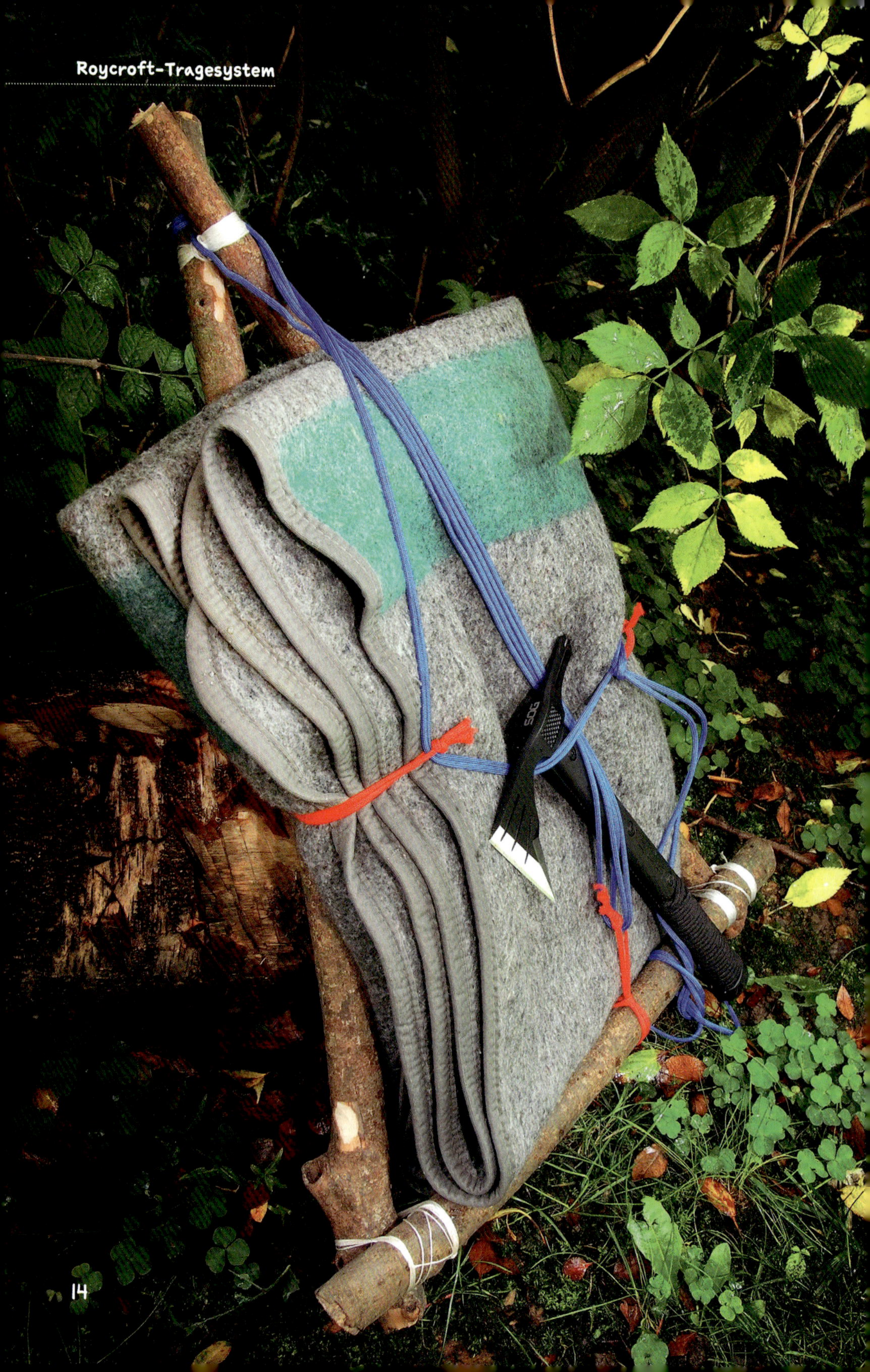
SOG

SELBSTBAU-RUCKSACK

Was tun, wenn man etwas transportieren muss, aber keinen Rucksack dabei hat? Ganz einfach: Wir bauen uns mal eben ein Tragegestell. Genauer gesagt einen Roycroft-Frame, der bei Bushcraftern sehr beliebt ist.

Inzwischen sieht man sie nur noch selten: Außengestell-Tragesysteme an Rucksäcken sind fast vollständig vom Markt verschwunden und von modernen Innengestell-Rucksäcken ersetzt worden. Solche Systeme, auch Lastenkraxen genannt, finden sich nur noch in Bereichen, in denen hohes Gewicht oder sperriges Gepäckgut transportiert werden müssen. Doch der Außentragegestell-Rucksack ist eines der ältesten Tragesysteme der Menschheit. Selbst der Ötzi hatte solch einen Rahmen aus Haselnuss dabei, den er auf dem Rücken trug und an dem sein Equipment befestigt war.

Vergleichbare Systeme wurden bis nach dem Zweiten Weltkrieg aus Holz hergestellt. Erst moderne Fertigungsverfahren führten zu Gewichtseinsparungen durch die Nutzung des Leichtmetalls Aluminium für den Rahmen. Die guten alten Kraxen wurden erst in den 80er Jahren durch Innengestell-Rucksäcke abgelöst.

Ein Kraxe ist ein relativ einfaches System, das sich aus Holz leicht nachbauen lässt. Gerade im Bushcraft- und Survival-Bereich sind diese Frames (Rahmen) sehr beliebt. Der Roycroft-Frame geht auf einen kanadischen Bushcrafter mit gleichem Namen zurück, der die Konstruktion an den Survivalisten Mors Kochansky weitergab, der sie international bekannt machte. Das recht simple Grundsystem wurde immer weiter gepimpt, bis es den alten Lastenkraxen sehr ähnlich sah.

In unserem Workshop konzentrieren wir uns auf das Grundkonzept, das ein kostengünstiges Tragesystem darstellt. Mit ein wenig Geschick hat man schon nach gut einer halben Stunde sein Gepäck auf dem Rücken und ist abmarschbereit.

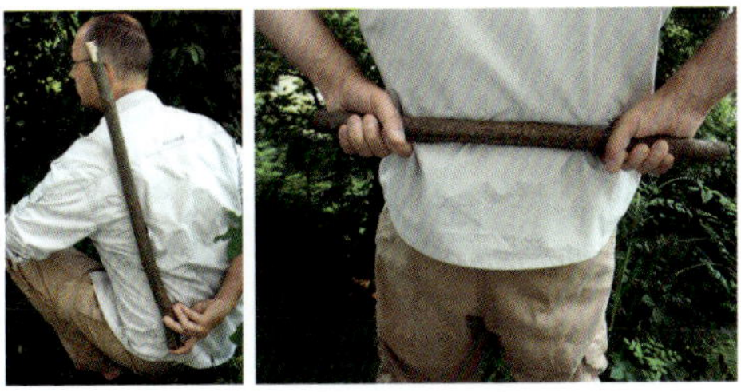

Da der Roycroft-Frame ein dreieckiger Rahmen ist, brauchen wir zwei etwa gleich lange Seitenstäbe. Sie sollten vom Hüftansatz bis zur Stirn des Trägers reichen. Die kürzere Basis sollte zwei Handbreit länger sein als die eigene Hüfte breit ist.

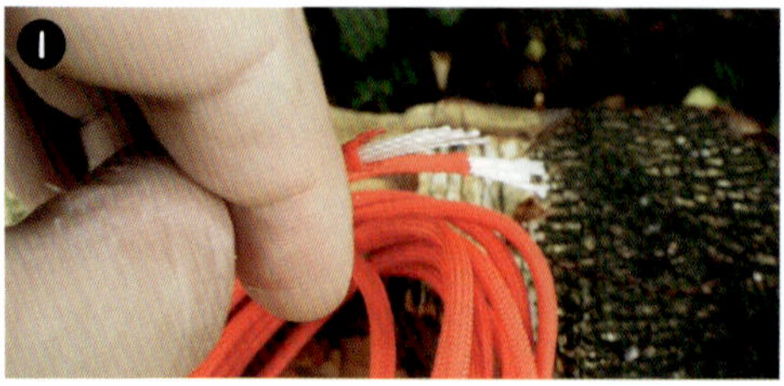

Für den Frame werden etwa drei Meter Paracord benötigt. Paracord besteht aus mehreren dünnen Nylonfäden, die durch einen Mantel zusammengehalten werden.

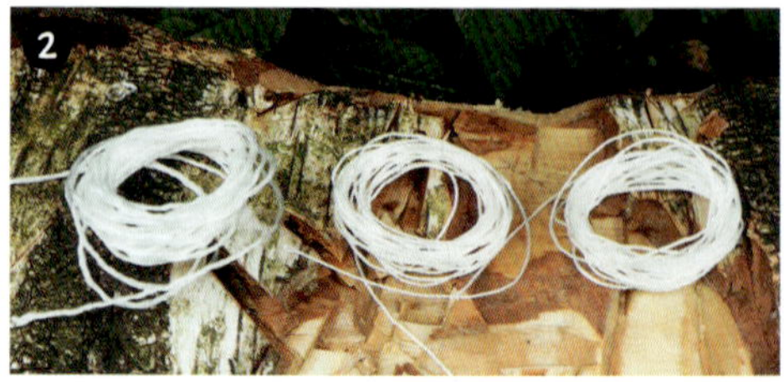

Wir brauchen drei dieser dünnen Fäden, die wir aus der Paracord-Seele herausziehen.

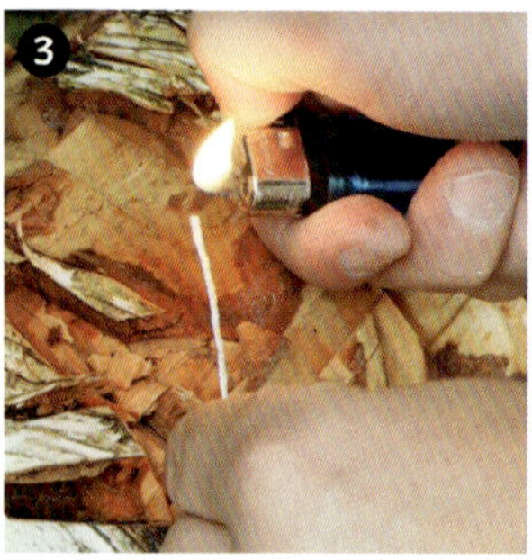

Die Enden der Fäden sollten mit Feuer kurz verschmolzen werden. So klappt das besser beim Verbinden der drei Holzstäbe.

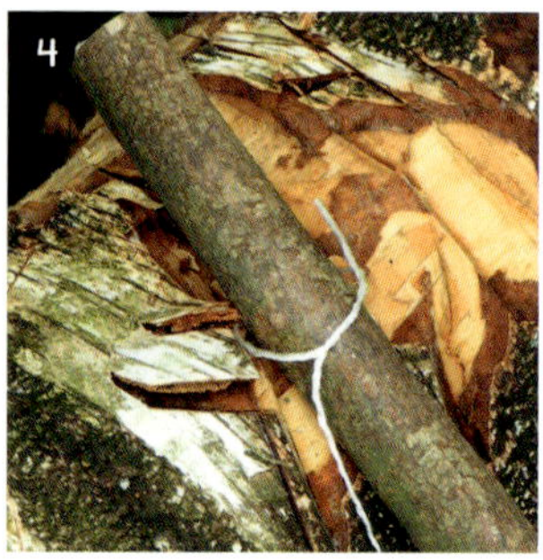

Zuerst wird die obere Verbindung der langen Seitenstäbe gewickelt. Dafür wird ein Ende des Fadens mit dem Zimmermann-Schlag an einem Stab befestigt.

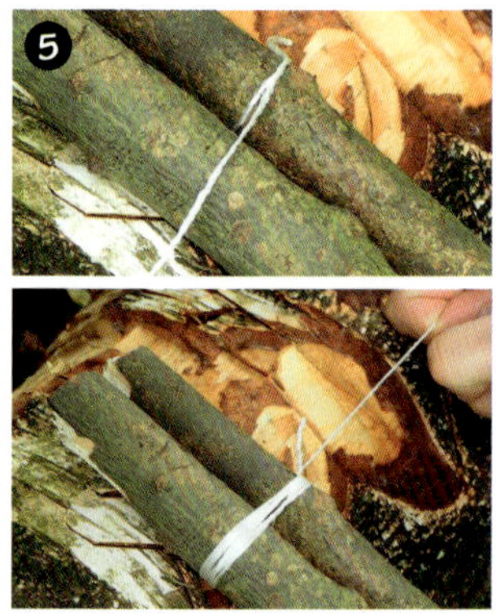

Nun umwickeln wir beide Stäbe fest mit dem Faden. Die Wicklung wirklich fest ziehen!

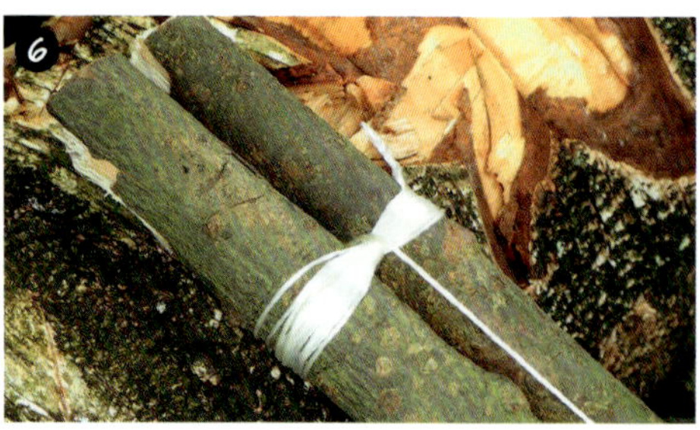

Nachdem etwa zwei Meter um die Stäbe gewickelt wurden, führt man den Faden durch den Zwischenraum der Stäbe durch und umwickelt immer wieder quer die vorherige Wicklung.

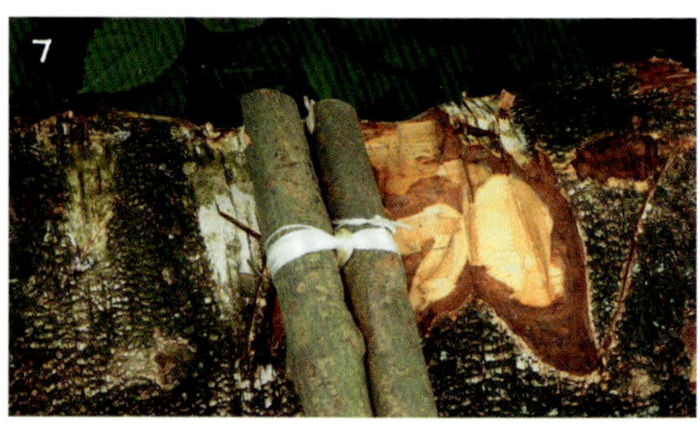

Am Ende führt man den Faden mehrmals durch die vorangegangenen Wicklungsschläge. Dadurch endet die Wicklung, ohne dass man den Faden verknoten muss.

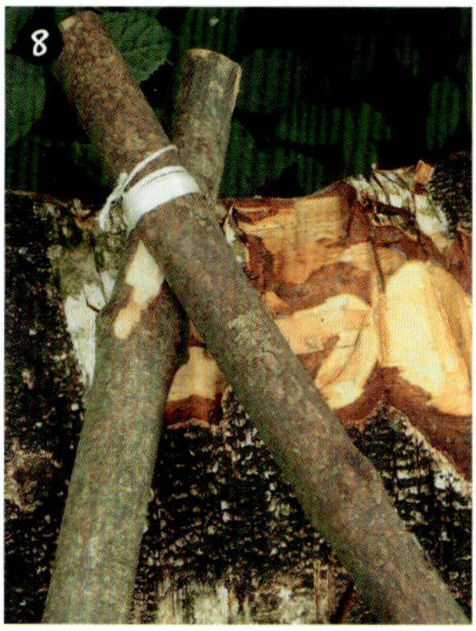

Nun schiebt man die Stäbe unten auseinander, so dass sich ein V ergibt.

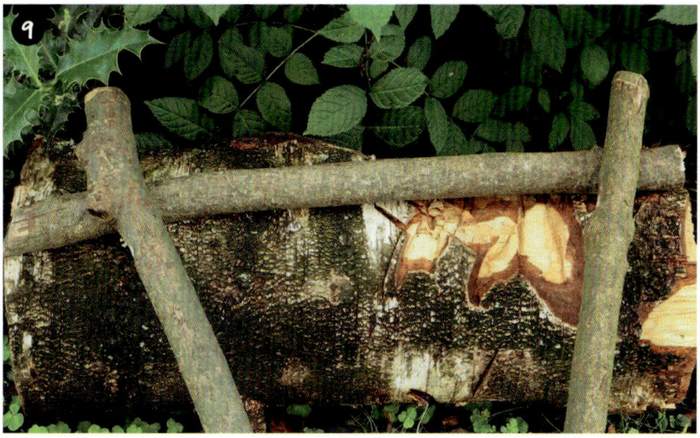

Am unteren Ende legen wir nun den dritten Stock an. Die Verbindungen mit den beiden Stäben erfolgt auf beiden Seiten gleich.

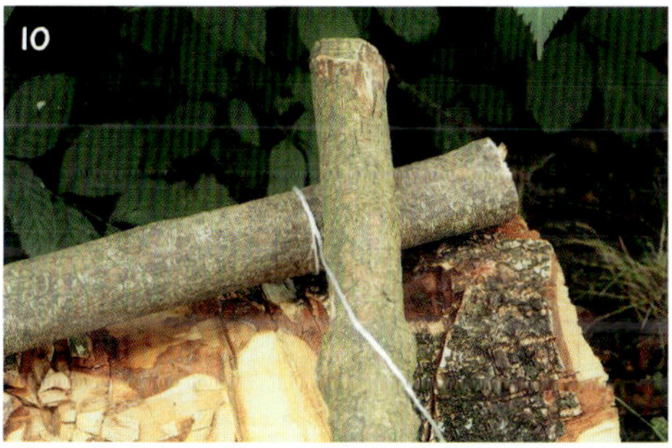

Auch hier starten wir die Verbindung der Stäbe mit einem Zimmermann-Schlag.

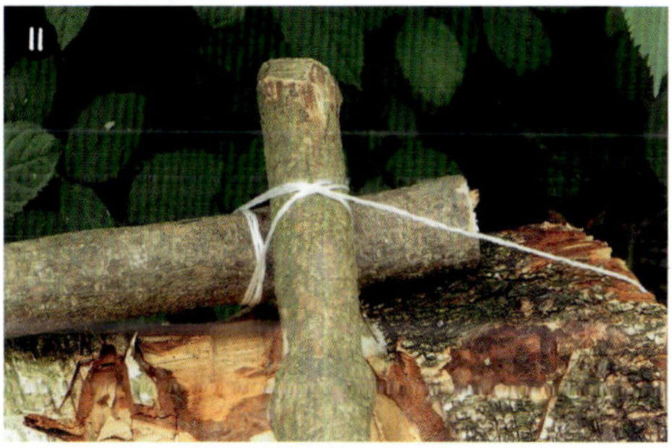

Wir führen nun den Faden immer diagonal wieder um die beiden Stäbe herum.

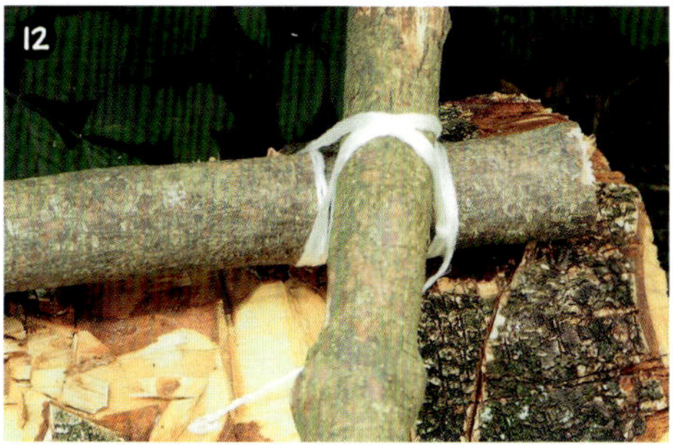

Auch hier führt man den Faden am Ende mehrmals durch die vorherigen Wicklungsschläge. Dadurch endet die Wicklung ohne Knoten.

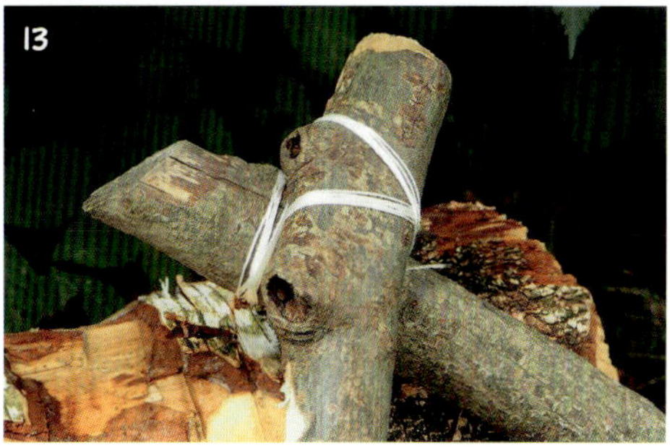

Ein anderer Blick auf die Wicklung.

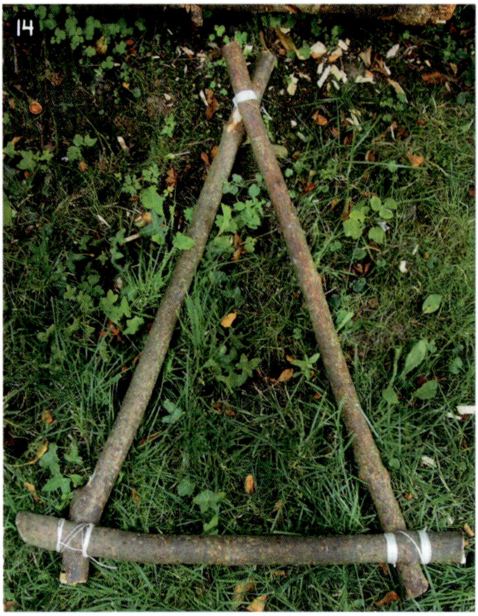

Geschafft: Der fertige Roycroft-Frame.

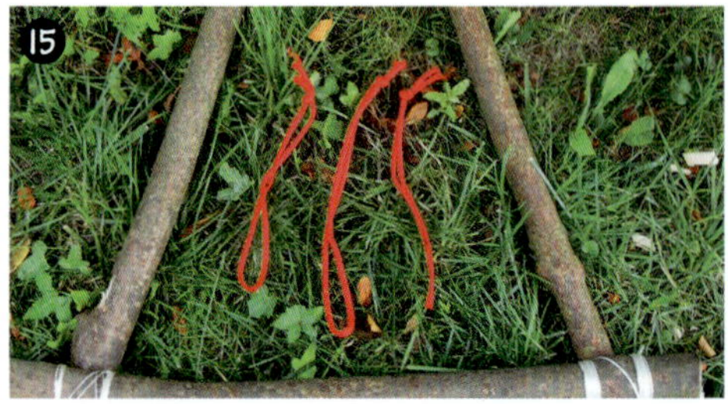

Aus den drei Metern Paracord schneiden wir drei Stücke. Mit einem Sackstich knotet man diese zu einfachen Schlaufen.

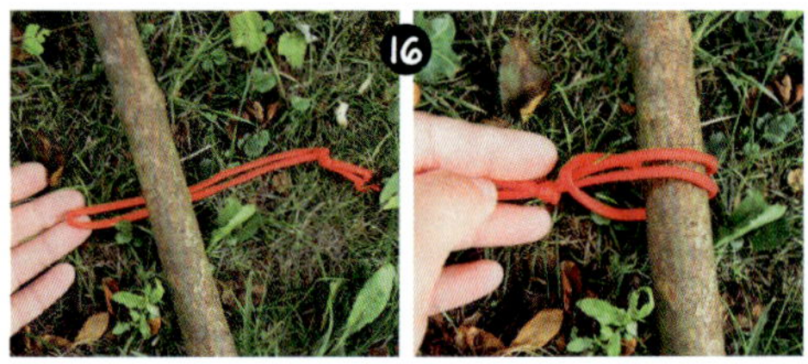

Jeweils eine Schlaufe wird an einem der drei Seiten mit einem Ankerstich befestigt.

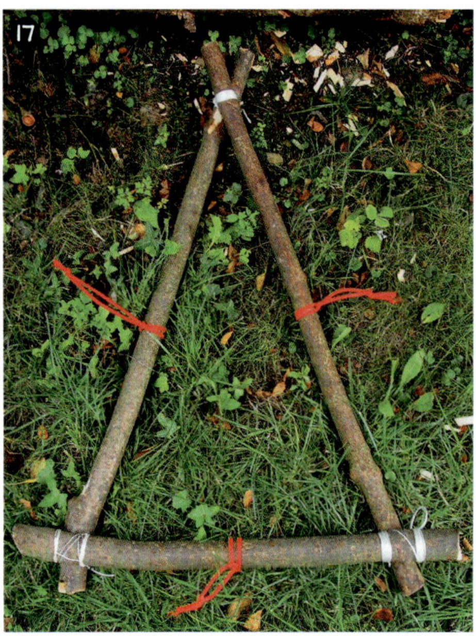

So weit, so gut: Im Bild der Frame mit allen drei Schlaufen.

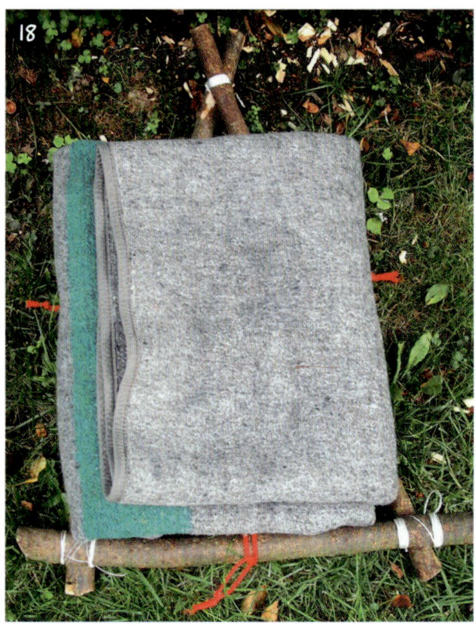

Das Gepäck wird nun auf dem Frame platziert.

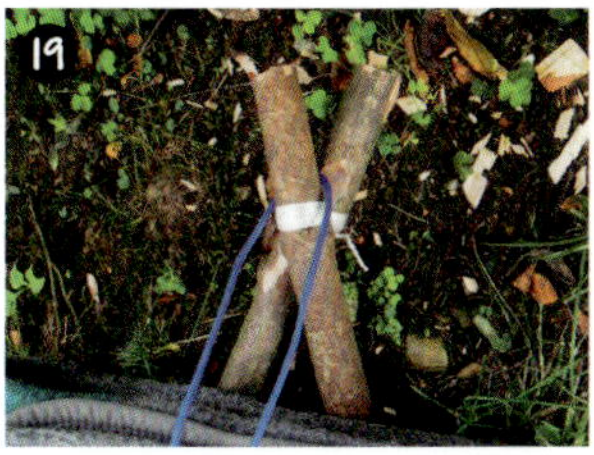

Eine weitere, etwa fünf bis sechs Meter lange Schnur wird doppelt gelegt. Je nach Gepäckvolumen kann die Länge variieren. Die Schlaufe legen wir um einen der oberen Stäbe.

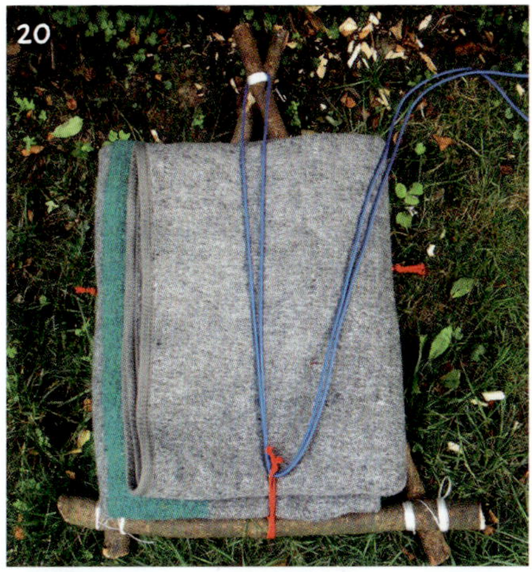

Die doppelleinige Schnur wird durch die untere Schlaufe geführt und wieder nach oben gebracht. Im weiteren Verlauf wird sie doppelt genutzt. Auf einen permanenten Zug sollte man achten.

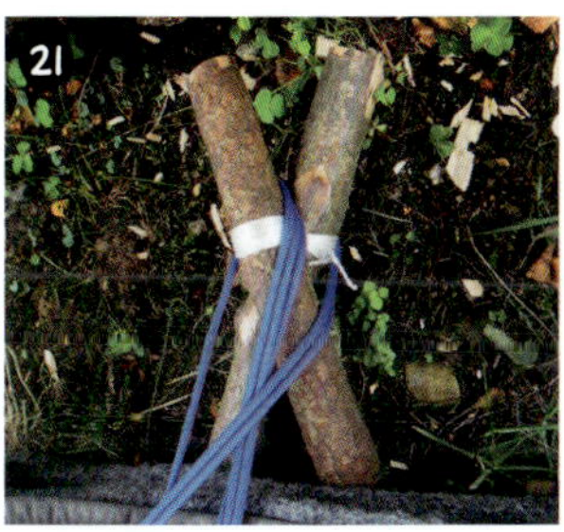

Die Schnur wird um den zweiten oberen Stab geführt und diagonal zur seitlichen Schlaufe gezogen.

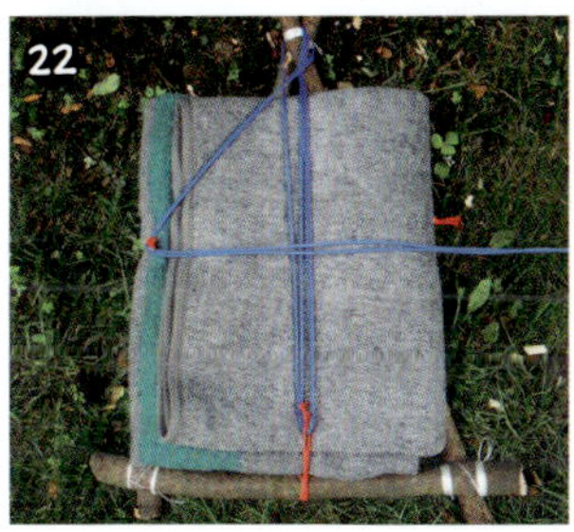

Auch dort wird sie durch die Schlaufe und in Richtung der gegenüberliegenden Schlaufe gezogen.

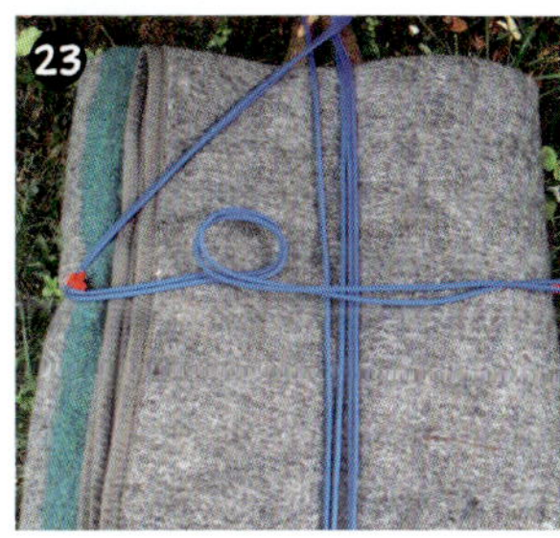

Bevor wir die Schnur durch die letzte Schlaufe führen, bilden wir mit ihr einen Kreis oder ein Ohr.

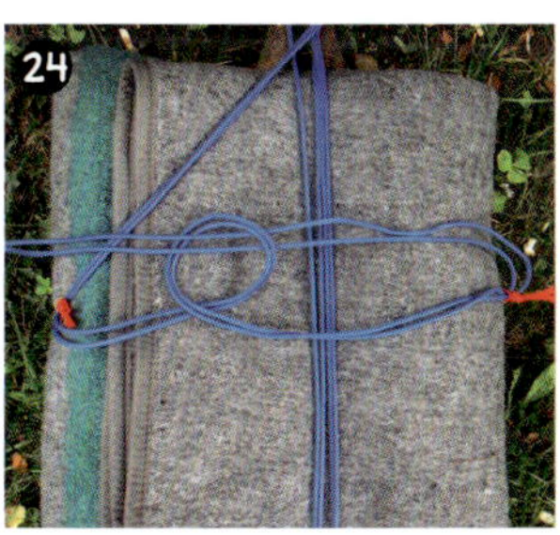

Nachdem die Schnur durch die letzte Schlaufe gezogen wurde, führt man sie zurück und von hinten durch das Ohr.

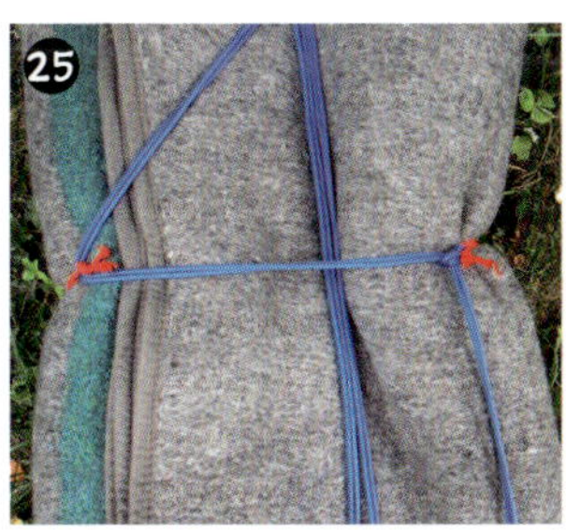

Wenn man nun am Ende der Schnur zieht, schließt sich das Ohr. Dieser Knoten läuft in Zugrichtung und sichert die Schnur zuverlässig.

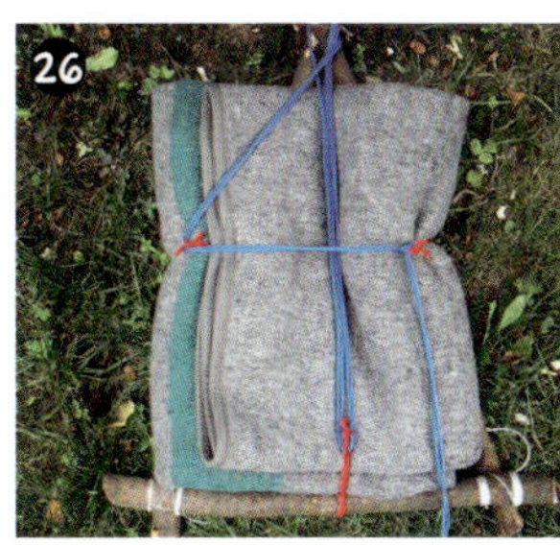

Die überstehende Schnur kann mit einem einfachen Kreuzschlag oder einem Schleifknoten am Frame befestigt werden.

27
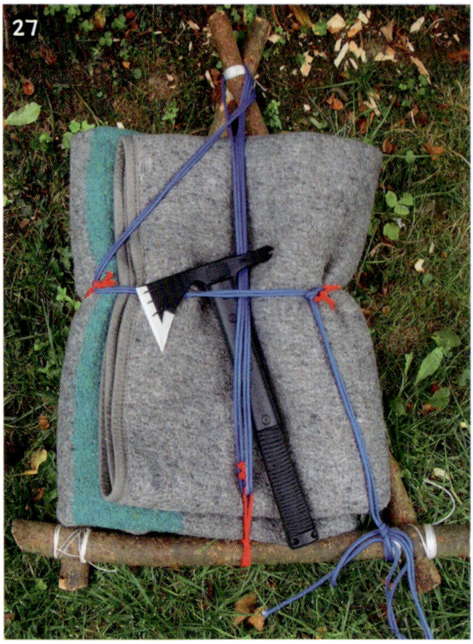

Die fertige Gepäckbefestigung am Roycroft-Frame.

28
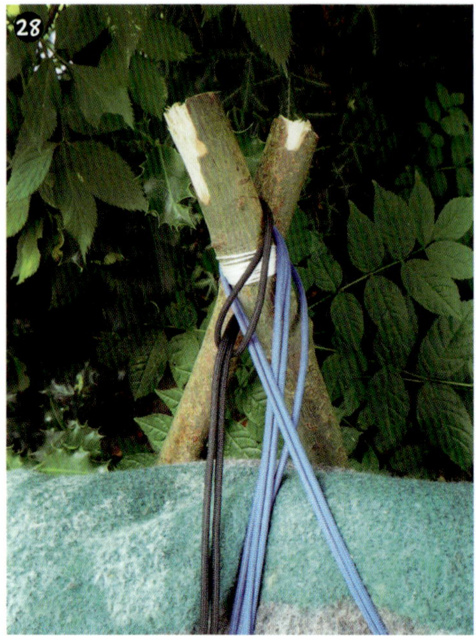

Je nach Körperstatur brauchen wir mindestens fünf Meter Paracord. Wer wirklich eine große Zuladung transportieren muss, sollte eine deutlich dickere Schnur nutzen. Für die leichte Bushcraftausrüstung reicht auch eine dünne Paracord-Schnur aus. Auch diese wird doppelt gelegt und an der oberen Verbindung der beiden Seitenstreben mit einem Ankerstich befestigt.

29
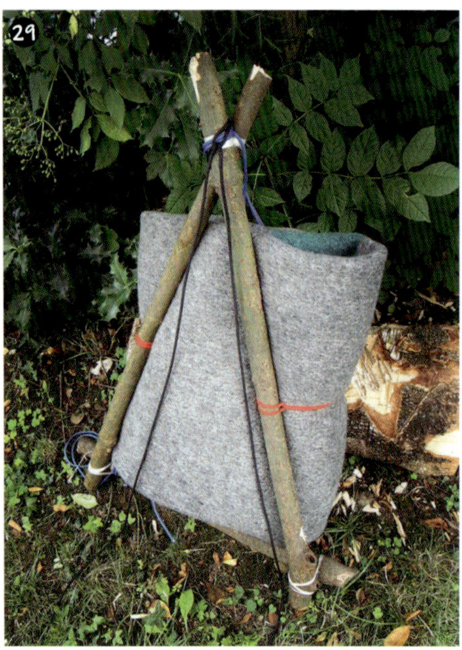

Die beiden herabhängenden Paracord-Schnüre bilden die Schulterriemen links und rechts. Am besten sollte man nach der Anbringung des Ankerstichs den Frame an den Rücken führen. Das Tragesystem kann so direkt an den Körper angepasst werden.

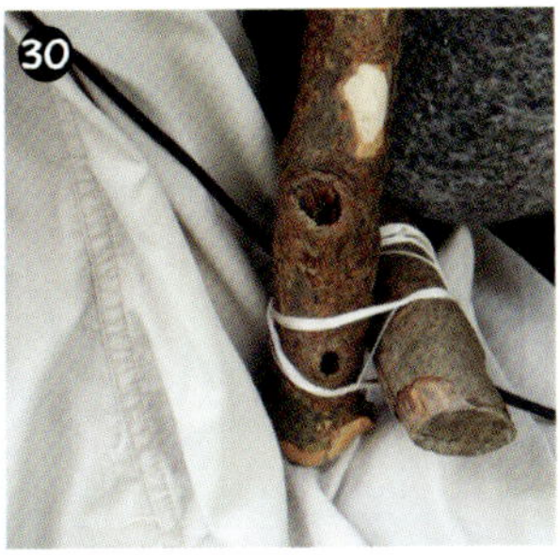

Man führt die beiden Riemen über die Schulter und dann nach hinten unter der Querstrebe durch.

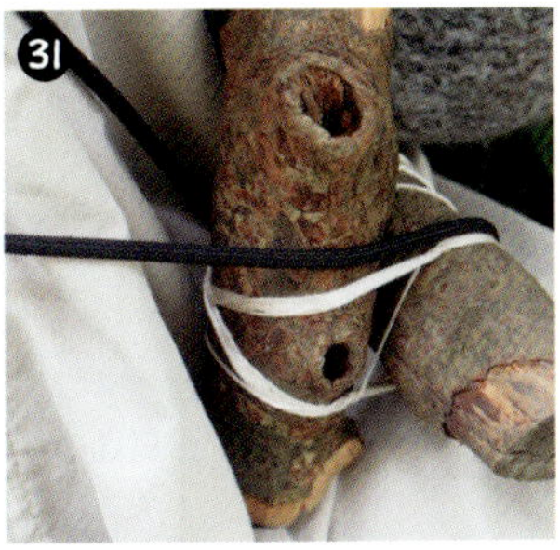

Nun führt man sie über die Querstrebe und außen an der Seitenstrebe vorbei. Den gleichen Riemen führt man auf der anderen Körperseite durch.

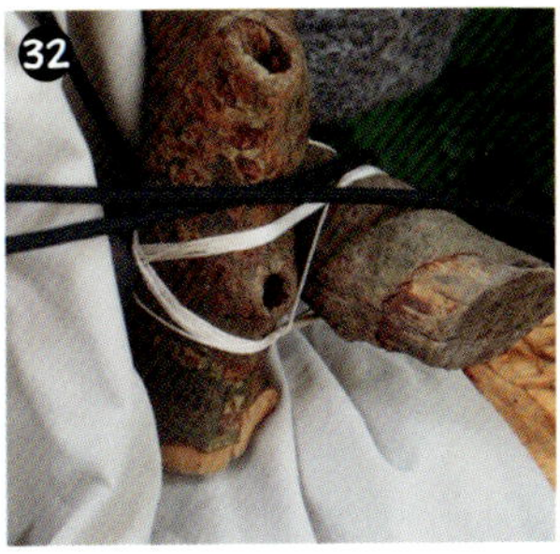

Beide Riemen werden über den Bauch geführt, dort gekreuzt und zur gegenüberliegenden Seite geführt. Dort geht man außen an der Seitenstrebe entlang und über die Querstrebe.

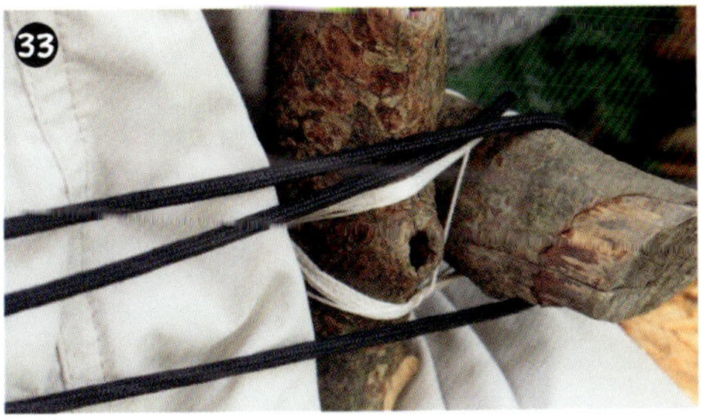

Dann geht es unter der Querstrebe zurück in Richtung Bauch. Hier kann man mit stärkerem Zug den Frame über dem Hüftknochen platzieren. So liegt dort das Gewicht des Gestells, und die Schulterriemen sorgen nur für die nötige Stabilität und müssen wenig Gewicht tragen.

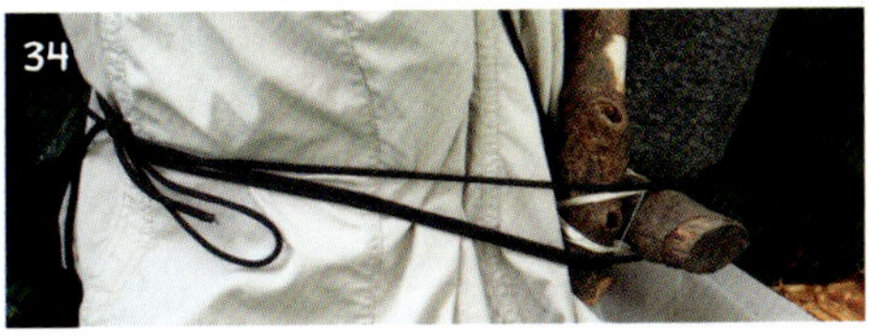

Vor dem Bauch werden beide Riemen einfach miteinander verknotet. Hier kann man zum Beispiel einen Schleifknoten nutzen.

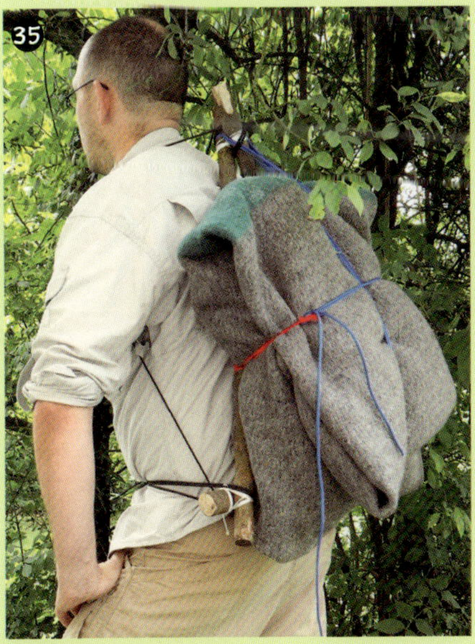

Fertig!

Komplett: Der fertige Roycroft-Frame mit Gepäck mit Hilfe der Riemen auf dem Rücken befestigt.

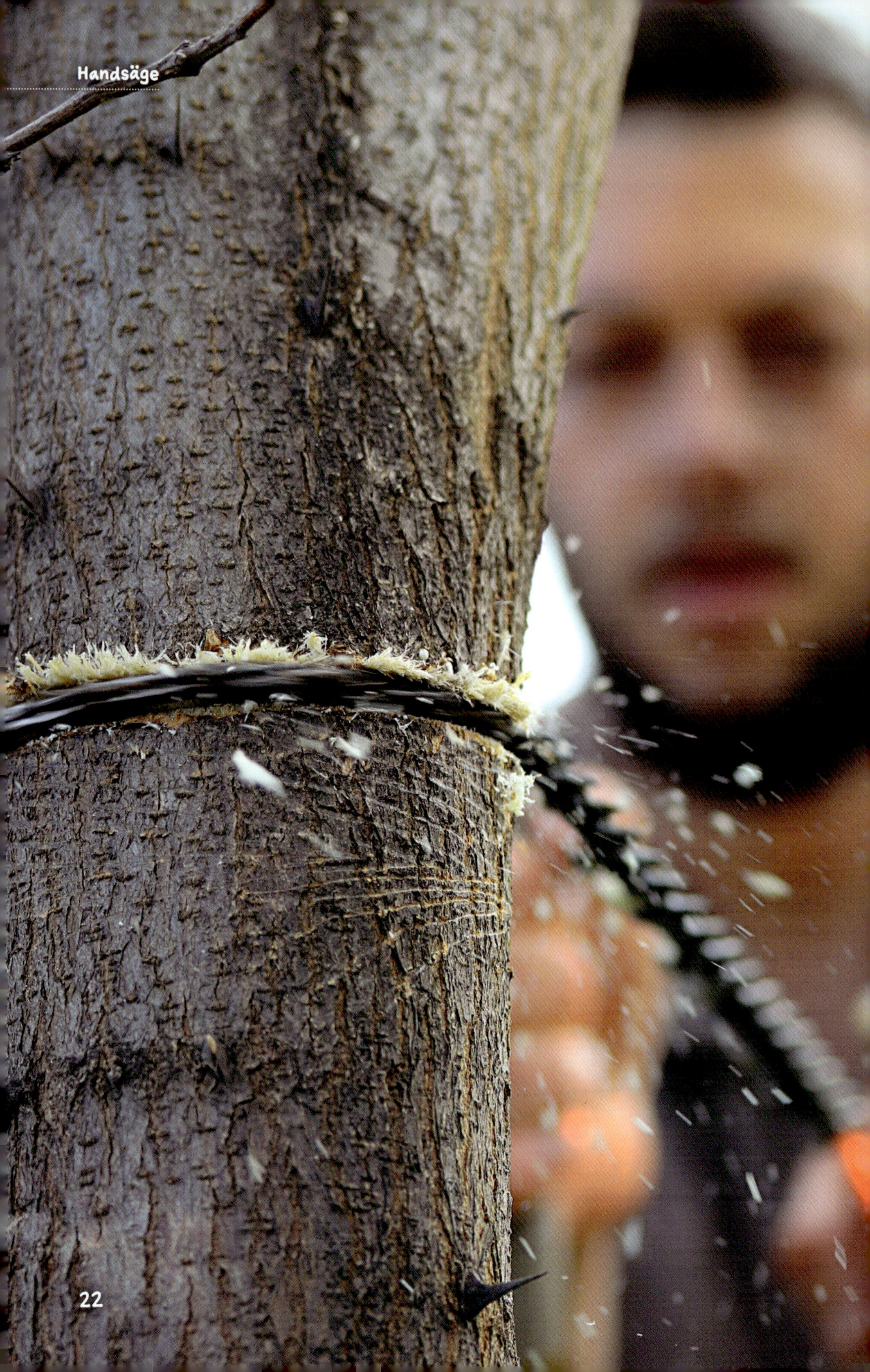

RITSCH RATSCH

Aus der alten Kette einer Motorsäge kann man eine prima Handsäge bauen. Wenn man weiß, wie man es macht.

Während Bushcrafter bei den meisten Tätigkeiten im Wald mit einem Messer und einer kleinen Klappsäge zurechtkommen, darf es manchmal mehr sein. Beim Bau einer kleinen Blockhütte, eines Floßes oder großer Stütz- und Hängekonstruktionen, wenn Stammdurchmesser teilweise über 20 Zentimeter betragen, kommt man mit dieser Ausrüstung nicht immer aus. Bei diesen Aufgaben geht es um viele schnelle und grobe Schnitte. Das ist eigentlich das Metier von Motorsägen.

Moderne Motorkettensägen arbeiten mit einer Kettengeschwindigkeit jenseits von 20 Metern pro Sekunde, das sind immerhin 70 km/h. Eine Sägekette ist perfekt für rasche Schnitte mit mäßiger Präzision. Im Gegensatz zu Sägeblättern werden breite Fasern aus dem Holz gerissen. Das Ergebnis ist ein breiter Sägespalt, der sich nicht so einfach verklemmt.

Das System der kleinen scharfen Sägemesser an den Kettengliedern lässt sich allerdings auch ohne Motorantrieb nutzen. Wir zeigen hier, wie eine alte Sägekette in eine kompakte, effektive und leichte Survivalsäge umgebaut werden kann.

Um eine alte Sägekette im Handbetrieb zu benutzen, müssen die Bestandteile modifiziert werden. Idealerweise verwendet man Ketten von kleineren und eher schwachen Motorsägen mit sogenannter Halbmeißelschneide. Sie lassen sich im Handbetrieb mit weniger Kraftaufwand führen.

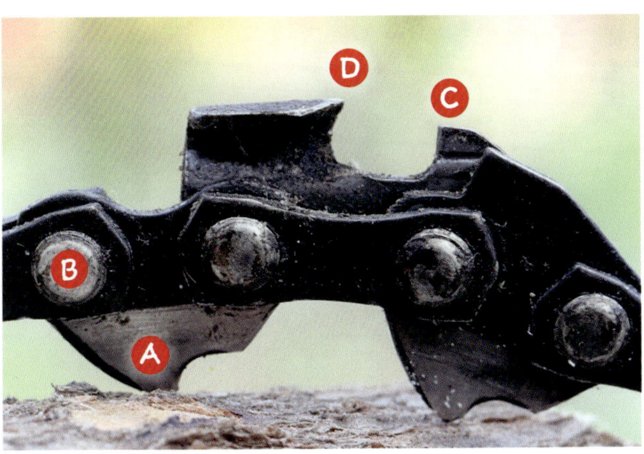

Bestandteile der Sägekette:
(A) Auf der Innenseite der Kettensäge laufen Zähne für den Antrieb.
(B) Die Kettenglieder sind mit Stahlnieten verbunden.
(C) Auf dem Sägeglied ist eine Tiefenbegrenzernocke, die die Spandicke definiert.
(D) Die Sägezähne bestehen aus einer waagerechten und einer senkrechten Klinge.

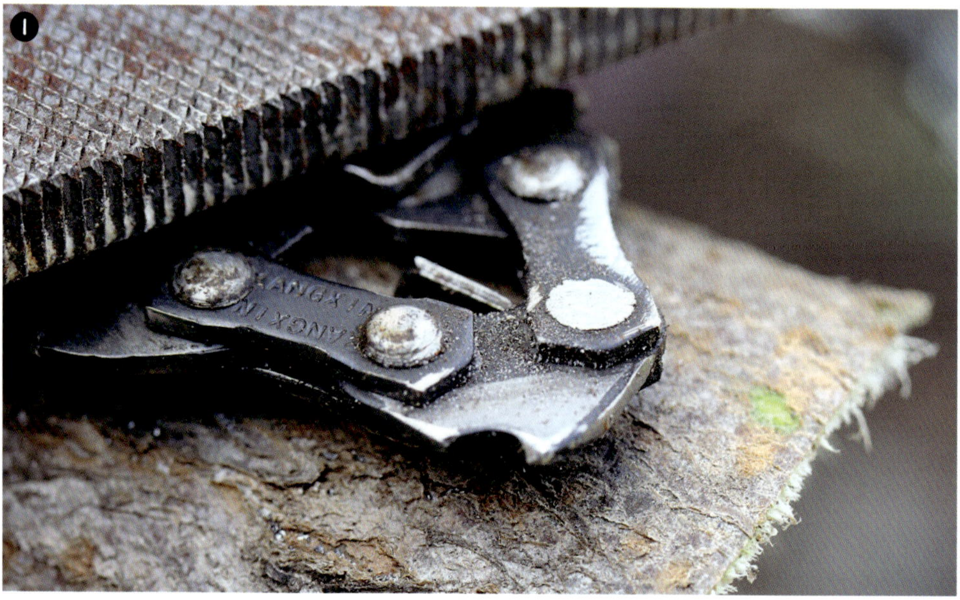

Die Kette wird an einer Stelle geöffnet, in dem zwei der Stahlnieten abgefeilt werden und das Gegenglied durchgedrückt wird. Ist die Kette noch sehr scharf, sollten bei allen Arbeitsschritten Handschuhe getragen werden.

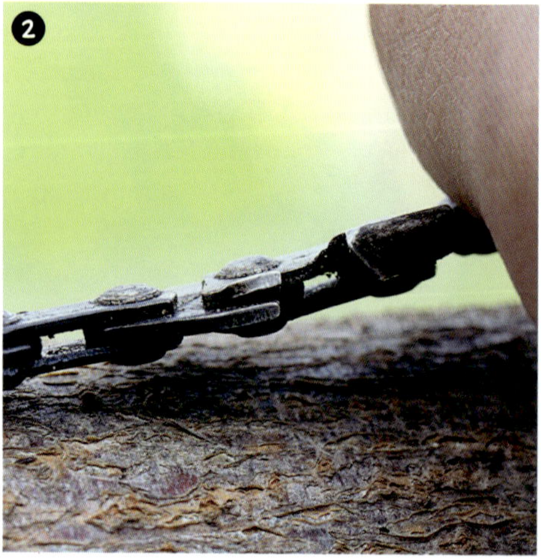

Der Länge nach gestreckt wird die Kette vorsichtig hin und her gebogen. Dabei verlängern sich die Nieten ein wenig. Die Kette läuft dadurch später flüssiger und verkantet nicht so schnell.

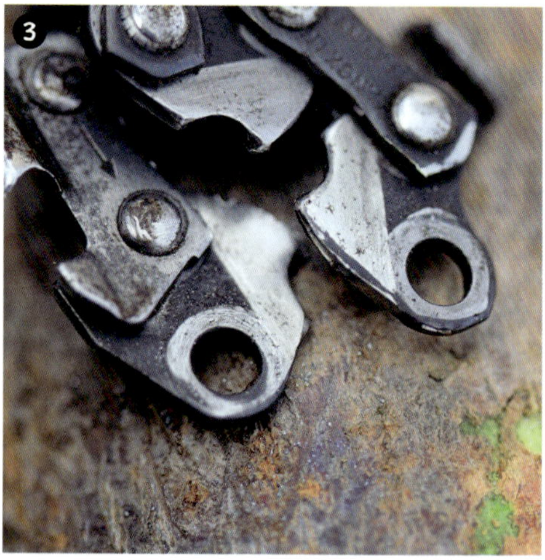

Die Löcher der ausgefeilten Nieten werden mit einem Bohrer etwas erweitert und entgratet.

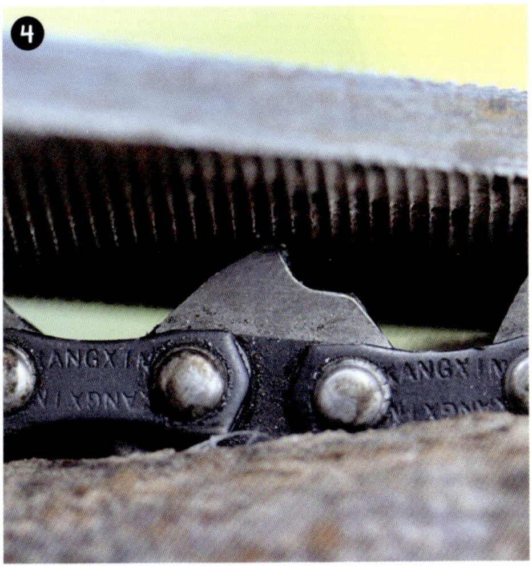

In einem Schraubstock befestigt, runden wir die teilweise sehr scharfen und manchmal abgeschlagenen Mitnehmer der Antriebsglieder. Diese Haken führen beim späteren Arbeiten sonst schnell zu Verletzungen.

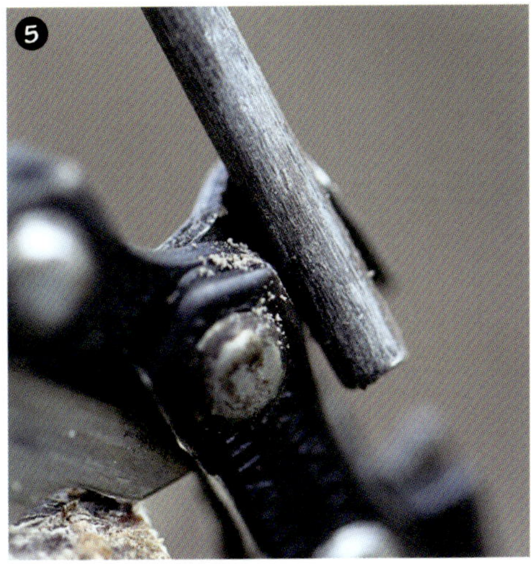

Die Handsäge soll in beide Richtungen arbeiten. Dafür wird auf jedem Zahn mit einer dünnen Flach- oder Rundfeile der hintere, stumpfe und waagerechte Teil des Sägeglieds angeschliffen.

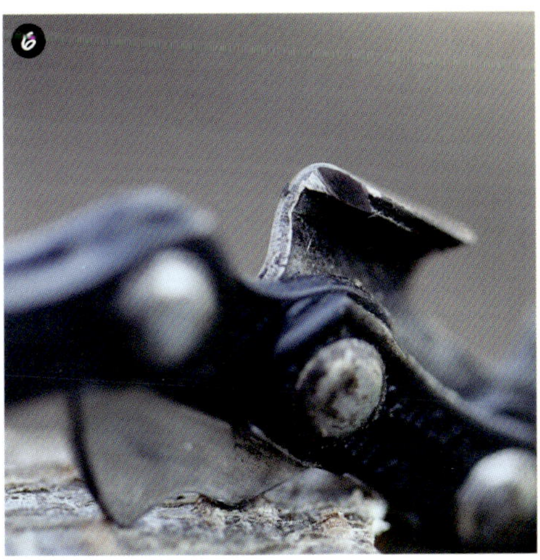

Der Schliff erfolgt einseitig, so dass der Winkel in Kettenrichtung liegt.

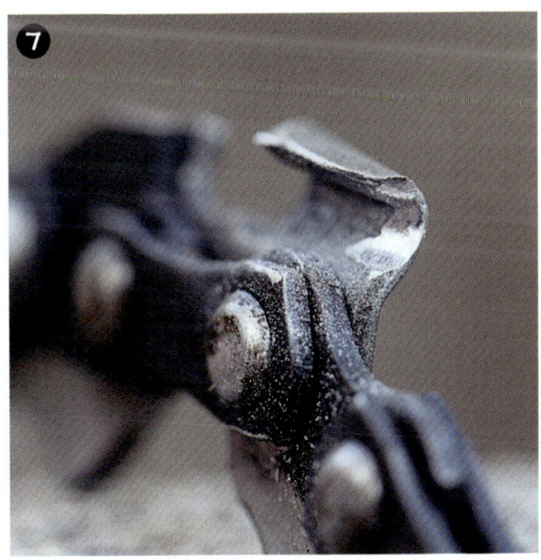

Der senkrechte Teil des Kettenglieds wird angeschliffen. Bei Halbmeißeln verwenden wir eine Rundfeile, bei Vollmeißeln eine flache Schlüsselfeile.

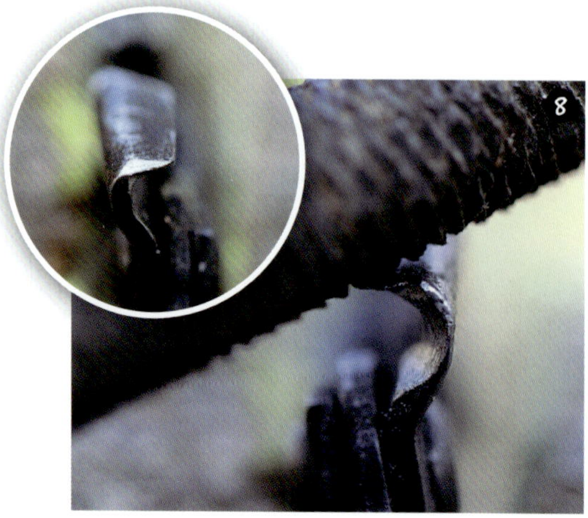

Da das „Einfressen" der einzelnen Klingen nicht so schnell wie bei der Motorkettensäge erfolgen soll, versehen wir die waagerechte Klinge auf der Oberseite vorne und hinten mit einem zusätzlichen leichten Grat.

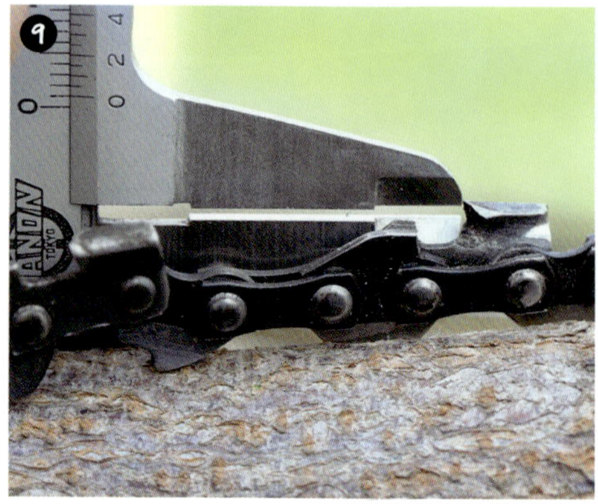

Die Tiefenbegrenzernocken werden vorerst auf eine Spandicke (Unterschied zwischen Klingen- und Begrenzernockenoberkante) auf 0,6 bis 0,8 Millimeter herunter gefeilt. Das kann später noch angepasst werden.

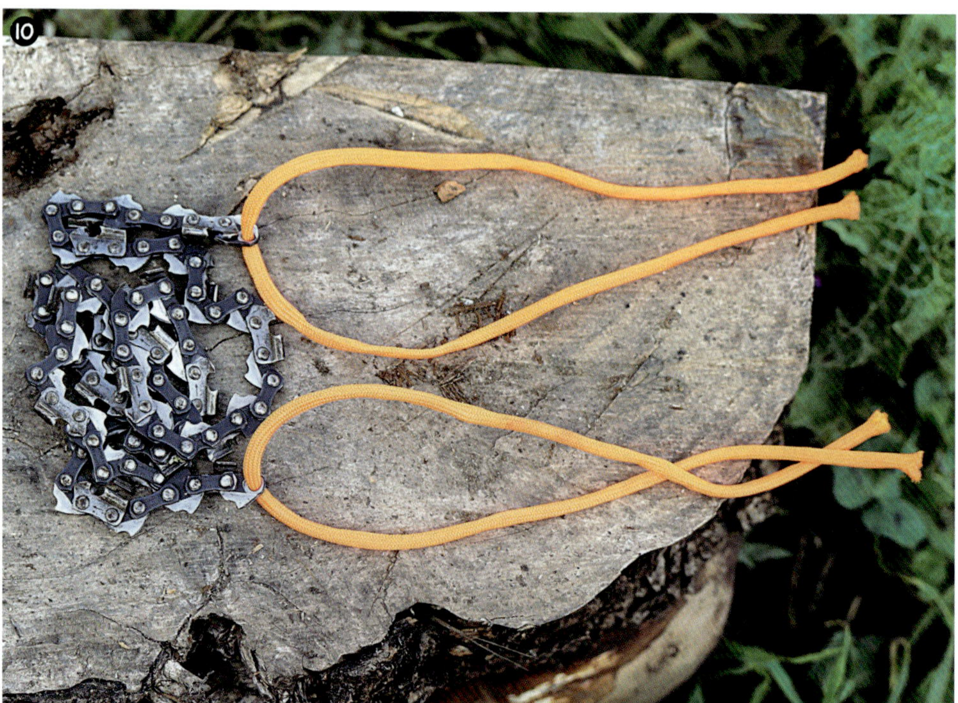

Durch die Löcher werden jeweils etwa 25 Zentimeter stabile Leine gefädelt.

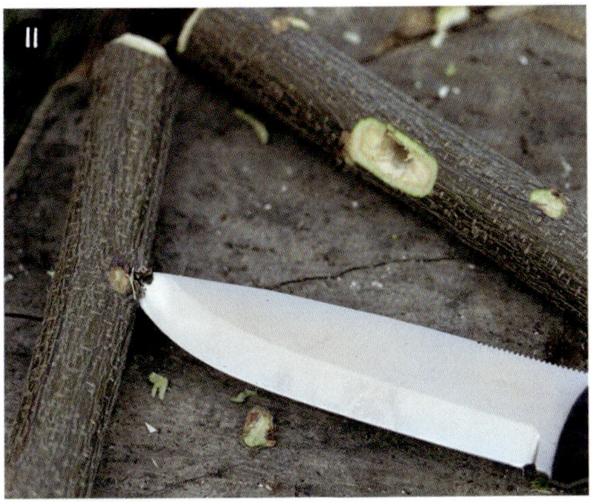

Wir schneiden zwei Knebel aus Holz zu und versehen sie mit einem Loch.

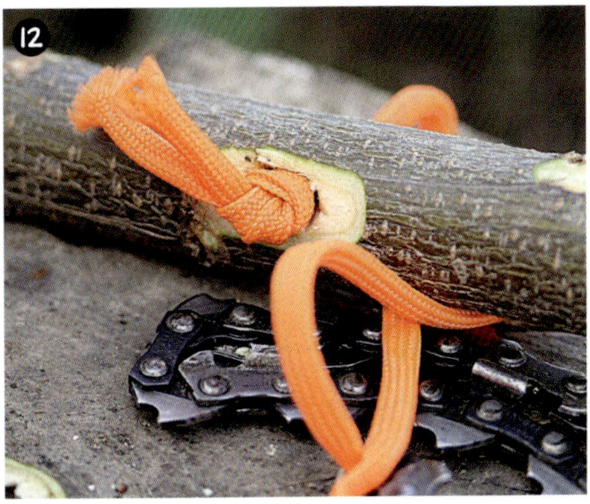

Die Leine wird durch die Knebel geführt und verknotet.

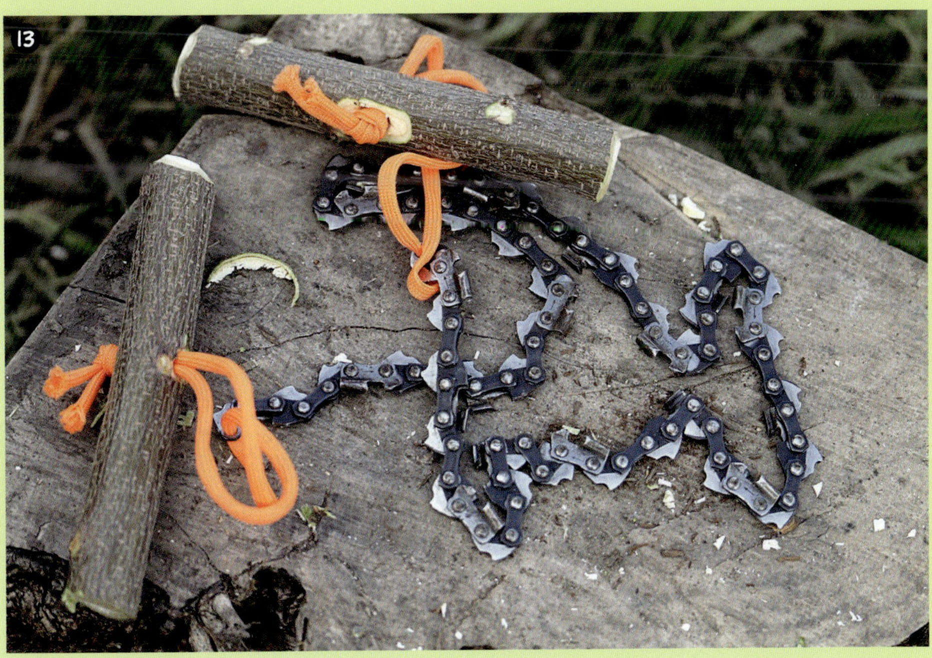

Fertig!

Nach einem ersten Sägeversuch werden die Zähne nochmals angepasst: Blockiert die Säge oft, wird der Grat (Punkt 9) etwas vergrößert. Nimmt die Säge zu wenig Späne ab, wird der Tiefenbegrenzer kleiner gefeilt.

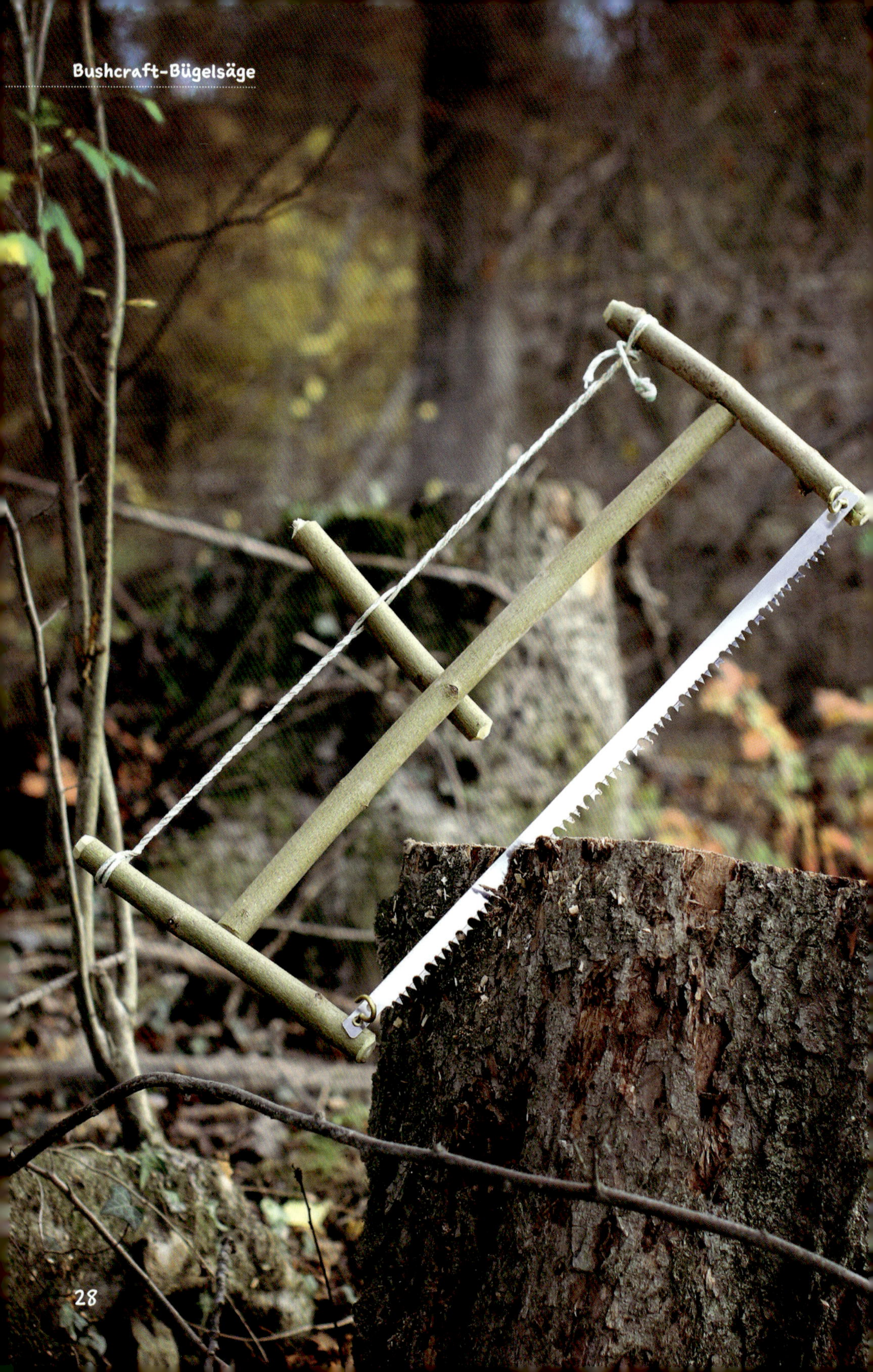

SCHARFE ZÄHNE

Eine vernünftige Säge kann draußen im Wald eine wertvolle Hilfe sein – wenn man eine hat. Doch eine Bügelsäge kann man ruckzuck selber bauen.

Das Teilen von Holz quer zur Faser war schon immer eine der großen Herausforderungen des Lebens in der Natur. Nicht umsonst markiert die Verwendung der ersten grob behauenen Steinbeile während der Mittelsteinzeit einen gewaltigen Technologiesprung.

Holz, der wichtigste Baustoff in allen Zeiten vor der Erfindung von Beton, ist nicht nur ein wild wachsender und immer verfügbarer Rohstoff, sondern auch sehr stabil und vor allem in Faserrichtung extrem zugfest. Jeder Quadratmillimeter Hartholz kann bei einer Zugbeanspruchung rund zehn Kilogramm halten. Ein Ast mit zehn Zentimetern Durchmesser hält zumindest rechnerisch einer Zugkraft von unglaublichen 80 Tonnen stand. Dagegen trennen sich die einzelnen Fasern relativ leicht voneinander, wenn Holz geknickt wird – das Holz fasert auf, statt glatt abzubrechen.

Die einzige Möglichkeit, einen dickeren Ast sauber abzutrennen, besteht im Quertrennen einzelner Faserbündel. Bei kleineren Ästen lässt sich das auch mit Steinklingen durch Kerbschnitte oder einen Spannungsschnitt bewerkstelligen, aber alles was einen größeren Durchmesser als fünf bis sieben Zentimeter hat, lässt sich nur noch mit hohem Aufwand durchtrennen.

Bald nach den ersten Äxten tauchten grobe Feuersteinsägen auf, die allerdings weniger zum Fällen von Stämmen, sondern wie eine Sichel für die Ernte und zum Roden verwendet wurden. Einige Fundstücke lassen jedoch den Schluss zu, dass sie wie eine feine Säge zum Verarbeiten von Holz oder Horn genutzt wurden.

Allerdings waren diese wertvollen Werkzeuge fragil und nicht sehr verschleißfest, weshalb in der Vorzeit vermutlich niemals Feuerholz damit gesägt wurde. Die wertvollen Werkzeuge fanden ihren Einsatz eher beim Bau von Waffen, Werkzeugen und Kultgegenständen, also bei der Feinbearbeitung von Holz, das zuvor mit Äxten zerteilt wurde.

Erst relativ spät tauchten flache „Sägemesser“ aus Bronze auf, mit denen man Holz schneller und effizienter zerteilen konnte. Die damals vermutlich noch nicht geschränkten Sägen, bei denen die einzelnen Zähne also nicht abwechselnd in verschiedene Richtungen gebogen waren, wurden vor etwa 5000 Jahren von ägyptischen Tischlern genutzt. Der Sägespalt musste mit einem Keil aufgespannt werden, damit das Blatt nicht festklemmte. Aber auch hier war der Sägeaufwand so groß, dass sie vermutlich nur zum Ablängen wichtiger Konstruktionsteile eingesetzt wurden.

Allerdings bestanden einige dieser Werkzeuge nicht nur aus einer einfachen geschäfteten Sägeklinge, sondern aus einem Sägeblatt, das in einen hölzernen Rahmen eingespannt werden konnte. Damit wurde sichergestellt, dass das Sägeblatt immer durch das Baumaterial gezogen wurde – es konnte sich nicht wie beim Schieben verklemmen und verbiegen. Dadurch wurden die Sägeblätter immer dünner und schärfer, die zum Sägen benötigte Kraft immer geringer.

Moderne Bügelsägeblätter aus Stahl sind nur noch zwischen 0,5 und 0,8 Millimeter stark und werden in unterschiedlichen Längen und Zahnungen gefertigt. Im Gegensatz zu Astsägen mit stehender Klinge sind sie sehr leicht – sie müssen ja keiner

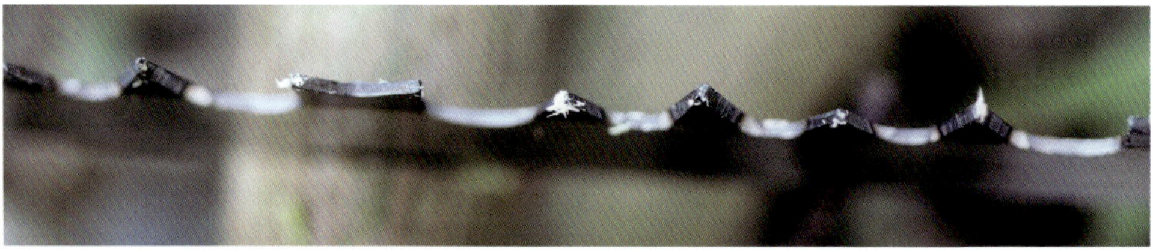

Das nennt man Schränkung: Die Zähne sind abwechselnd nach rechts und links gebogen.

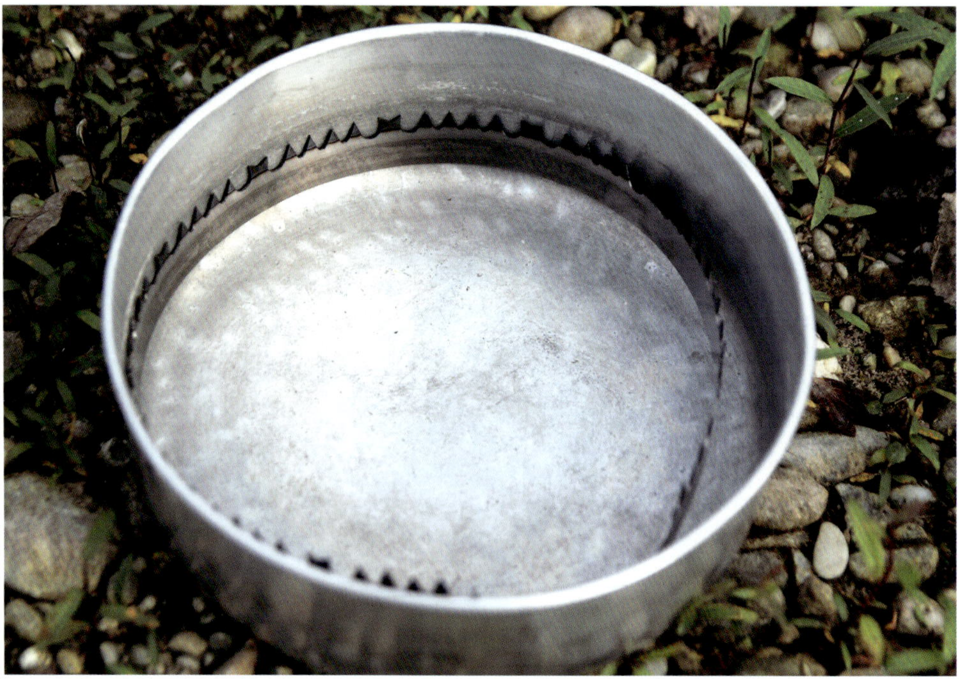

So kann man ein Sägeblatt transportieren: Im Kochtopf oder einer Schüssel ist es sicher verstaut.

Druckbelastung widerstehen. Dagegen ist der Stahlrahmen, der zu jeder Bügelsäge gehört, sehr schwer und sperrig.

In einem bronzezeitlich-modernen Zwischenschritt kann man sich allerdings sehr viel Gewicht und Packvolumen sparen: Wer ein Messer, zwei Schraubhaken, etwas Leine und ein einfaches Bügelsägeblatt mitführt (es passt mit Schnittschutz aus Karton oder Kunststoff bei vielen Rucksäcken in die Bügeltaschen oder kann eingerollt im Kochgeschirr transportiert werden), kann sich mit wenig Aufwand eine voll funktionsfähige Bügelsäge bauen. Sie ist – dank moderner Materialien und gehärteter Zähne – nicht nur für den Sarkophagbau geeignet, sondern kann auch zum Feuerholzsägen verwendet werden.

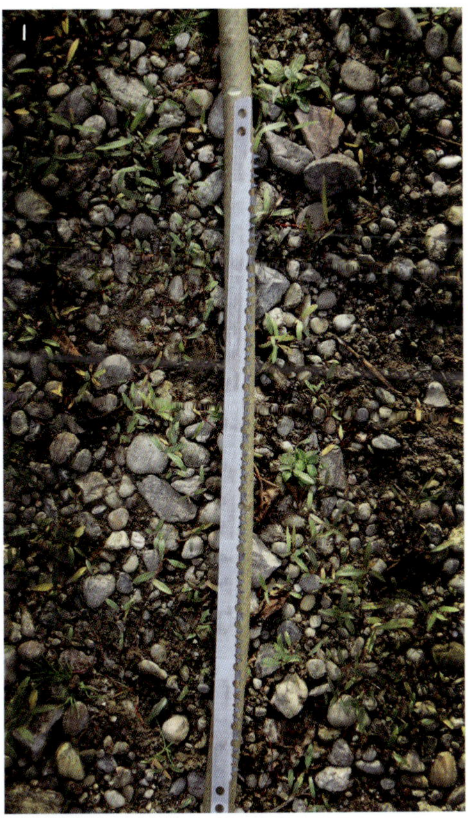

Am besten eignet sich ein nicht zu grobes Sägeblatt mit einer Länge von 30 bis 50 Zentimetern. Bei kürzeren Sägeblättern verwindet sich der Rahmen nicht so schnell wie bei längeren.

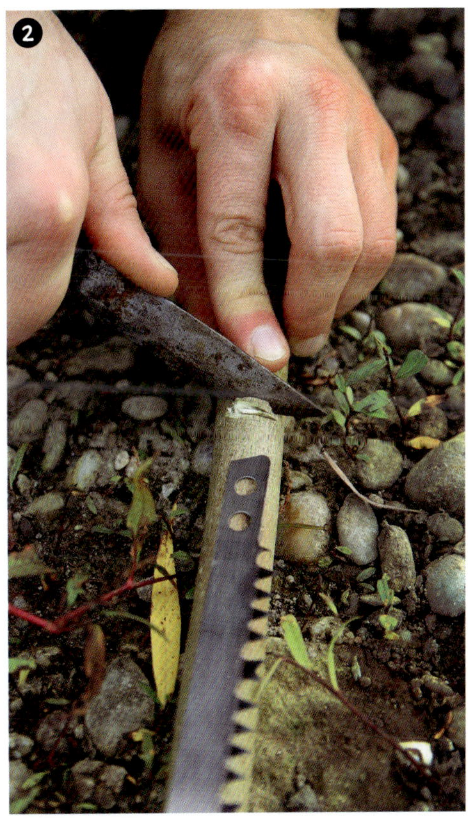

Das Sägeblatt legen wir neben einen möglichst geraden, etwa drei bis fünf Zentimeter dicken Ast. Auf das Holz wird die Länge des Sägeblatts plus etwa einmal der Stammdurchmesser übertragen. Der Ast wird entsprechend abgelängt.

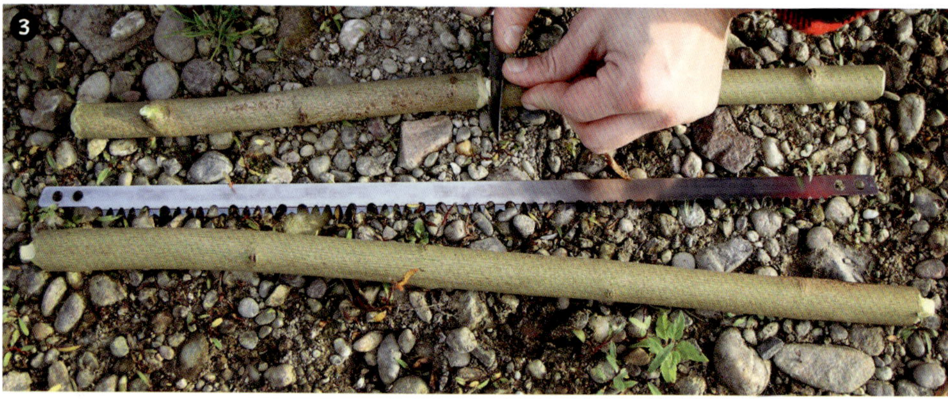

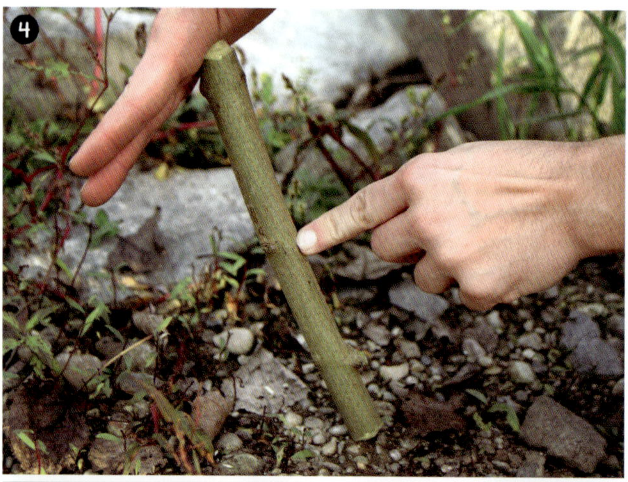

Wir schneiden zusätzlich zwei kurze Hölzer. Ein passender Richtwert ist etwa die halbe Sägeblattlänge.

In der Mitte der kurzen Hölzer schaffen wir mit dem Messer einen abgeflachten Bereich. Er sollte etwa eineinhalb Mal so breit sein wie der Durchmesser des langen Holzstücks.

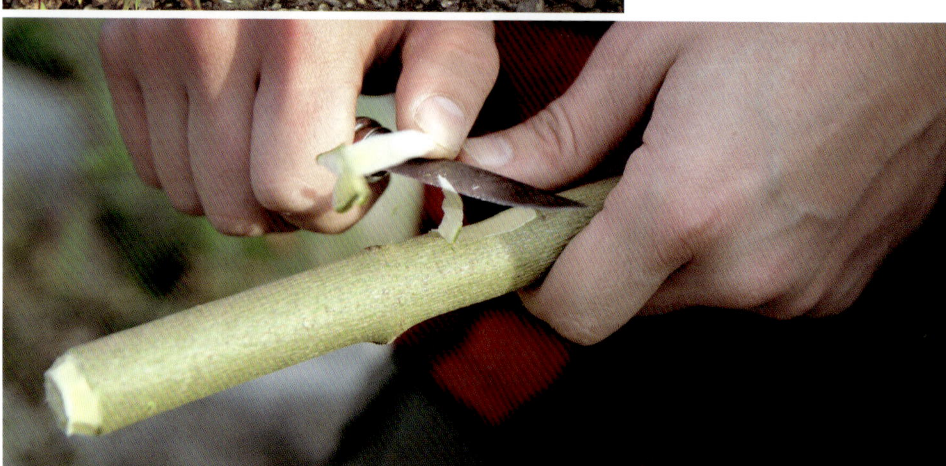

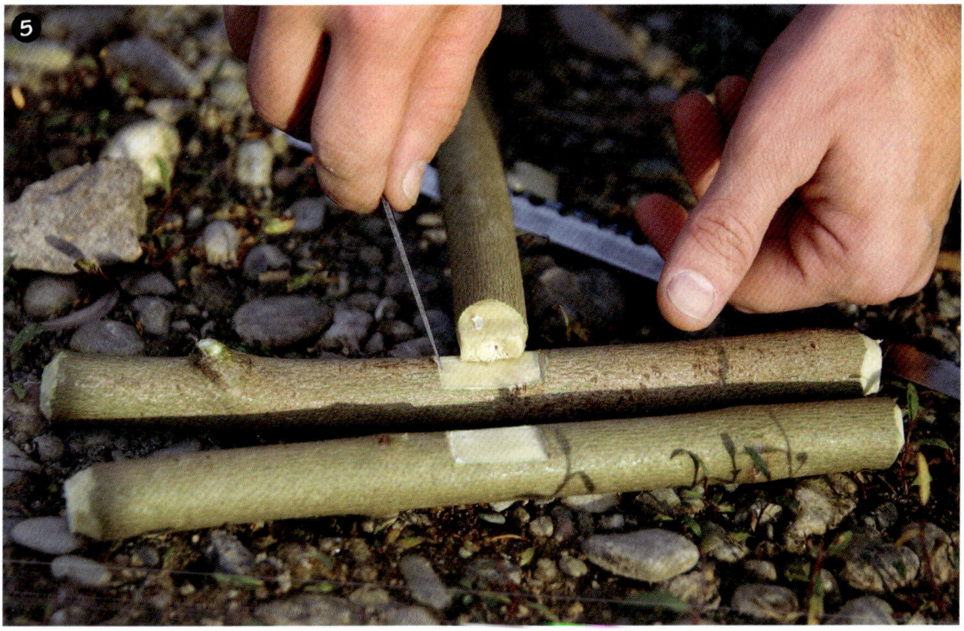

In die Flächen wird jeweils eine rund sieben bis zehn Millimeter breite Kerbe angezeichnet, die genau so lang ist wie der Durchmesser des langen Stabs.

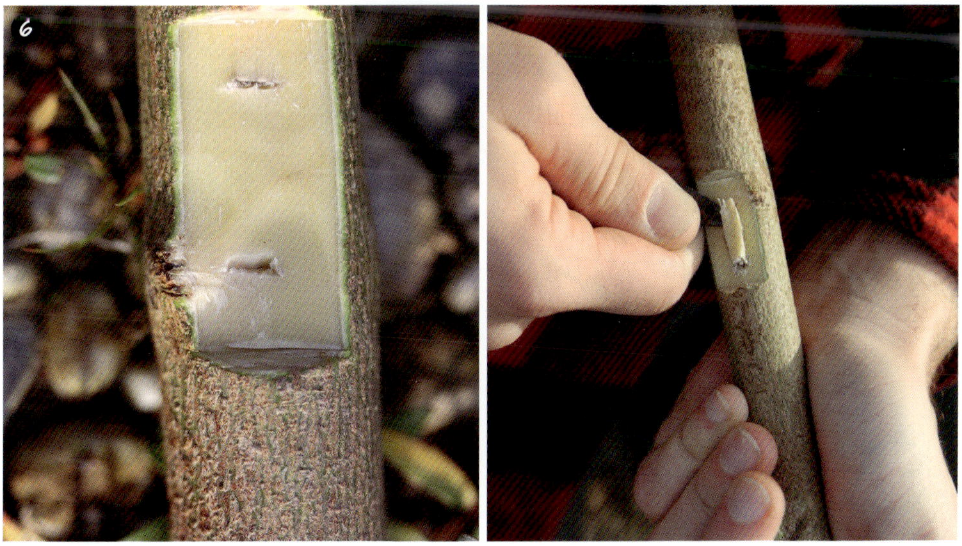

Die Messerspitze wird an der Ober- und Unterseite vorsichtig eingestochen, die Fasern dazwischen herausgeschält. Das wiederholen wir, bis die Kerbe etwa einen Zentimeter tief ist.

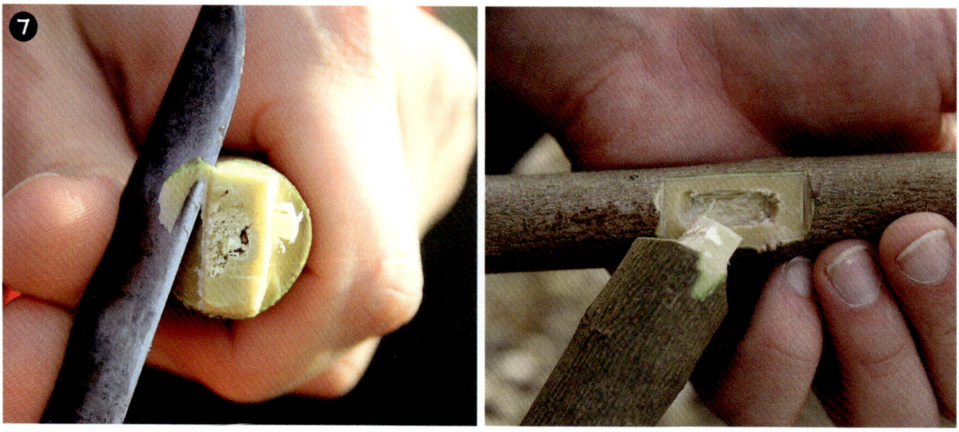

Die Spitzen des langen Stabs werden zu Vierecken zugeschnitten, so dass sie genau in die länglichen Kerben in den kurzen Stäben passen. Wichtig ist, dass die Flächen der Spitzen exakt parallel zueinander geschnitten werden.

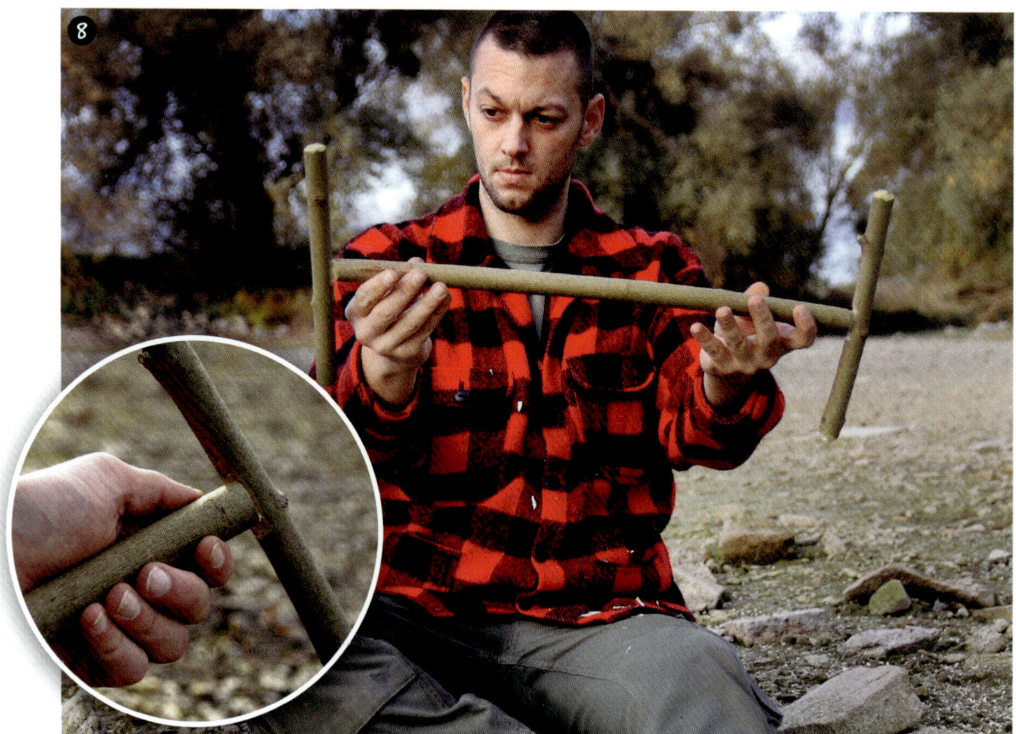

Die kurzen Stäbe setzen wir jetzt mit den Kerben auf die Enden des langen Stücks.

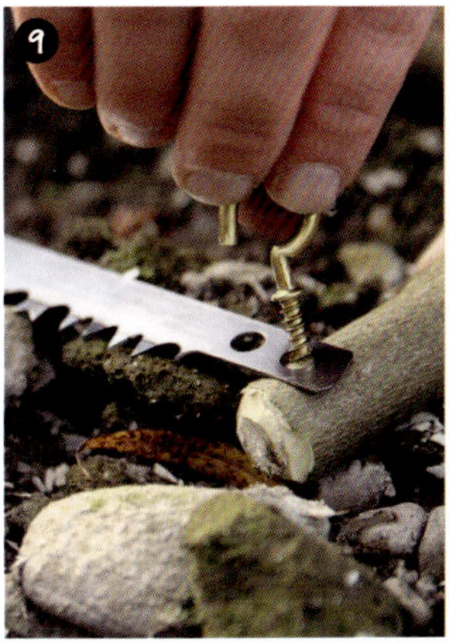

Das Sägeblatt wird mit den Schraubhaken an den unteren Enden der kurzen Seitenteile befestigt.

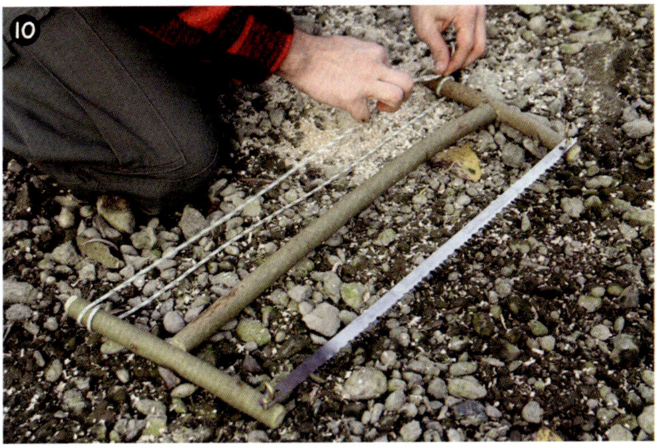

Um die Oberseiten der Seitenteile wird eine stabile Leine doppelt gelegt und verknotet, so dass sie fast straff gespannt ist.

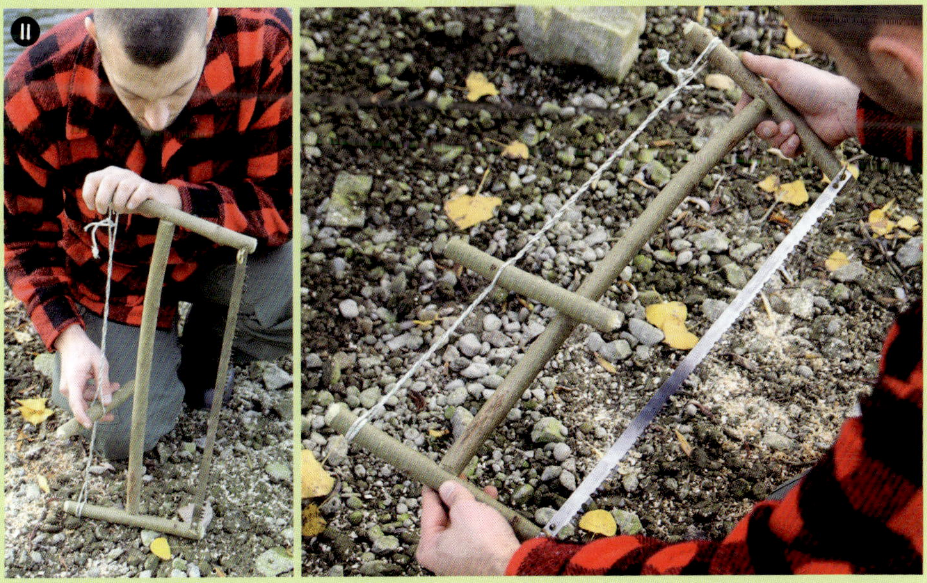

Fertig!

Mit einem Knebel lässt sich Spannung auf das Sägeblatt ausüben, indem die Leine in sich selbst verdreht wird. Die Bügelsäge ist nun gespannt und einsatzbereit.

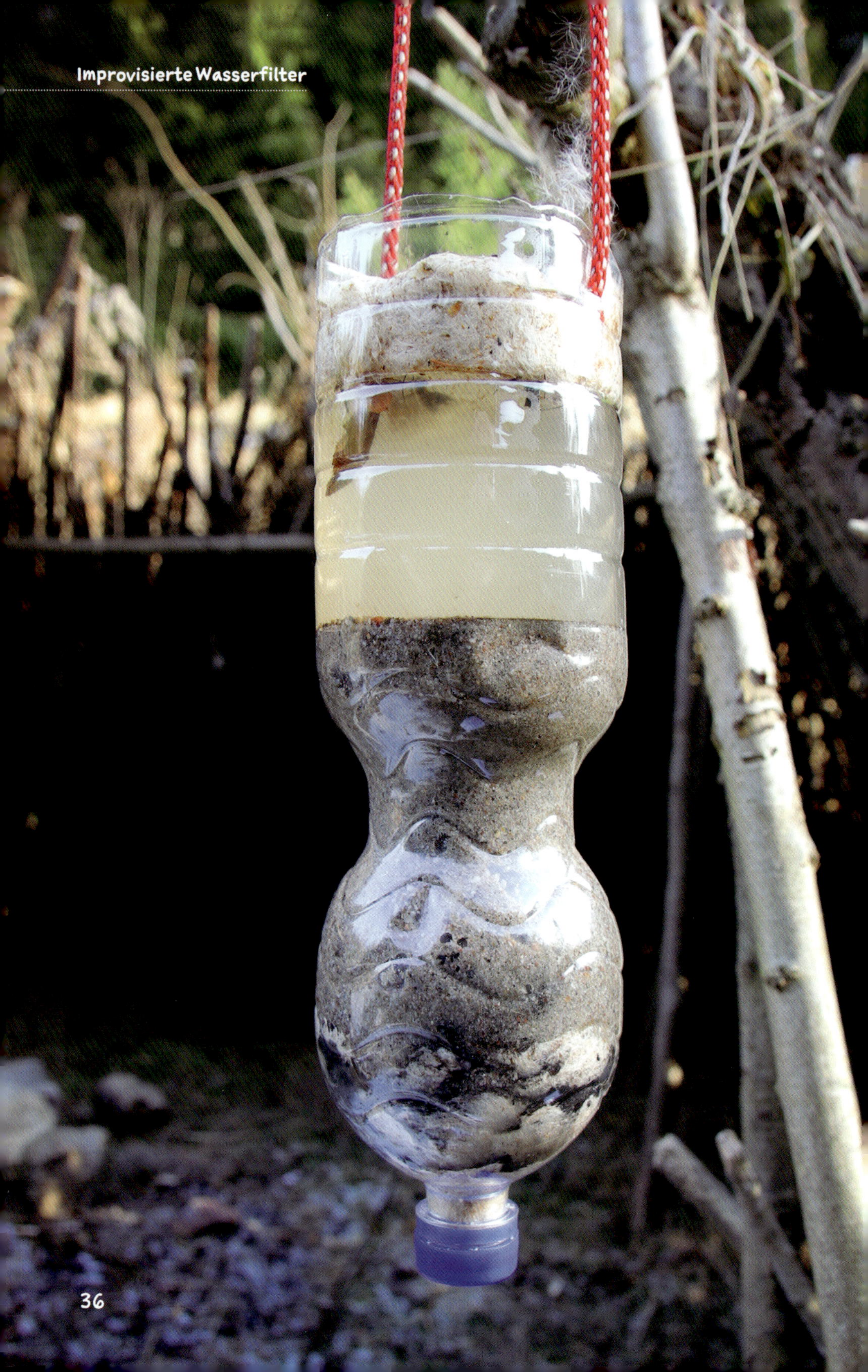

KLEINE WASSERWERKE

Die Wasserversorgung sicherzustellen, ist in der Natur und im Notfall nicht immer einfach. Wie kontaminiertes Wasser durch einen improvisierten Wasserfilter gereinigt werden kann, zeigen wir hier.

Dass Wasser das wichtigste Lebensmittel überhaupt ist, weiß jeder. Wasser ist aber nicht immer gleich Trinkwasser. Ob es sich schadlos konsumieren lässt, ist von vielen Faktoren abhängig. Dazu gehören beispielsweise biologische und chemische Verunreinigungen, die Menge gelöster Salze sowie die Anzahl und Art der im Wasser vorhandenen Keime.

Während in Leitungs- oder Flaschenwasser praktisch keine Krankheitserreger vorhanden sind, sieht das bei natürlichen Wasserquellen anders aus. Badeseen als typisches Oberflächengewässer dürfen beispielsweise nur eine bestimmte Anzahl von Keimen pro Liter Wasser aufweisen. Denn wer in einem Gewässer – Bach, Fluss oder See – badet, schluckt irgendwann automatisch eine kleine Menge Wasser. Damit dadurch niemand erkrankt, wurden Grenzwerte für die Belastung von Gewässern mit Fremdstoffen eingeführt.

Die Grenzwerte gelten für so genannte Fäkal-koliforme Bakterien. Diese Keime leben normalerweise im Darm von Warmblütern und sind ein Indikator dafür, wie stark das Gewässer mit Fäkalien, Nährstoffen und darüber hinaus mit noch gefährlicheren Krankheitserregern belastet ist – wie Salmonellen oder Streptokokken. Daneben können sich giftige Algen beziehungsweise Cyanobakterien in mitteleuropäischen Gewässern tummeln, aber auch Parasiten wie Leberegel-Larven und ähnliche unerwünschte Lebewesen.

Auch im saubersten Bergsee ist es unmöglich, völlig keimfreies Wasser zu finden. Ob jemand davon krank wird, ist von der Menge sowie der Gewöhnung abhängig. Das normale Immunsystem ist in der Lage, mit ziemlich großen Mengen von Keimen klarzukommen. Kritisch sind selbst geringe Mengen von Krankheitserregern nur bei chronisch kranken oder geschwächten Personen. Irgendwann wird es aber auch dem robustesten Magen zu viel.

Aus diesem Grund ist die Wasserentkeimung auf die Reduktion der gefährlichen Lebewesen im Wasser ausgerichtet. Dabei sind Bakterien eine sehr gute Richtgröße: Alle Parasiten, die im Wasser vorhanden sein können, sind erheblich größer als Bakterien. Hingegen lassen sich Viren, die „frei" im Wasser schwimmen, durch gewöhnliche

Filter sowieso nicht entfernen und spielen bei der Trinkwasseraufbereitung auch nur eine untergeordnete Rolle.

Ein improvisierter Filter sollte also in der Lage sein, Partikel von der Größe eines Bakteriums zurückzuhalten – zumindest sollte er ihre Anzahl im Wasser deutlich reduzieren. Das ist bei den meisten improvisierten Filtern auch ein realistisches Ziel: Es ist nur unter hohem Aufwand möglich, Rohwasser (wie das unbehandelte Nass direkt aus der Natur genannt wird) in Trinkwasser zu überführen, wie es sich der Gesetzgeber vorstellt. Improvisierte Filter werden vor allem dann wichtig, wenn es nicht möglich ist, Wasser in ausreichender Menge abzukochen, wenn also Topf oder Feuer fehlen.

Wir betrachten auf den folgenden Seiten zwei wichtige improvisierte Filter und wie sie abhängig von den verfügbaren Materialien hergestellt werden.

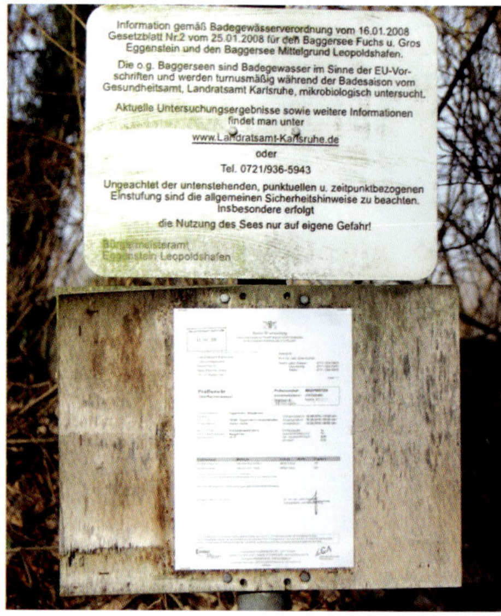
Information gemäß Badegewässerverordnung vom 16.01.2008
Gesetzblatt Nr.2 vom 25.01.2008 für den Baggersee Fuchs u. Gros Eggenstein und den Baggersee Mittelgrund Leopoldshafen.
Die o.g. Baggerseen sind Badegewässer im Sinne der EU-Vorschriften und werden turnusmäßig während der Badesaison vom Gesundheitsamt, Landratsamt Karlsruhe, mikrobiologisch untersucht.
Aktuelle Untersuchungsergebnisse sowie weitere Informationen findet man unter
www.Landratsamt-Karlsruhe.de
oder
Tel. 0721/936-5943
Ungeachtet der untenstehenden, punktuellen u. zeitpunktbezogenen Einstufung sind die allgemeinen Sicherheitshinweise zu beachten. Insbesondere erfolgt
die Nutzung des Sees nur auf eigene Gefahr!

Typisches Schild an einem See mit Hinweis auf die deutsche Badegewässerverordnung in ihrer Fassung von 2008. Darunter ein Aushang mit den Analysewerten der jüngsten Beprobung.

KEIME UND PARASITEN

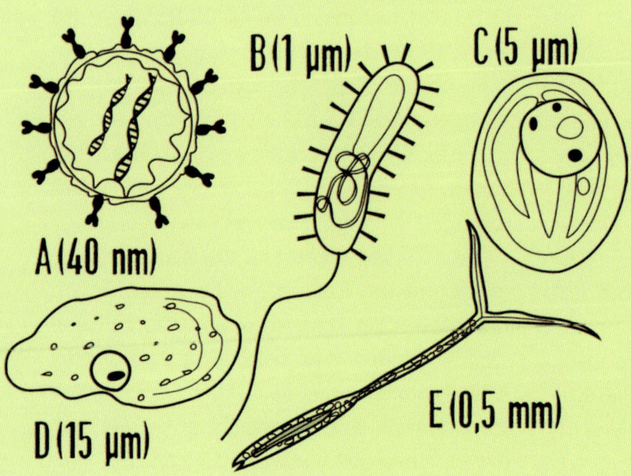

Form und Größe der verschiedenen Keime und Parasiten im Wasser variieren stark.

Hier nur einige Beispiele:

A = Norovirus

B = Vibrio cholerae (Cholera auslösendes Bakterium)

C = Kryptosporidien (einzelliger Parasit)

D = Amöbe (Auslöser der A. Ruhr)

E = Zerkarie (Bilharziose-auslöser)

HOLZFILTER

Um Bakterien aus Trinkwasser zu entfernen, braucht man sehr feine Siebstrukturen. Moderne Filter verwenden mikroporöses Material wie Keramik oder feine Netze aus Kunststoff und Glasfaser. In der Natur gibt es ebenfalls ähnliche Strukturen. Das Problem ist, dass sie in eine Form überführt werden müssen, die den Einsatz als Filter ermöglicht.
Bei gewöhnlichem Holz ist das relativ einfach. Es ist nämlich nicht geschlossen, wie es auf den ersten Blick erscheint, sondern im Querschnitt von Tausenden feinster Kapillare durchzogen. Diese Leitbündel – sogenannte Tracheen oder Tracheiden – sind für den Wasser- und Nährstofftransport in der Pflanze notwendig. Mit ihrer Hilfe kann man einen funktionsfähigen Wasserfilter bauen, der kleine Wassermengen sicher entkeimt.

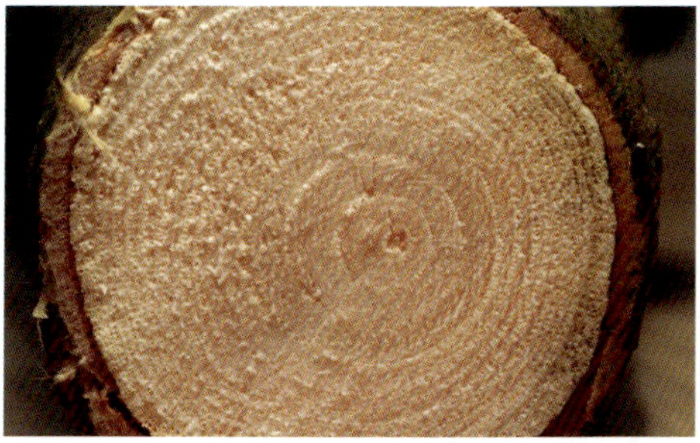

Die Funktion des Filters steht und fällt mit der Auswahl des Holzes. Es muss im Querschnitt frei von Markkanälen, Brüchen und Astlöchern sein. Eine möglichst durchgängig homogene Struktur ist ideal. Außerdem ist das Holz abhängig von der Pflanzengruppe unterschiedlich dicht. Bei Laubholz entsteht ein Sieb mit einer funktionellen Maschenweite von 2-5 µm, bei Nadelholz von etwa 0,2 µm. Mit diesem Durchmesser lässt sich die Menge potenzieller Bakterien im Wasser erheblich reduzieren.

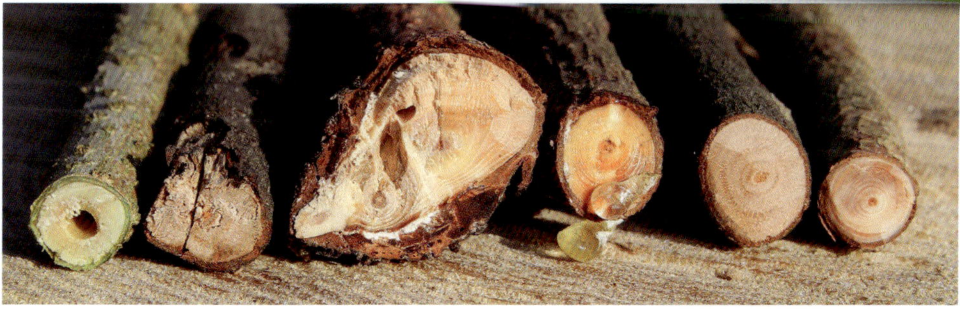

Der Querschnitt wird untersucht. Von links nach rechts: Ungeeignet, da großer Markkanal. Ungeeignet, da gesprungenes Holz. Ungeeignet, da Astloch vorhanden. Ungeeignet, da verharzt. Geeignetes Laubholz (Schwarzdorn). Geeignetes Nadelholz (Fichte).

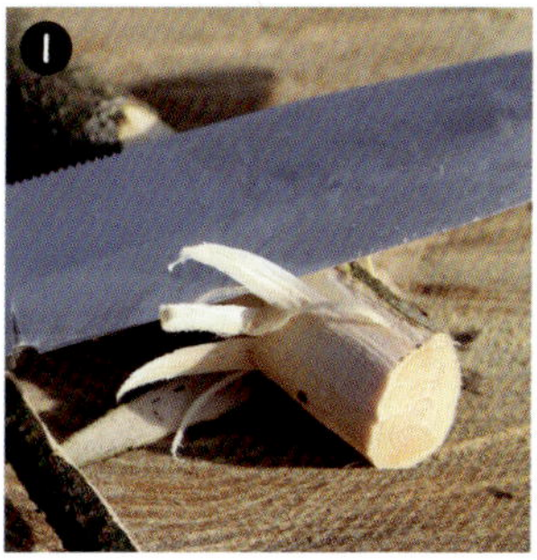

1

Das Holzstück wird an einem Ende auf etwa zehn Zentimetern Länge geschält. Dabei müssen auch die feinen Bastfasern vom Holz entfernt werden.

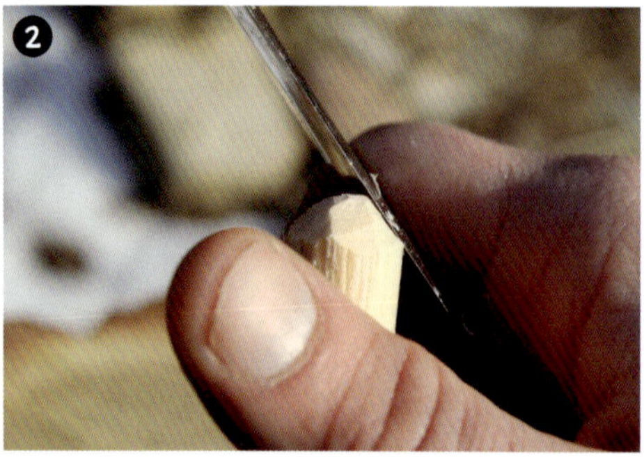

Das gerade Ende wird so bearbeitet, dass sich eine Halbkugel beziehungsweise konisch zugeschnittene Fläche ergibt. Die derartig vergrößerte Oberfläche verzögert das Verstopfen.

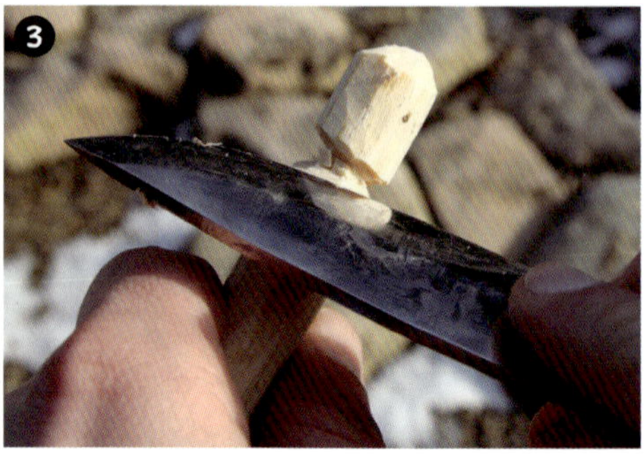

Der Filterkerzenrohling wird auf etwa einen bis zwei Zentimeter Länge (gemessen ohne Halbkugel oder Konus) gekürzt. Dabei sollte man darauf achten, dass das Holz nicht springt.

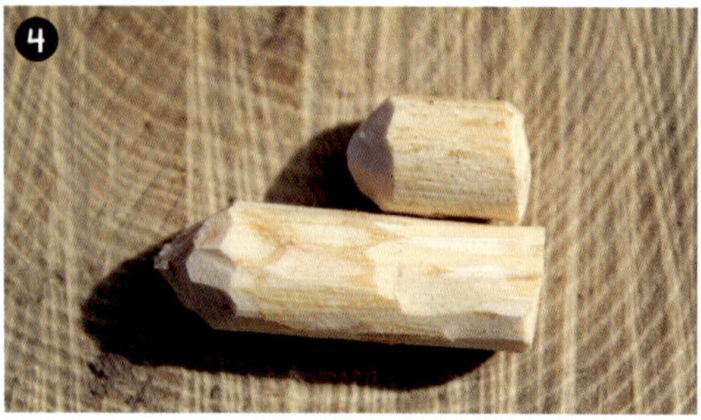

Länger als zwei Zentimeter sollte der Filter nicht sein. Durch die Kapillarkraft muss das Wasser dagegen drücken. Je länger das Holz ist, desto langsamer tropft das Wasser.

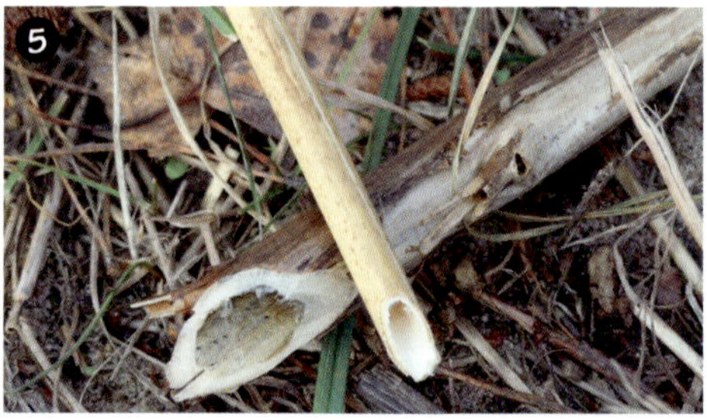

Die Filterkerze wird nun in ein passendes Gehäuse eingesetzt. Sinnvoll sind dabei Röhrchen aus Weidenrinde, Schilfhalme oder auch Bambus. Unbedingt vorsichtig schneiden, das Material ist sehr empfindlich.

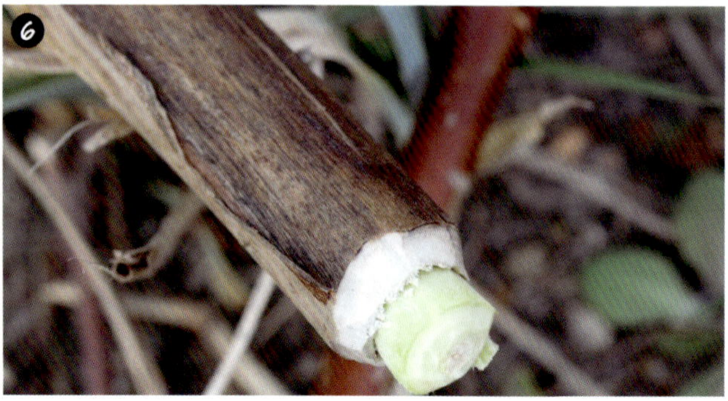

Für einen dichten Sitz im Rohr muss die Filterkerze ganz genau in den Innenradius eingepasst werden. Wird sie später nass, quillt sie etwas auf und dichtet sich von selbst ab.

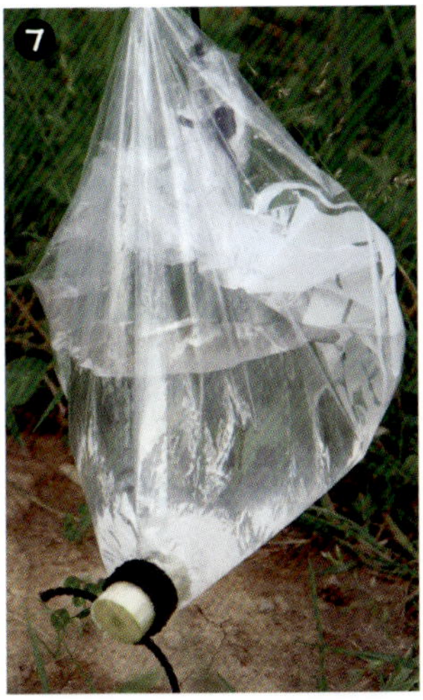

Einfacher ist es, wenn eine Plastiktüte oder ein Schlauch verfügbar sind. Die Tüte wird an einer Ecke angeschnitten, so dass der Filter mit Druck hindurchpasst. Mit einer Leine wird die Folie um die Filterkerze fest verschnürt. Zum Filtern befüllen wir die Plastiktüte mit Wasser und setzen sie unter Druck. Es darf dabei aber kein Wasser am Filter vorbei laufen.

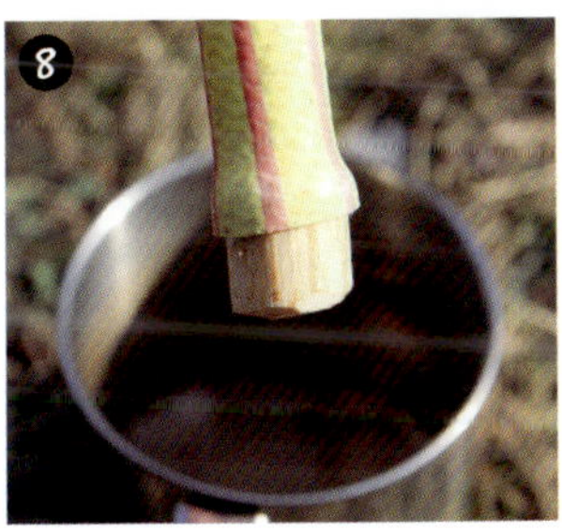

Besonders effizient ist es, einen mehrere Meter langen Schlauch zu verwenden. Die Filterkerze wird mit Kraft in den Schlauch gepresst.

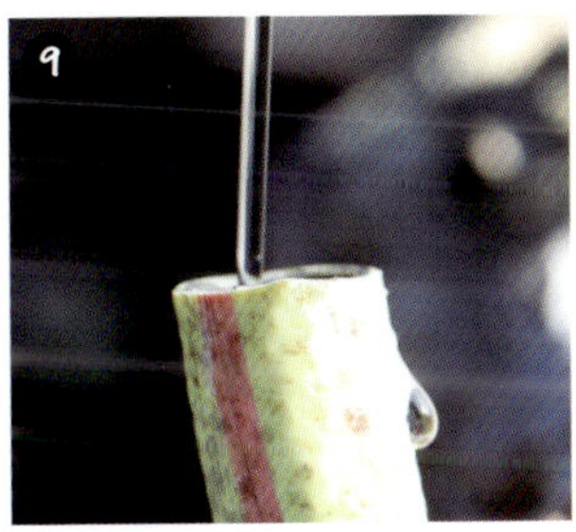

Das Wasser wird in den Schlauch eingefüllt. Dabei muss man darauf achten, dass nichts daneben geht und in das Sammelgefäß abläuft.

Kommt nichts mehr durch den Filter, wird der oberste Millimeter der Filterkerze abgekratzt.

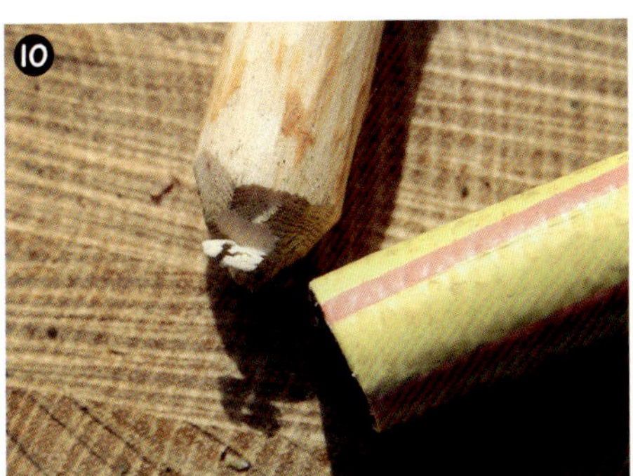

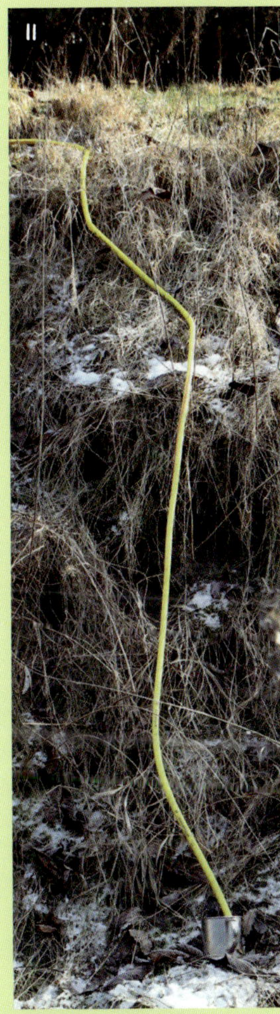

Fertig!

Pro Meter Wassersäule steigt der Wasserdruck um ein Zehntel bar. Bei fünf Metern Schlauchlänge sickert das Wasser mit etwa einem Tropfen pro Sekunde durch den Filter.

TROPFFILTER

Eine etwas aufwändigere, aber auch effizientere Methode der Keimreduktion stellt ein Schicht- oder Tropffilter dar. Einen solchen Filter kann man bauen, wenn Gefäße wie PET-Flaschen oder Bambusrohre verfügbar sind. Der Tropffilter funktioniert dadurch, dass Wasser langsam durch verschieden dichte Medien sickert und dabei von kleinsten Partikeln befreit wird. Ein Teil davon heftet sich an die Filterschichten, ein anderer Teil wird wie in einem Sieb zurückgehalten. Das Herzstück des Schichtfilters ist die Keimreduktionsstufe, die aus einer dicken Schicht von möglichst feinem Sand besteht. Optional können weitere Filterstufen eingebaut werden: Eine Kohlestufe reduziert Geschmack und Farbe sowie gelöste organische Stoffe, Kies und Mischstufen entfernen größere Partikel schon vor der Keimreduktionsstufe, die sich sonst schnell zusetzen würde. Ganz wichtig ist, dass sehr sorgfältig gearbeitet wird. Es dürfen im Filtermedium keinerlei Lücken entstehen, und das Gefäß muss absolut dicht sein – durch Dreieckstücher oder Socken zu filtern, wie es manchmal empfohlen wird, ist völlig wirkungslos.

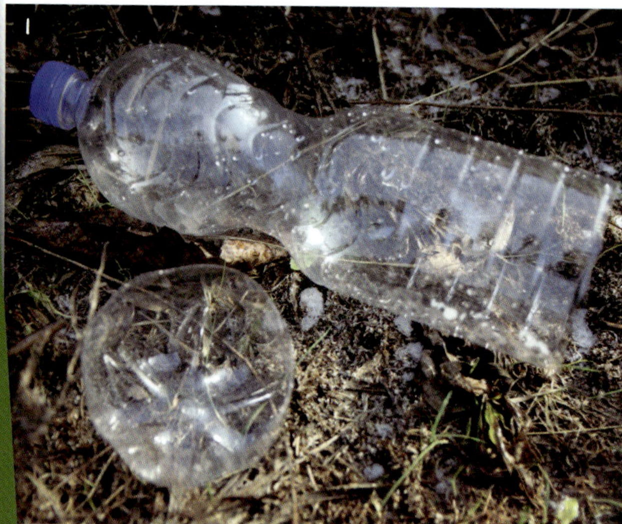

1 Das Gefäß (hier eine PET-Flasche) wird fünf bis sechs Zentimeter über dem Boden zerschnitten. Den kleineren Teil kann man später als Auffanggefäß für das gereinigte Wasser verwenden.

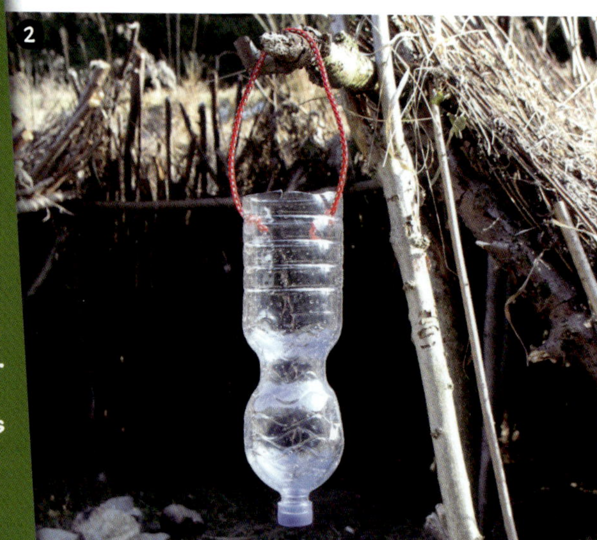

2 In den Flaschenschaft zwei kleine Löcher bohren und eine Leine für die Aufhängung befestigen. Das Filtern dauert seine Zeit, und der Filter sollte dabei ruhig hängen.

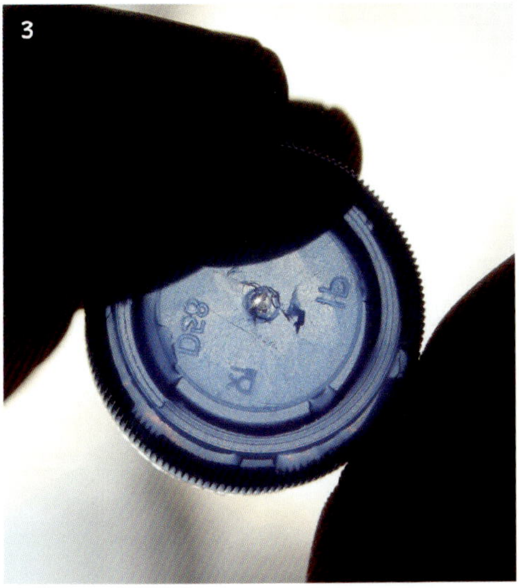

Der Flaschendeckel bekommt ein feines Loch (am besten mittels einer Nadel), damit das Wasser später möglichst langsam durch den Filter läuft.

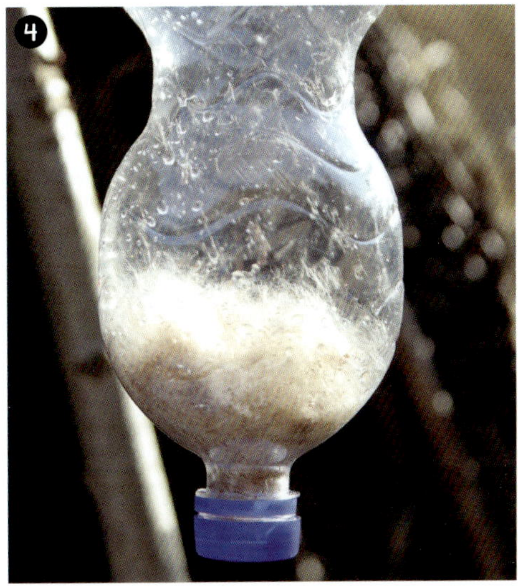

Auf der Innenseite des Filters wird das Loch mit Pflanzenfasern (hier Rohrkolbensamen) als Basis des Filtersubstrats verschlossen.

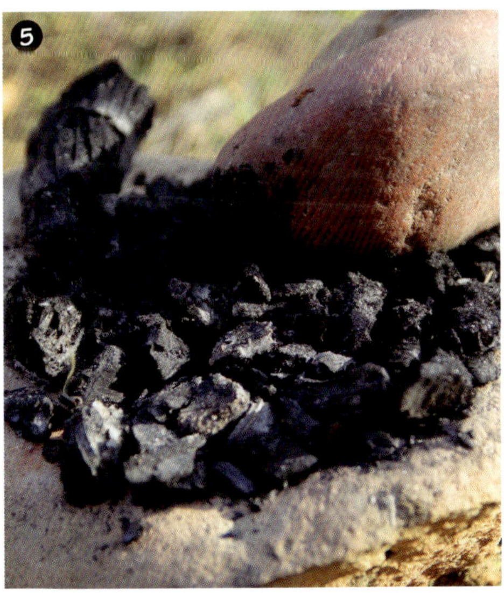

Wir schrecken Holzkohle aus einem Feuer mit Wasser ab. Dadurch verspannt sich die Struktur und wird porös. Anschließend wird die Holzkohle zu Granulat zerstoßen.

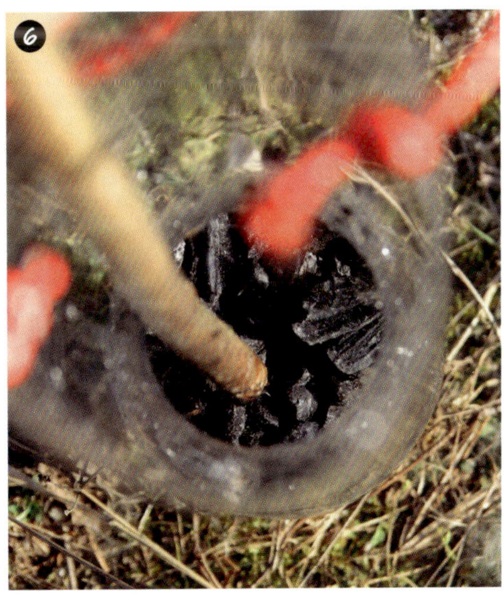

Eine etwa zwei bis fünf Zentimeter dicke Kohleschicht wird in den Filter eingefüllt und mit einem Stößel (dickes Holzstück) vorsichtig verdichtet.

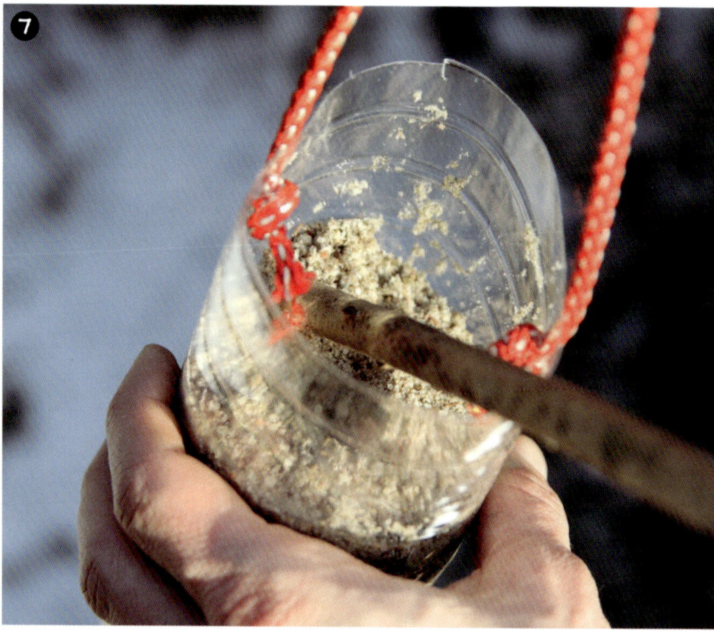

Nach Einlage einer weiteren Fasertrennschicht (siehe 4) füllen wir mindestens die Hälfte der gesamten Flasche mit möglichst feinem Sand und verdichten die Schicht wieder sorgfältig.

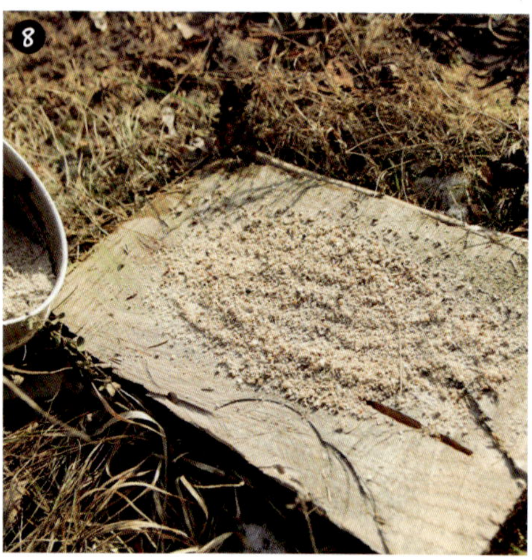

Stammt der Sand aus dem Gewässer, dessen Wasser gereinigt werden soll, muss er vorher erhitzt werden. Man kann ihn dazu auch flach verteilen und in der Sonne trocknen, wobei er regelmäßig gewendet werden sollte. Trockenheit und UV-Licht töten vorhandene Keime.

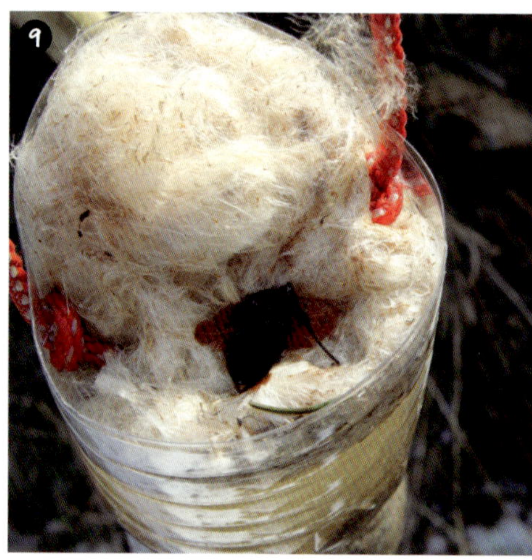

Mit jeweils einer weiteren Faserschicht (siehe Bild 4) als Trennschicht wird anschließend der Grobfilter eingebaut: Kies mit Sand oder reiner Kies, je nach Körnung. Auch Pflanzenfasern sind sinnvoll.

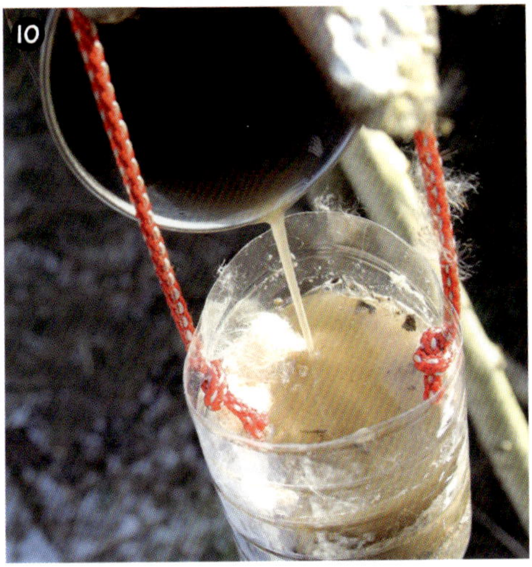

Etwas Schlamm oder Lehm in einem Becher Wasser verrühren und in den Filter geben. Die Partikel setzen restliche Lücken zu und entfernen lose Staubteilchen.

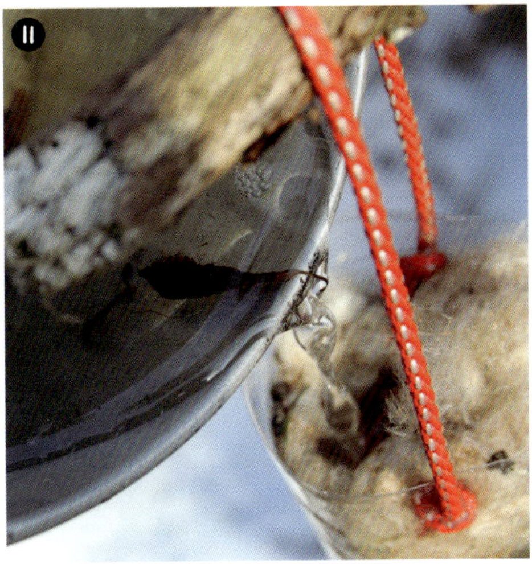

Das Rohwasser wird langsam eingefüllt, ohne dass es überläuft oder die Schichten aufgewirbelt werden. Außen am Filter abgelaufenes Wasser abtrocknen.

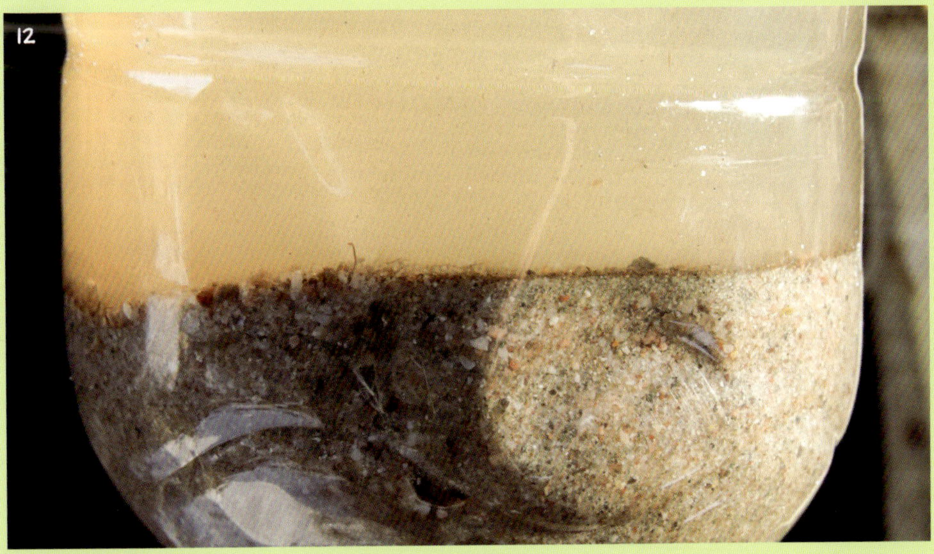

Fertig!

Während des Filterns kippen wir regelmäßig Wasser nach, damit der Wasserdruck aufrecht erhalten wird. Klares Wasser deutet auf die korrekte Funktion des Filters hin.

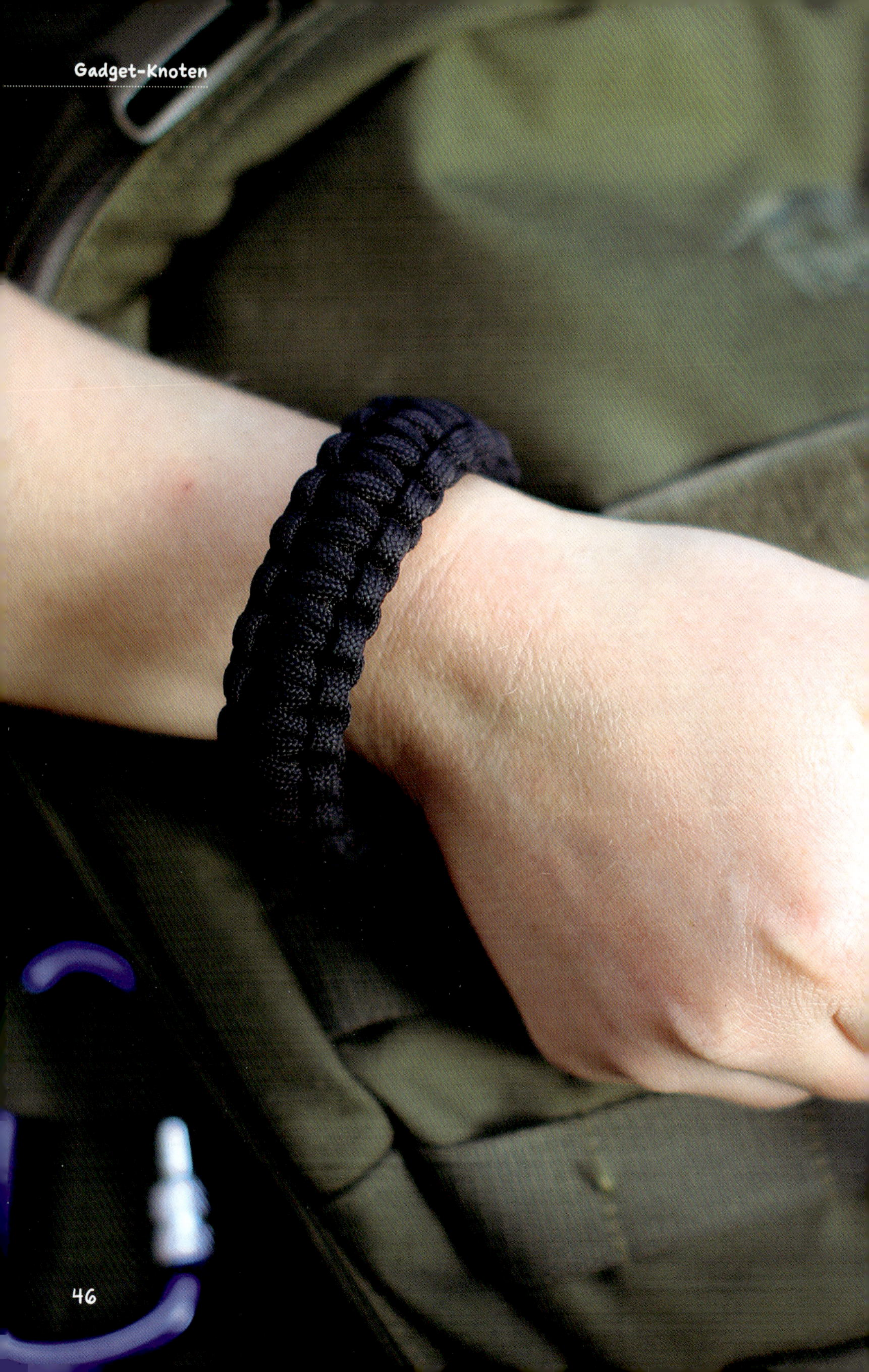

PRAKTISCHE HELFER

Mit Paracord-Schnur kann man allerhand anfangen. Zum Beispiel praktische kleine Knoten knüpfen, die gleich mehrere Funktionen haben.

Gute Knoten sind immer wichtig. Wenn Lasten angehoben werden müssen, Gepäck gesichert oder ein Boot fest vertäut werden soll, ist das natürlich sicherheitsrelevant. Allerdings gibt es auch Knoten, sich selbst genügen und gerade deshalb Leben retten können: Geknüpfte Lanyards oder Bracelets können verwendet werden, um darin Survival-Material wie das kleine Angelkit oder einen Feuerstarter sicher zu verstauen.

Am Jackenzipper, Schlüsselbund oder um das Handgelenk gebunden sind die Gegenstände unverlierbar und immer „am Mann". Zudem sind in diesen Gadgetknoten teilweise einige Meter Leine gespeichert. Sie können auch zusätzliche Einsatzzwecke haben: zum Sichern von Leinen in Felsspalten, für die Druckentlastung bei scharfen Kanten oder zum Verkürzen von Seilen.

Lanyards und Bracelets werden oft mit Paracord geknüpft, da neben der eigentlichen Leine die inneren Sehnen als dünnere Schnur verwendet werden können. Zu beachten ist aber, dass Paracord eine sehr geringe Bruchlast hat und deshalb nie zur Personensicherung (zum Beispiel beim Klettern) verwendet werden darf. Hier eignen sich spezielle Reepschnüre (für Sicherungsknoten) oder dünne dynamische Zwillingsseile weit besser.

Wer hübsche Lanyards oder Bracelets herstellen will, braucht dazu ein wenig Übung. Wichtig ist, dass alle Knoten gleichmäßig festgezogen werden. Die ersten Versuche sehen meist etwas ungleichmäßig aus. Beim zweiten oder dritten Mal klappt es dann besser.

Auch das Abschätzen der benötigten Leinenmenge ist recht schwierig. Mit sehr langen Leinen zu knüpfen, artet nicht selten in chaotische „Perücken" aus. Am Ende bleiben zu lange Reste übrig. Zu kurze Längen führen dagegen dazu, dass einem bei der Arbeit die Leine ausgeht. Da die benötigte Länge auch vom Leinendurchmesser abhängig ist, empfiehlt es sich, zuerst mit kurzen Reststücken zu arbeiten und nach etwa zehn Knoten alles wieder aufzudröseln, um die benötigte Länge zu berechnen.

Wir haben in den Knüpfanleitungen zur besseren Nachvollziehbarkeit dicke Leinen mit verschiedenen Farben verwendet. Die Knoten lassen sich aber mit allen flexiblen Schnüren knüpfen.

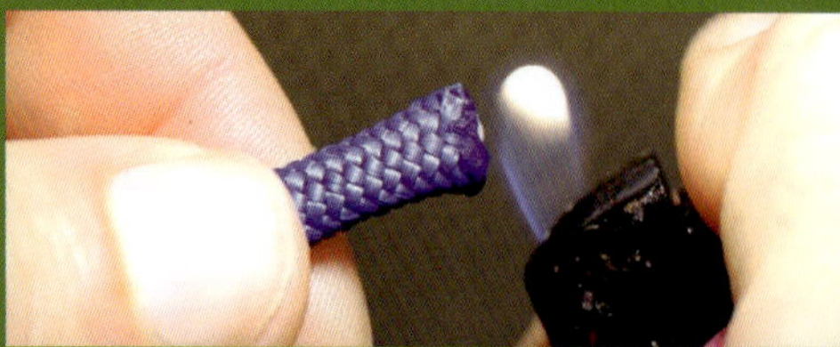

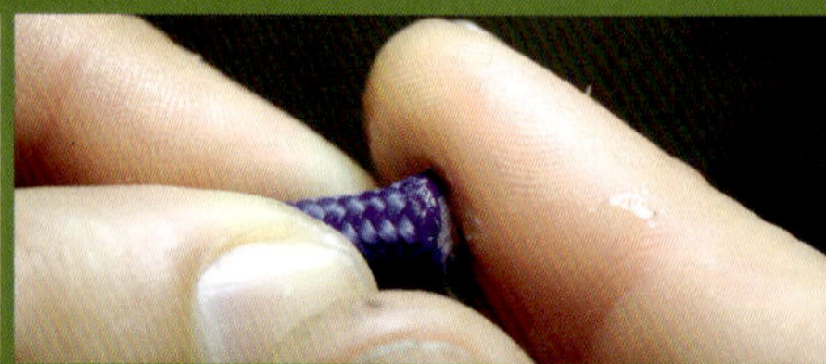

Tipp

Man beendet Gadgetknoten am besten, indem man die Enden der Leine verschweißt. Dazu wird eine Feuerzeugflamme in die Nähe der Enden gehalten, bis diese aufgeschmolzen sind. Mit befeuchteten Fingern können die Leinen zusammengepresst und geformt werden, ohne dass der flüssige Kunststoff Brandblasen verursacht.

Diamantknoten

Der Diamantknoten ist ein klassischer Zierknoten, der beispielsweise als Abschluss des Fangriemens am Messer geknüpft wird. Allerdings hat er auch eine ganz andere praktische Seite: Er kann als Halteknoten in Seile geknüpft werden.

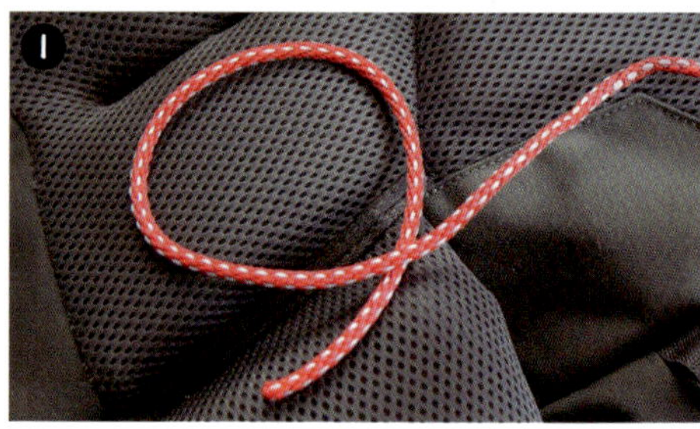

Ein Ende der ersten Leine wird zu einem Auge gelegt. Das kurze Ende liegt unter dem langen.

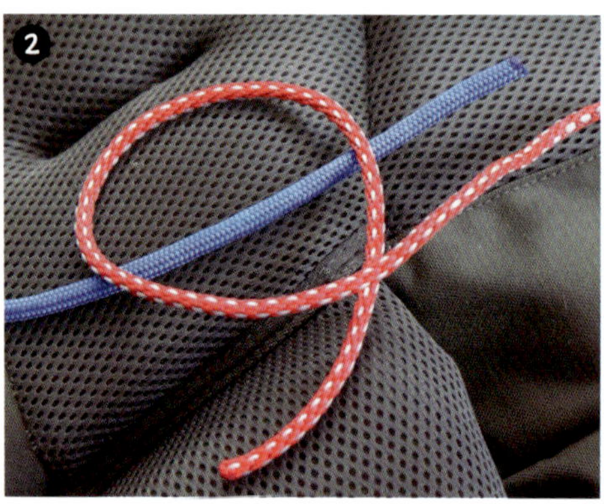

Das zweite Seil wird (von unten links kommend) vollständig unterhalb des Auges hindurchgeführt …

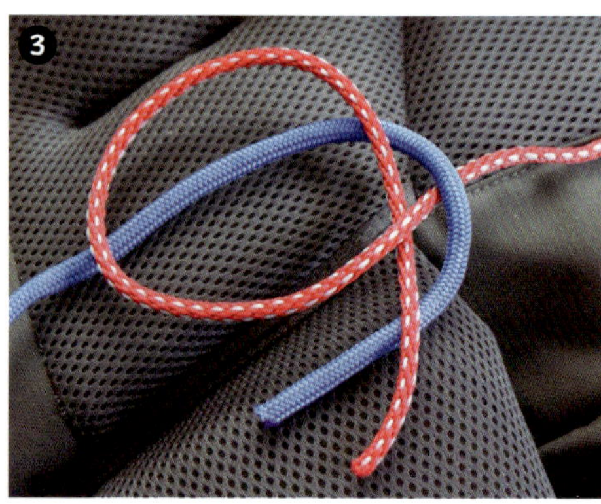

… und zunächst über die liegende Leine nach unten und unter dem kurzen Ende nach links gezogen.

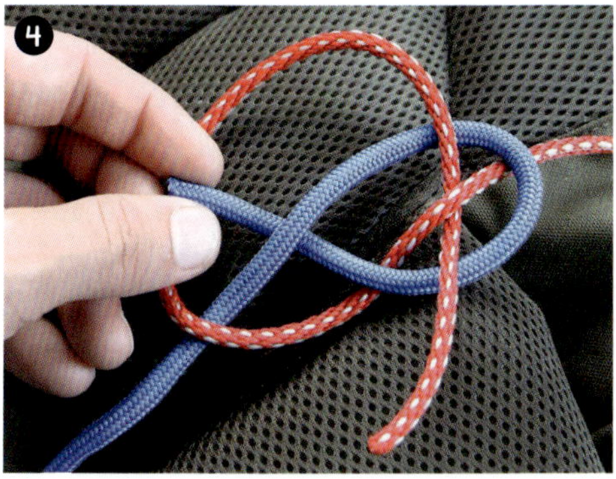

Das Ende wird weiter über die horizontal laufende Leine und unter sich selbst zu einem Auge gelegt.

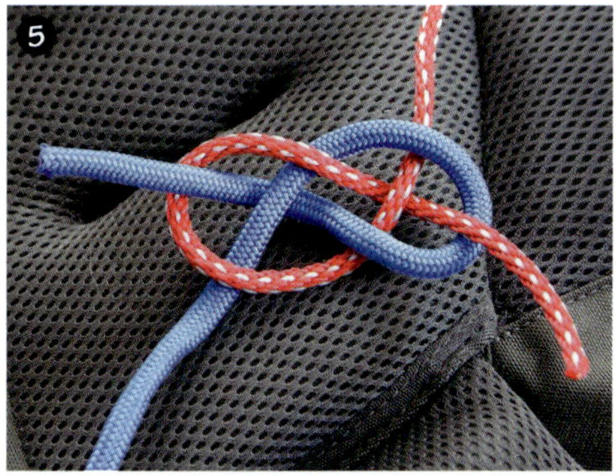

Wir haben nun zwei ineinander verwobene Augen der beiden Leinenenden.

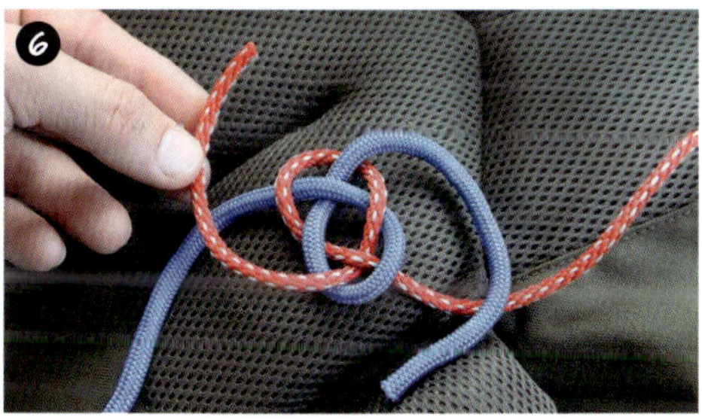

Die kurzen Seilenden werden weiter--geführt und jeweils über das lange Ende des anderen gelegt.

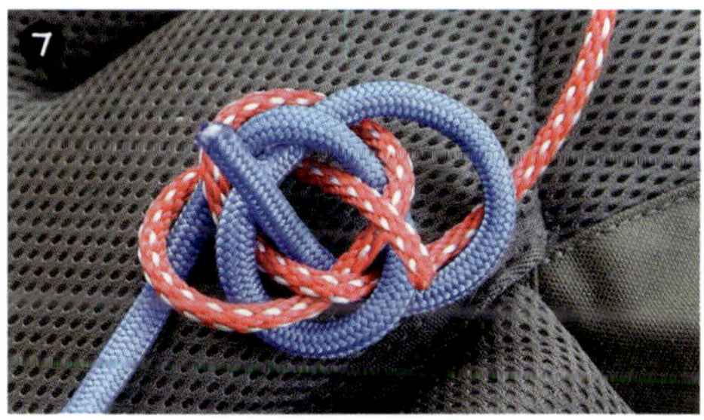

Die kurzen Enden werden nach unten geführt und von hinten in die zentral liegende Knotenöffnung gefädelt.

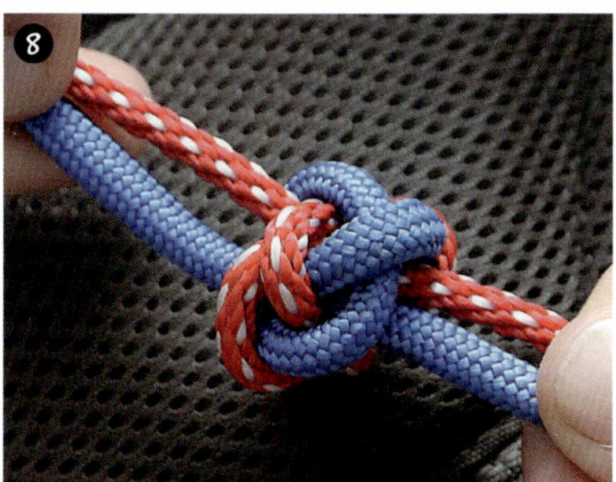

Der Knoten wird geordnet und gleichmäßig angezogen.

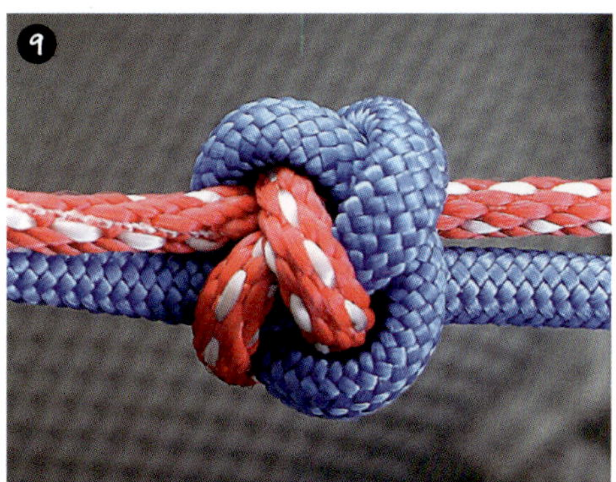

Der Knoten lässt sich nicht verschieben. Bei einer Reihe von Halteknoten ist es wichtig, von innen zum freien Ende zu knüpfen.

Bracelet-Knoten

Survival-Bracelets sind mittlerweile schon Kult. Als dezentes, aber unverkennbares Erkennungszeichen der Survivalfans gibt es sie in vielen Variationen: mit Kompass, als Uhrenarmband oder mit darin verpackter Säge. Survival-Bracelets speichern außerdem einige Meter Paracord.

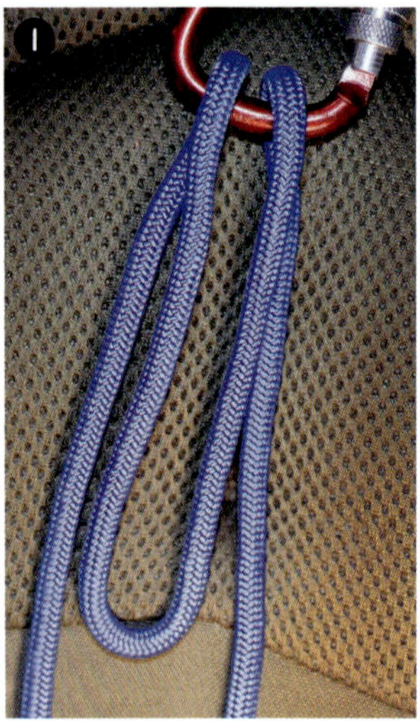

Die Leine wird mittig als Schlaufe durch einen Ring oder Clip gezogen. Die Schlaufenlänge bestimmt die spätere Armbandlänge.

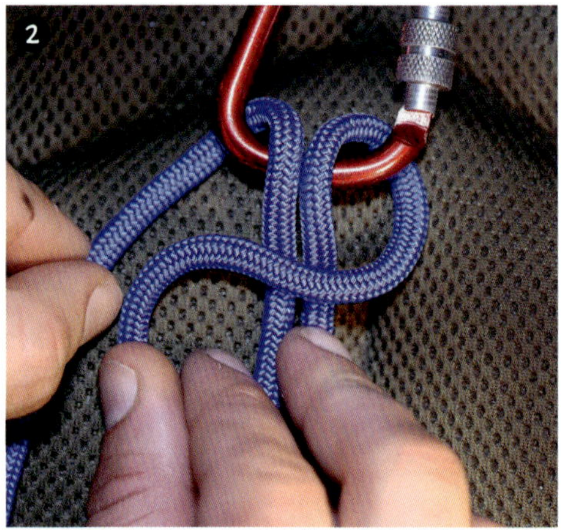

Das rechte Ende wird von oben über die beiden Stränge der Schlaufe gelegt.

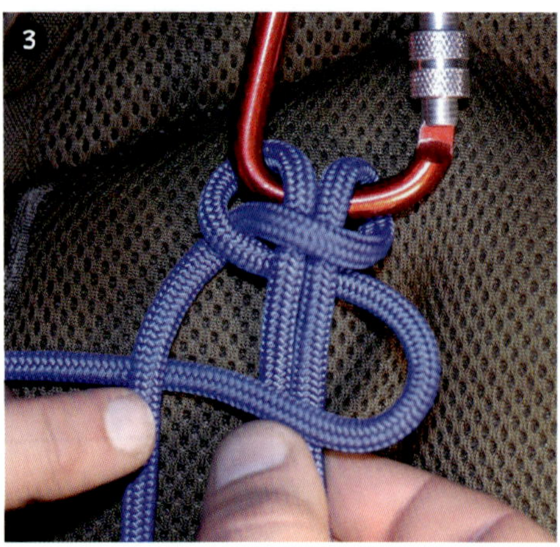

Das linke Ende wird über das rechte gelegt und unten unter dem Doppelstrang durchgezogen.

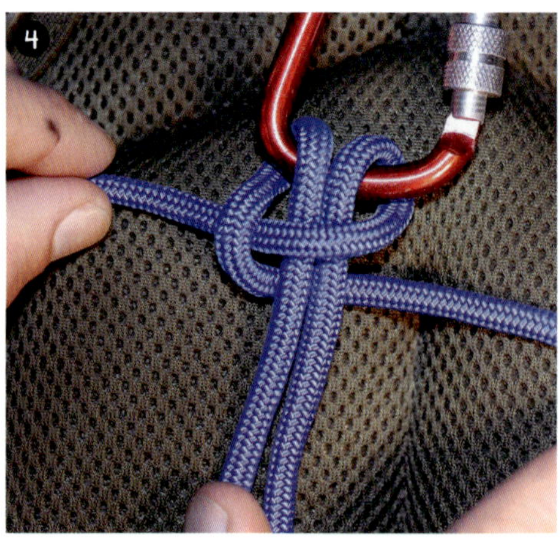

Auf der rechten Seite angekommen wird die Leine vorne wieder über den Doppelstrang und unter das linke Ende gelegt.

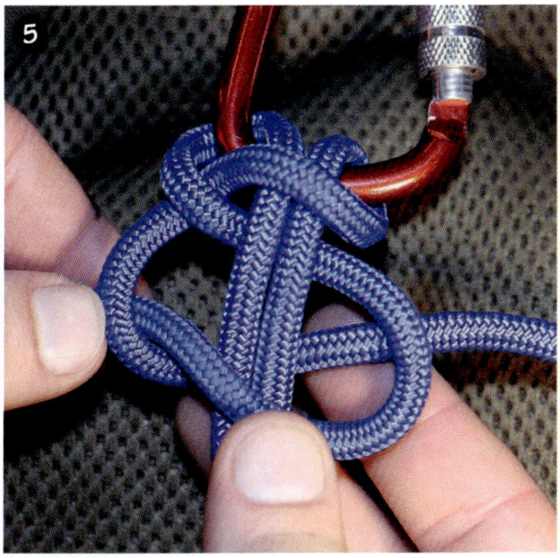

Das linke Ende wird nun unter dem entstehenden Knoten nach rechts gelegt ...

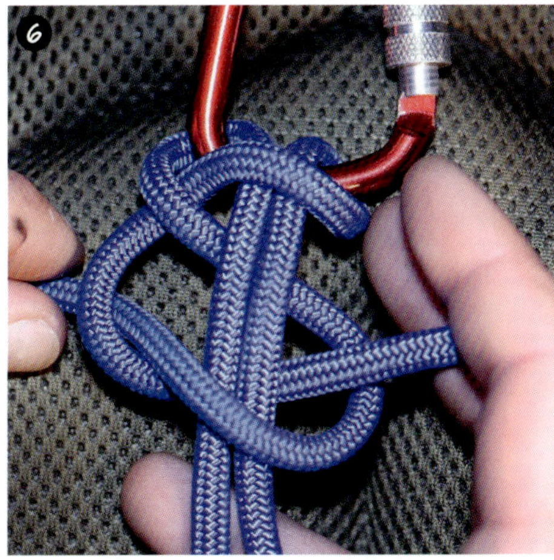

... und durch die Schlaufe rechts nach oben geführt.

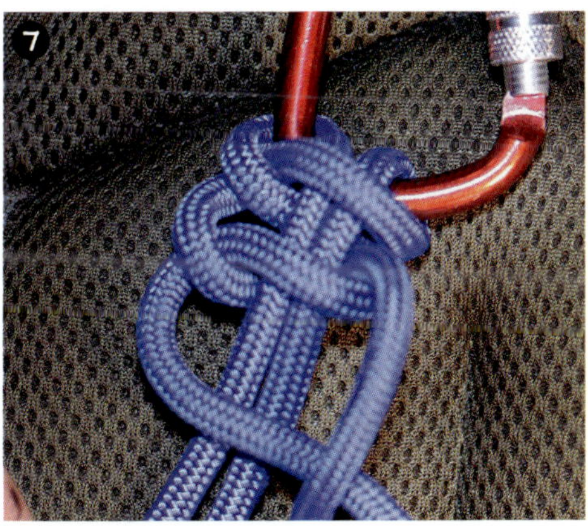

Das nun links liegende Ende wird oben über den Doppelstrang gelegt, das rechte Ende darüber nach unten.

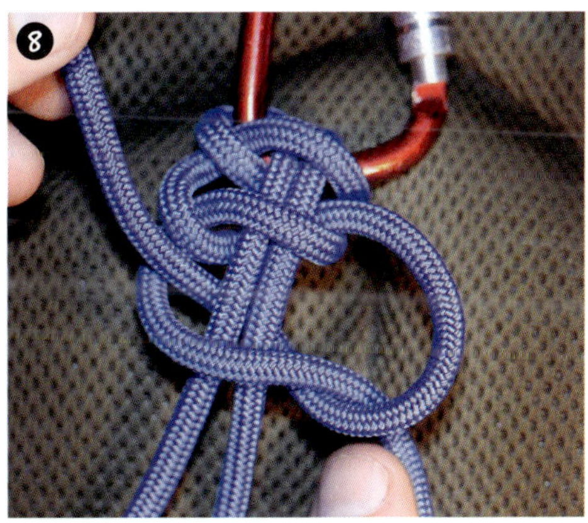

Wir wiederholen die Schritte 5 und 6, jetzt allerdings spiegelverkehrt. Das heißt, das rechts liegende Ende geht unten nach links und durch die Schlaufe nach oben.

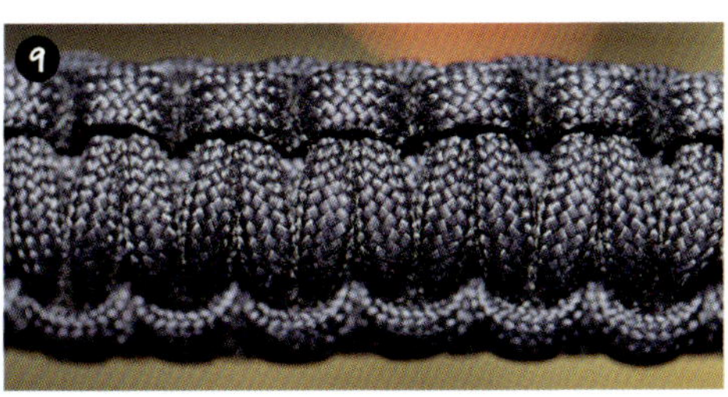

Die Schritte 4 bis 8 werden wiederholt, bis die freien Enden aufgebraucht sind oder das Schlaufenende erreicht ist. Nachdem die Knoten fest zusammengeschoben sind, kann das Ende einige Knoten weit mittig zurückgefädelt und so fixiert werden.

Affenfaust

Die Affenfaust ist ein Kugelknoten, der sich als Griff an Reißverschlüssen, als Wurfknoten oder Schwunggewicht (beispielsweise für eine Bola) eignet. Außerdem kann in den Knoten unsichtbar Geld oder ein Bleigewicht eingearbeitet werden. Die Affenfaust lässt sich theoretisch mit beliebig vielen Wicklungen knoten.

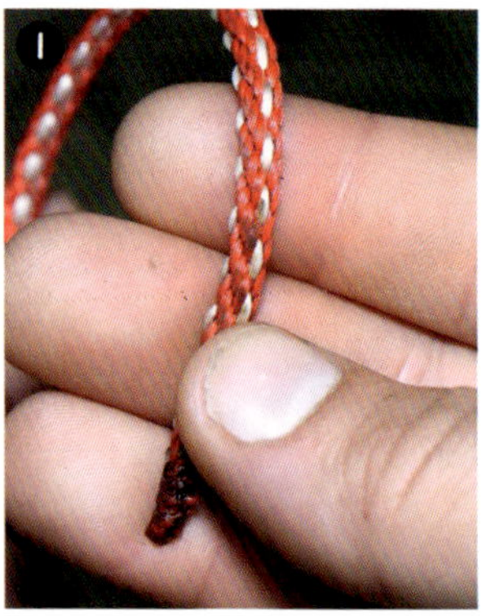

Ein Leinenende wird mit dem Daumen gegen drei Finger der Hand geklemmt.

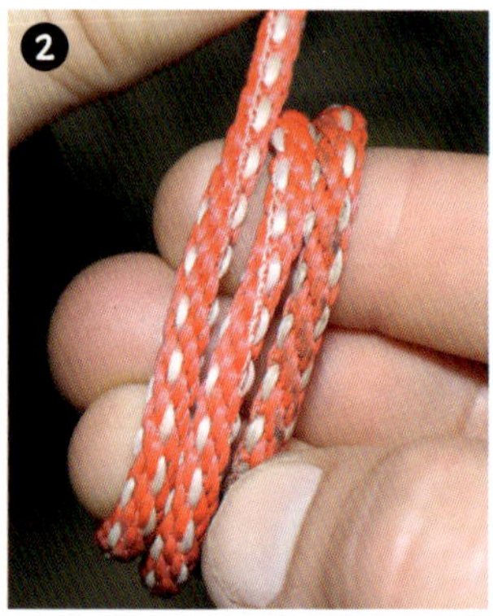

Gleichmäßig wird die Leine dreieinhalb Mal um die Finger gewickelt. Die Wicklungen liegen nebeneinander.

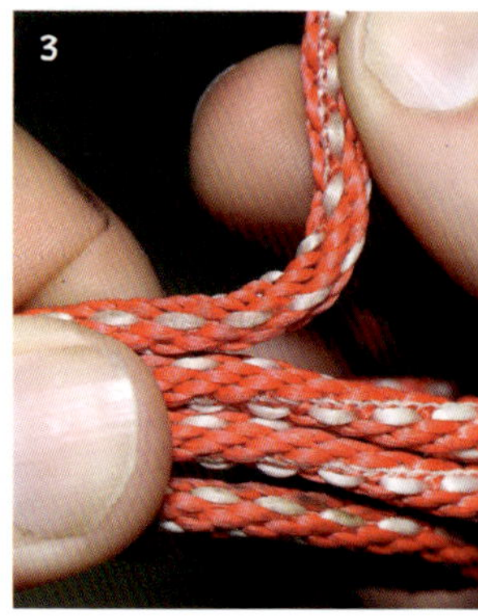

Die Wicklungen werden vorsichtig von der Hand gezogen. Die Leine bei Wicklung 3,5 wird zur Seite gebogen.

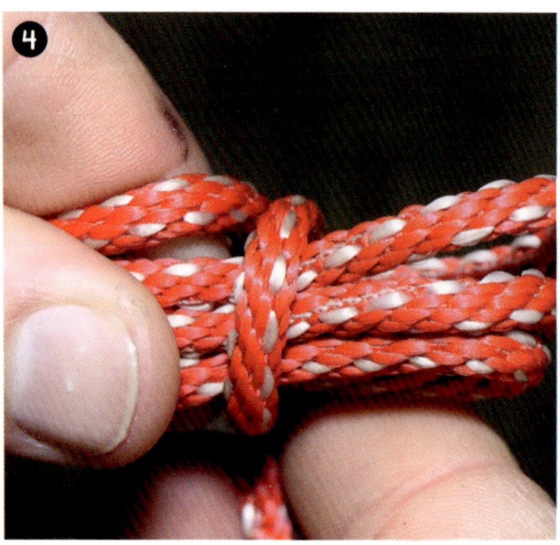

Die drei Wicklungen werden mit der Hand festgehalten, das freie Leinenende einmal fest um den Strang gelegt.

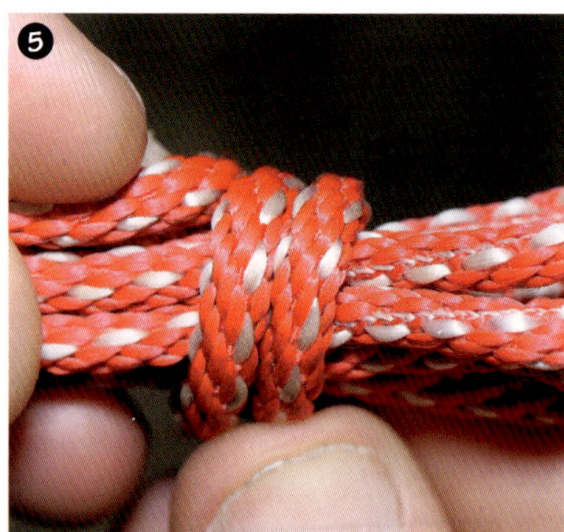

Auf den nun in der Hand liegenden Sechserstrang werden dreieinhalb möglichst feste Wicklungen gezogen.

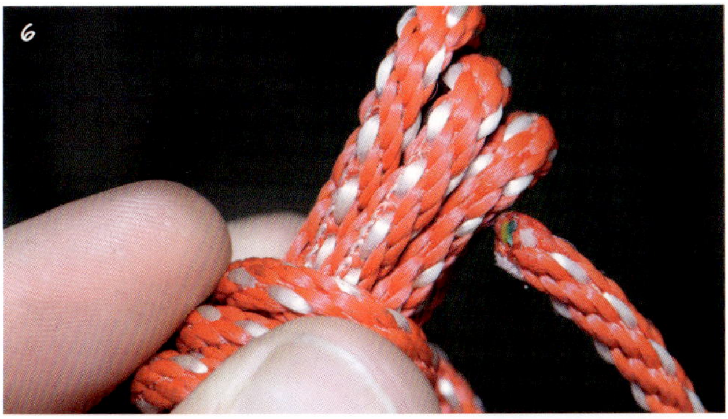

Nach Wicklung 3,5 wird das freie Ende durch die rechtwinklig dazu liegenden Schlaufenöffnungen gefädelt.

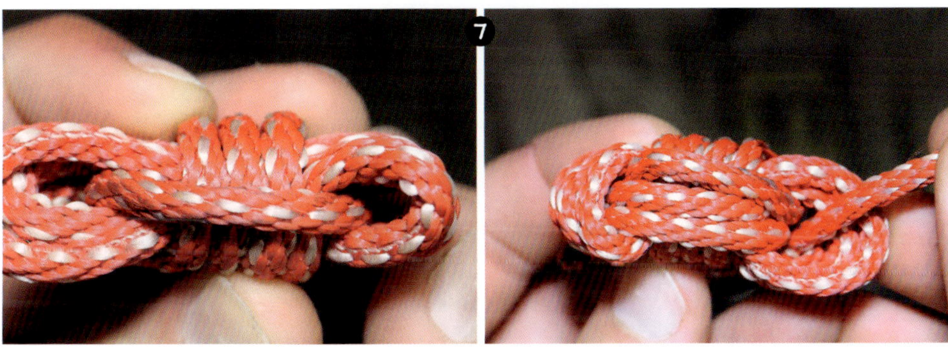

Das Seil wird drei Mal stramm und sauber um die mittigen Wicklungen gezogen. Alle Wicklungen sollten genau parallel und gut geordnet liegen.

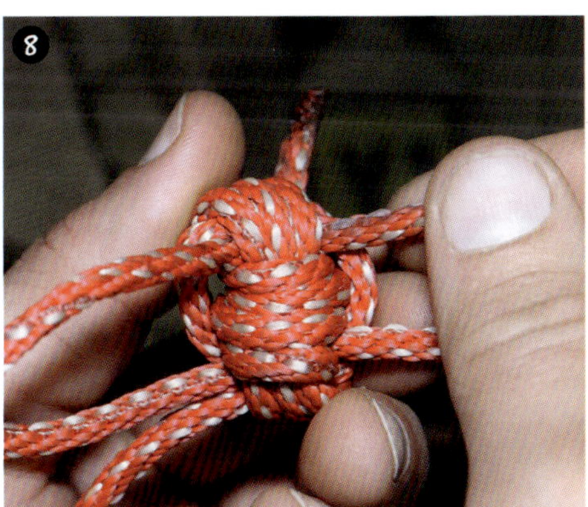

Nun werden alle Schlaufen – beginnend bei der ersten (Bild 2) – nacheinander noch einmal festgezogen, damit sich eine gleichmäßige runde Form des Knotens ergibt.

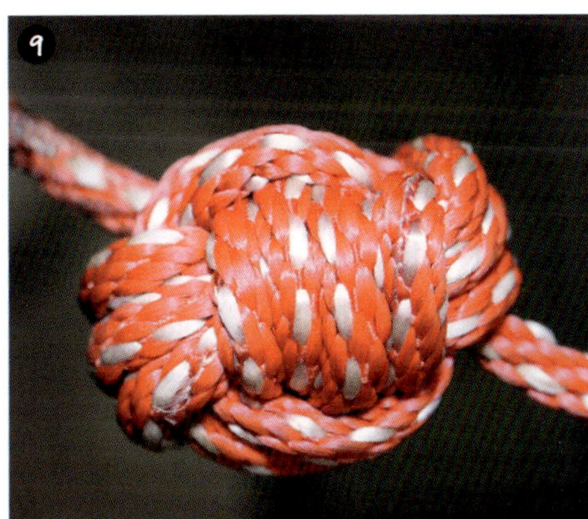

Der fertige Affenfaustknoten wird mit der Zeit immer fester und härter – er öffnet sich kaum noch.

Augspleiß

Mit dem Augspleiß lassen sich zierende und doch funktionale Schlaufenenden in Kordeln oder Seile einbauen. Der Vorteil an ihnen ist, dass sie keinen Knoten brauchen und deshalb gefädelt werden können.

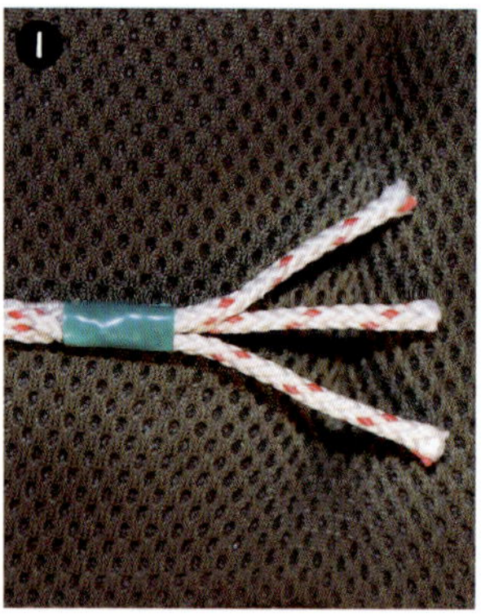

Eine Kordel mit mindestens drei Litzen wird an einem Ende aufgedröselt und in einiger Entfernung mit etwas Klebeband gesichert.

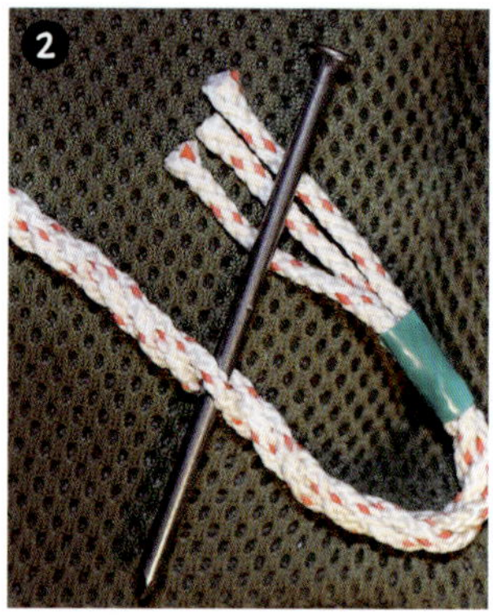

Mit einem Nagel oder Holzdorn (als Marlspieker) wird in der doppelten Entfernung des späteren Schlaufendurchmessers eine Litze leicht angehoben.

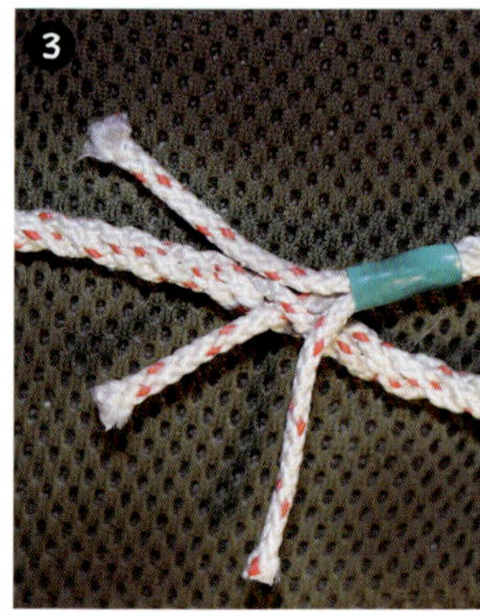

Die mittlere Litze wird durch die entstehende Öse gefädelt und bis zum Klebeband durchgezogen.

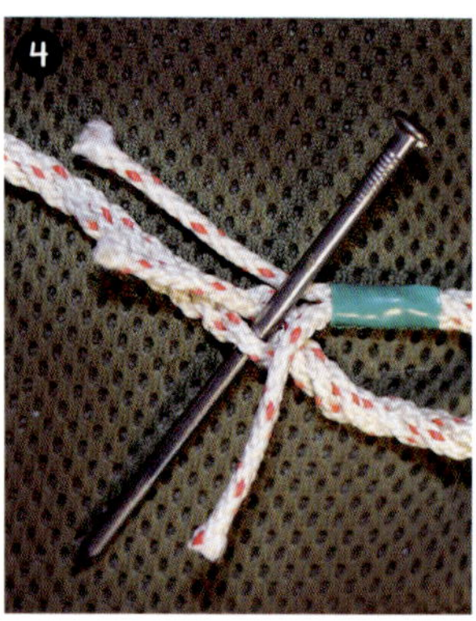

Der Marlspieker wird eine Wicklung weiter aufwärts (von der Schlaufe weg) eingeführt.

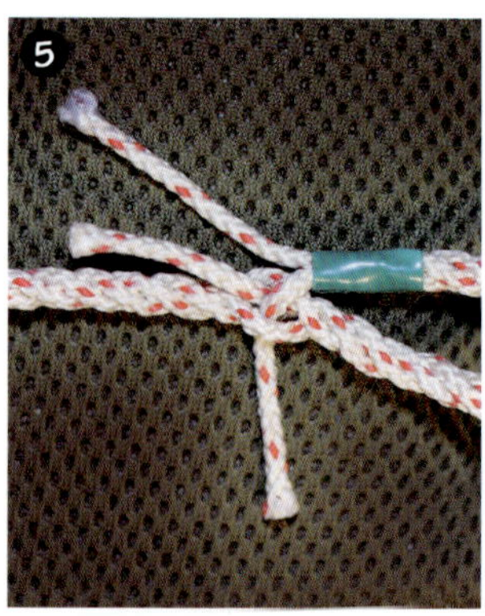

Durch die entstehende Öse wird die kürzeste Litze eingefädelt und stramm gezogen.

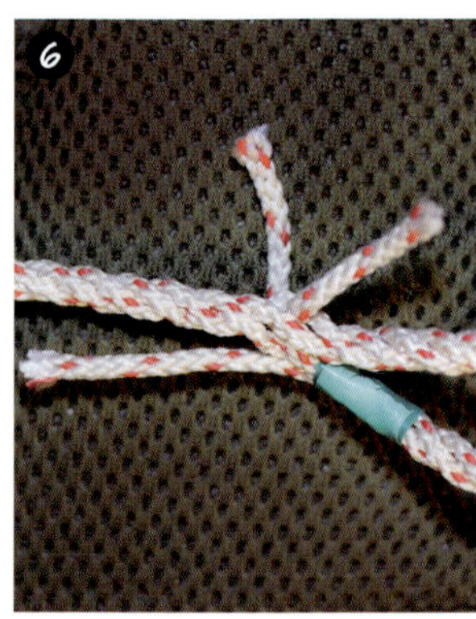

Zur besseren Ordnung werden die beiden durchgeführten Litzen zum Auge hin gebogen.

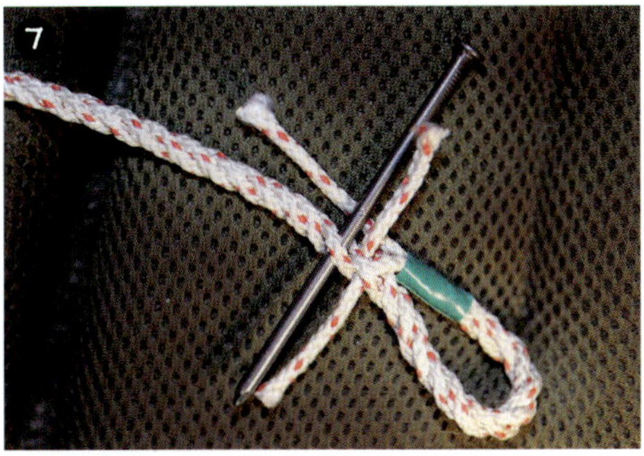

Der Marlspieker wird in die nächste Wicklung in Richtung des langen Seilendes gestochen.

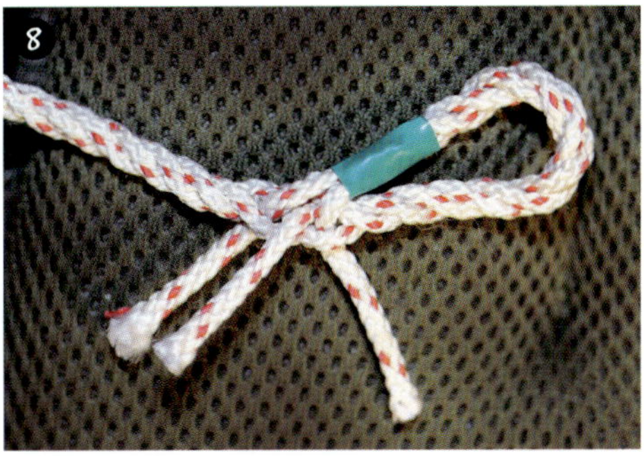

Die letzte freie Litze wird hindurchgefädelt, wobei sie die Litze, die wir zuerst eingefädelt haben, in Wicklungsrichtung überschlägt.

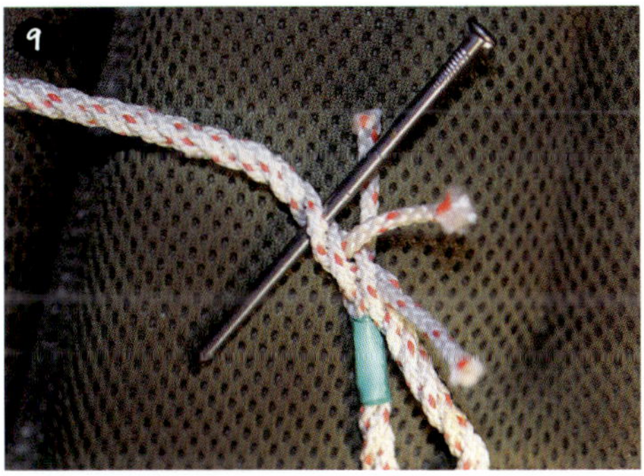

Die nächste freie Litze des langen Endes wird mit dem Marlspieker angehoben. Die zuerst eingefädelte Litze wird über die anderen gewickelt und durchgezogen.

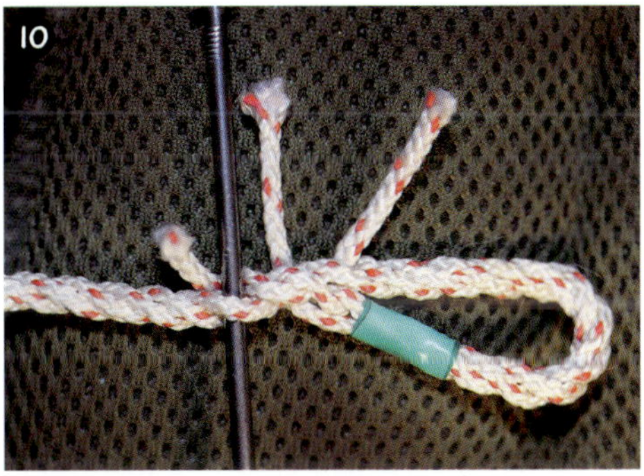

Der Seilwicklung nach oben folgend wird der Vorgang immer wiederholt, bis die Litzen aufgebraucht sind.

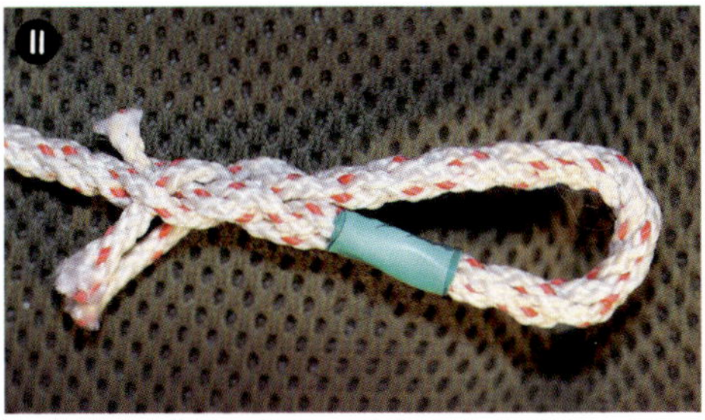

Zur zusätzlichen Sicherung kann man die überstehenden Enden mit Hitze verschweißen.

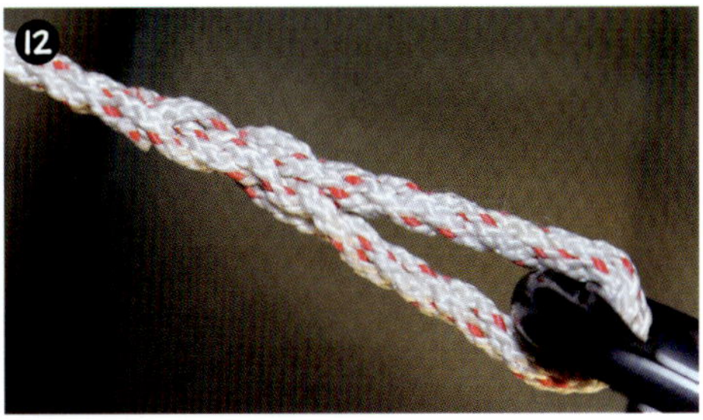

Der fertige Augspleiß hält ohne Knoten sicher, da die gespleißten Litzen unter Spannung festgeklemmt werden.

Aufdocken

Das Aufdocken ist ein zierender und funktionaler Knoten zugleich. Er ordnet ein Seil so, dass ein Teil des Seils verwendet werden kann, ohne das gesamte Seil geöffnet auslegen zu müssen. Dadurch verhindert das Aufdocken das Verschmutzen und Verknoten des ungenutzten Seilbereichs. Beim Transport außerhalb des Rucksacks wird zudem verhindert, dass man im Gebüsch hängen bleibt.

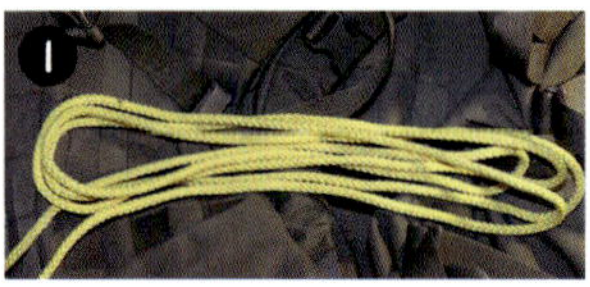

Das Aufdocken basiert auf dem so genannten Aufschuss eines Seils – es wird in gleichmäßige Schlaufen mit einem beliebig langen, frei bleibenden Ende gelegt.

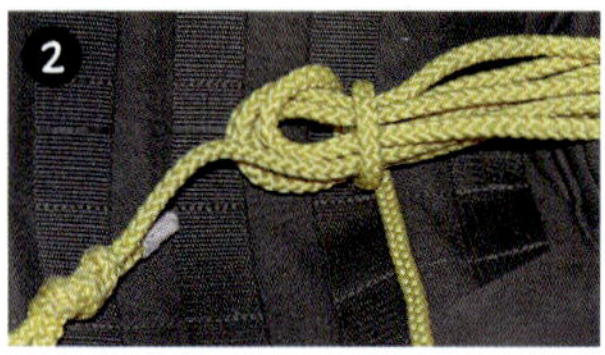

Das freie Ende wird einmal um alle Schlaufen gezogen, wobei diese sauber nebeneinander liegen bleiben sollten.

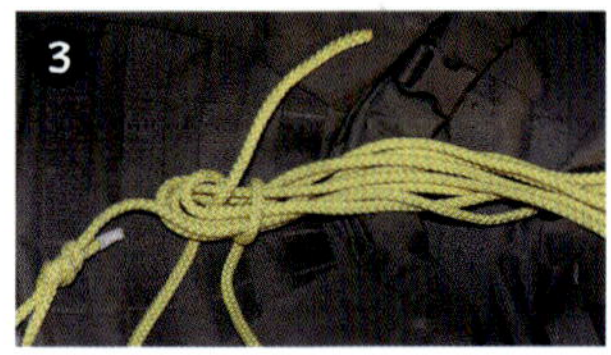

Das freie Seilende wird nach der ersten Wicklung durch die kleine, entstandene Mehrfachschlaufe gefädelt.

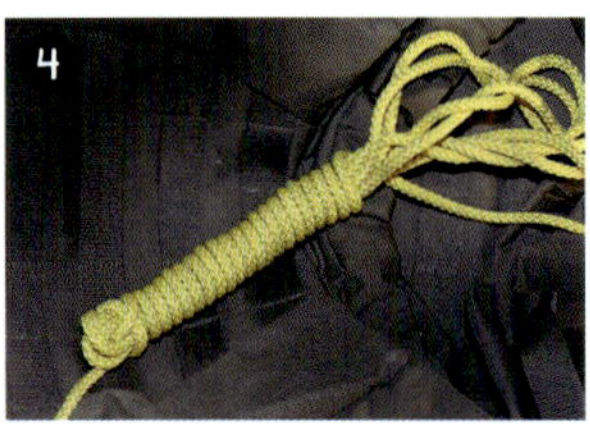

Das freie Seilende wird möglichst fest um alle Schlaufen gewickelt. Dabei sollten die Wicklungen sauber nebeneinander liegen.

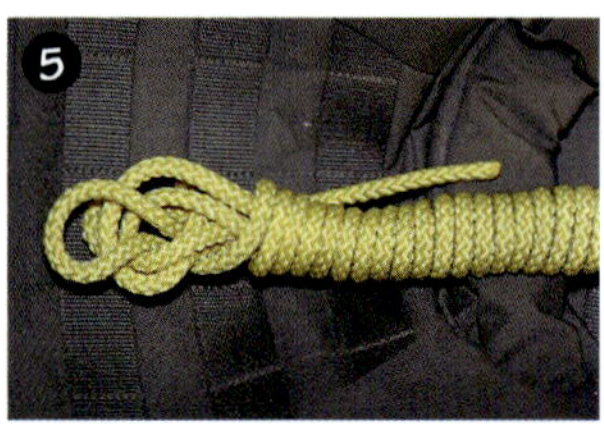

Am anderen Ende angekommen, ziehen wir eine Schlaufe durch das in den Wicklungen übrig gebliebene Loch.

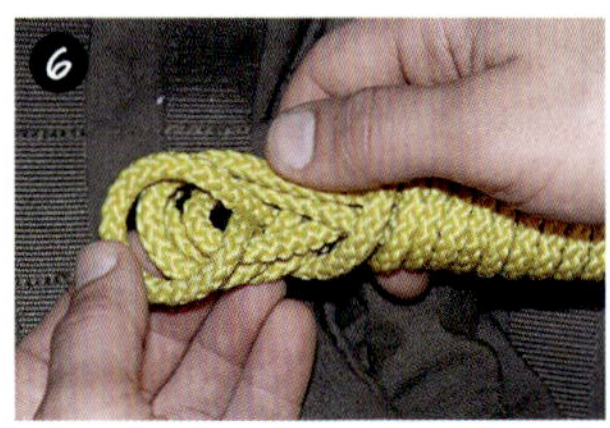

Die Schlaufe wird um das Wicklungsende gelegt und zurückgezogen. So sind die Wicklungen auf beiden Seiten fest gesichert.

Ist noch mehr freie Leine vorhanden, kann in die entgegengesetzte Richtung gewickelt und am anderen Schlaufenende wie im Bild 6 fixiert werden. Die Wicklungsgruppen lassen sich einzeln wieder öffnen.

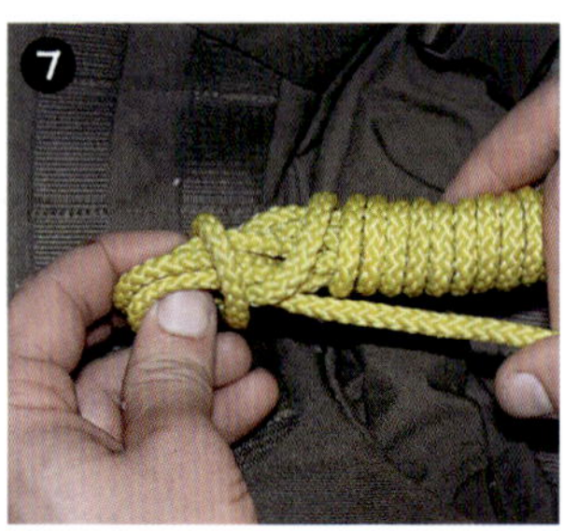

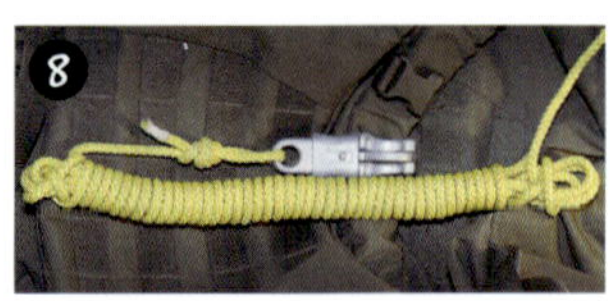

Aufgedockte Seile sind ideal für den Transport durch Unterholz und Gebüsch – sie bleiben kaum hängen.

Schlangenknoten

Der Schlangenknoten ist ein typischer Knoten für den Schlüsselbund. Er ist in sich walzenförmig und weich. Er ist darum auch ideal als Griffpolster am Klappmesser.

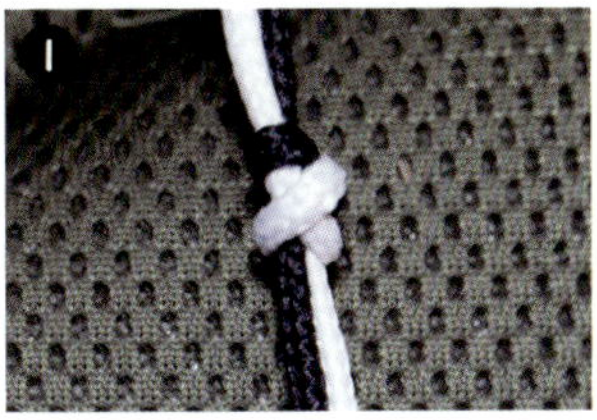

Zwei Leinen werden am oberen Ende miteinander verknotet.

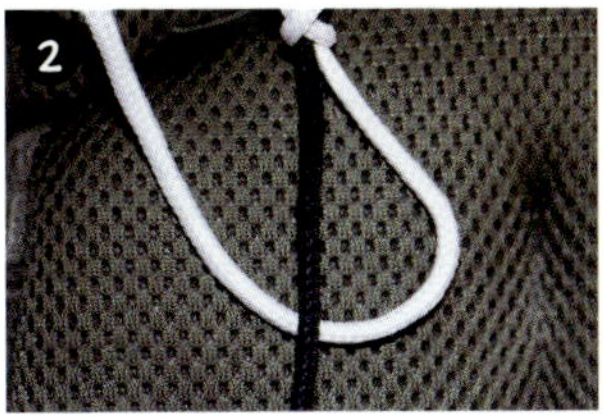

Die rechte Leine wird unter die linke gelegt ...

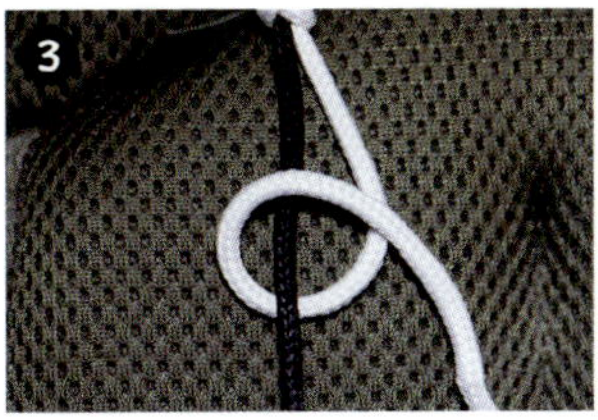

... und wieder darüber nach rechts geführt, wo sie ein Auge bildet.

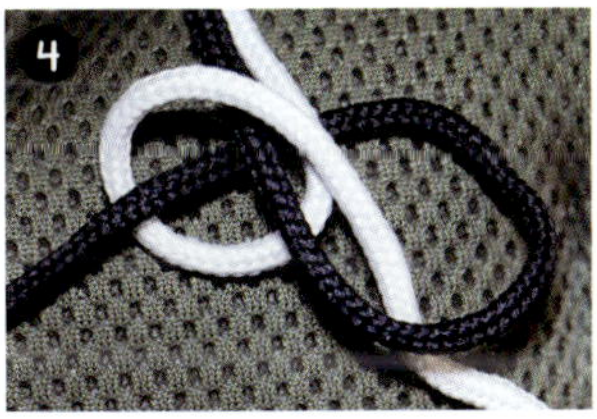

Die linke Leine wird nun nach rechts und von unten durch dieses Auge gezogen.

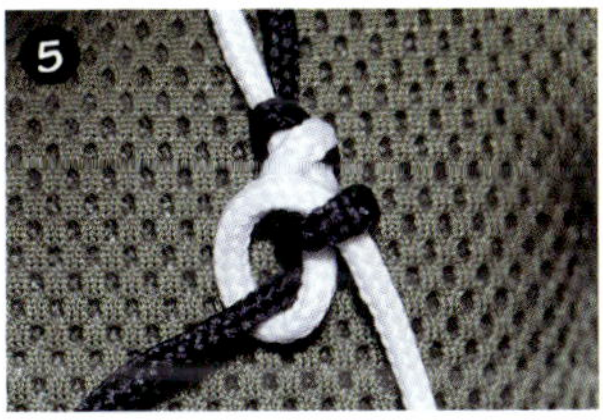

Die Wicklung wird fest gezogen, wobei das Auge offen bleiben muss.

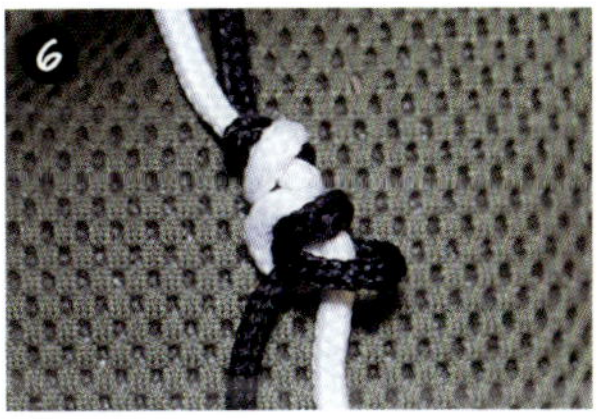

Eine weitere Wicklung wird durchs Auge gelegt. Diese bleibt eine lockere Schlaufe.

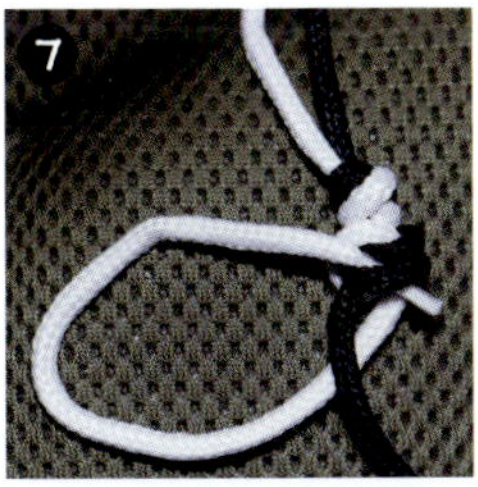

Die weiße Leine wird unten durchgezogen und durch die gerade entstandene kleine Öffnung geführt.

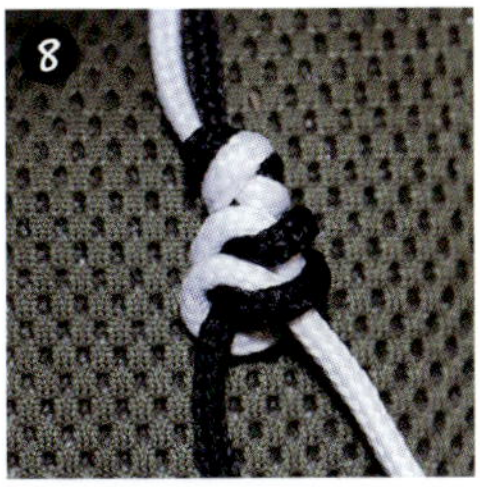

Die vorherigen Knoten werden gestrafft, die letzte Schlaufe bleibt jedoch immer locker.

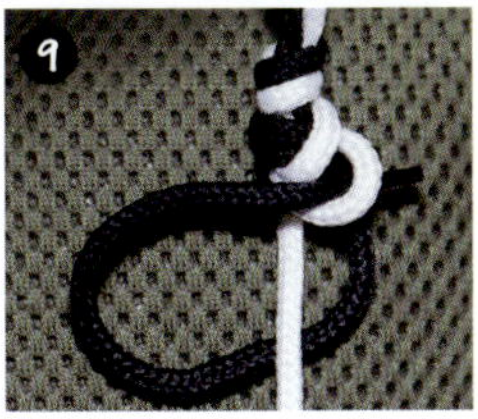

Der Knoten wird umgedreht – die nun rechte Seite wird von hinten in die Schlaufe gesteckt.

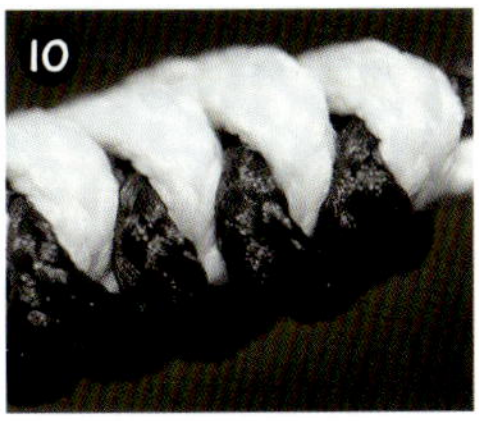

Der Knoten wird so lange wiederholt, bis das Ende der Leine oder die gewünschte Länge erreicht ist.

Lanyard-knoten

Wie der Schlangenknoten ist ein Lanyardknoten als Anhänger geeignet. Der Vorteil des Lanyardknotens ist, dass er viereckig, damit griffiger und fester ist und Gegenstände in die Mitte eingeknotet werden können.

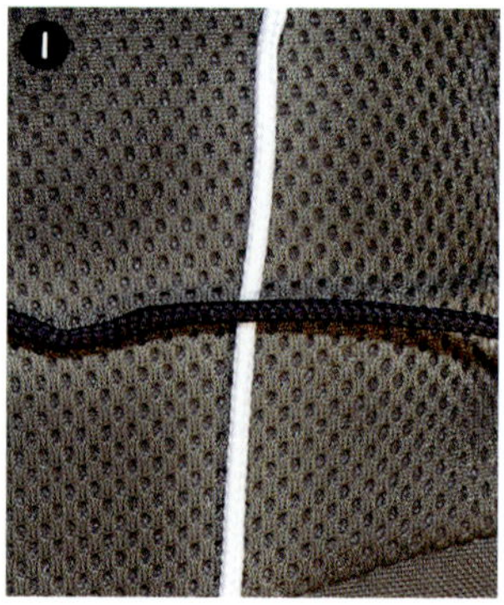

Zwei Leinen werden mittig überkreuzt – wichtig ist, dass bei diesem Knoten die gesamte zu verarbeitende Leinenlänge geführt wird.

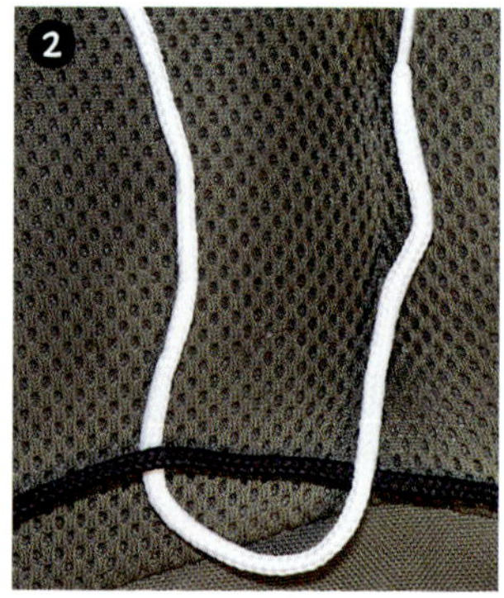

Der vertikale Strang liegt unter dem Horizontalen. Er wird darüber nach oben rechts geführt.

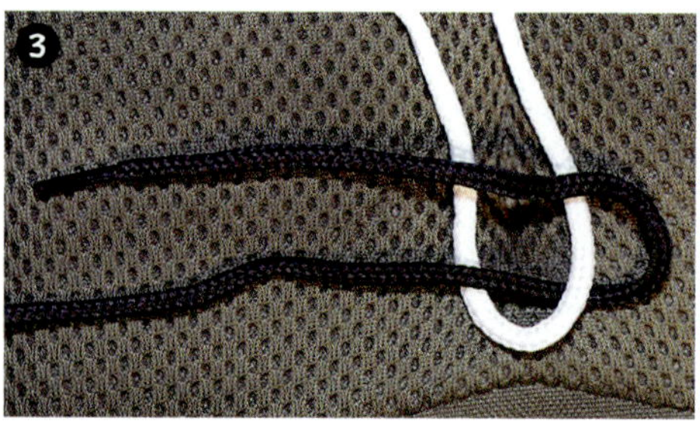

Der horizontale Strang wird darüber nach links zu einer Schlaufe gelegt.

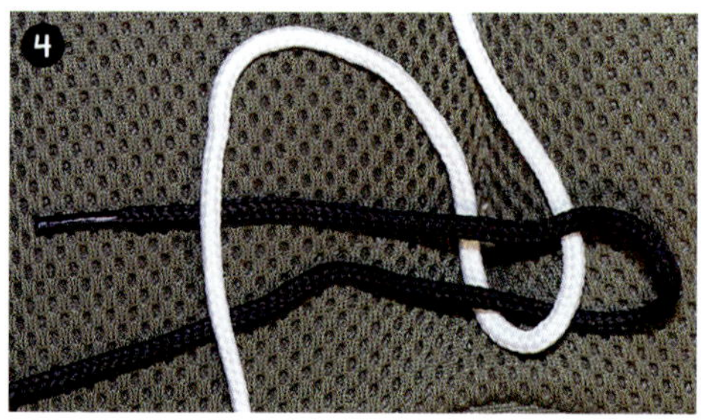

Die linke, senkrecht nach oben liegende Leine wird nach unten über beiden horizontalen Enden geführt.

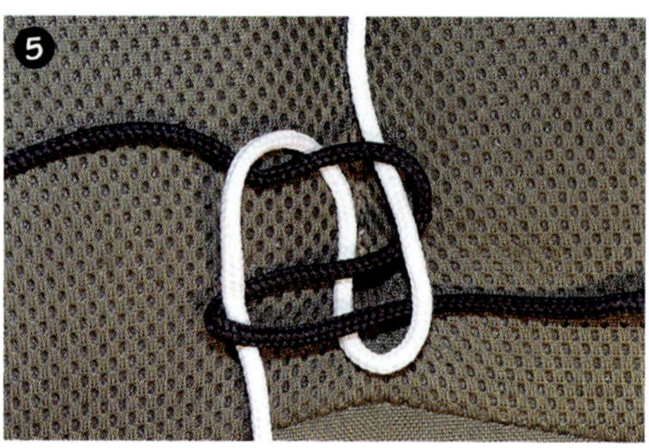

Das untere horizontale Ende wird über das untere vertikale Ende gelegt und durch die rechts liegende Schlaufe geführt.

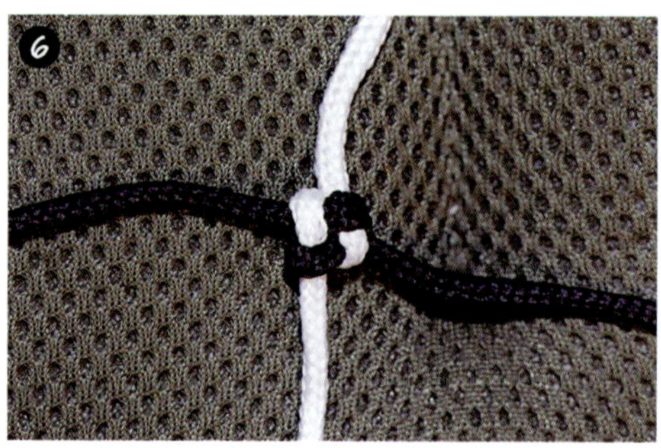

Der Knoten wird gleichmäßig angezogen. Zu diesem Zeitpunkt lässt er sich noch in die Mitte der Leinen verschieben.

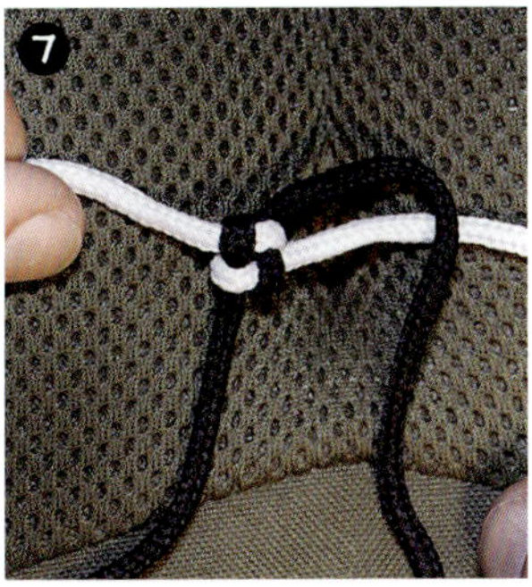

Wir drehen alles um 90 Grad im Gegenuhrzeigersinn. Dann wird der obere senkrechte Strang nach rechts über den horizontalen gelegt.

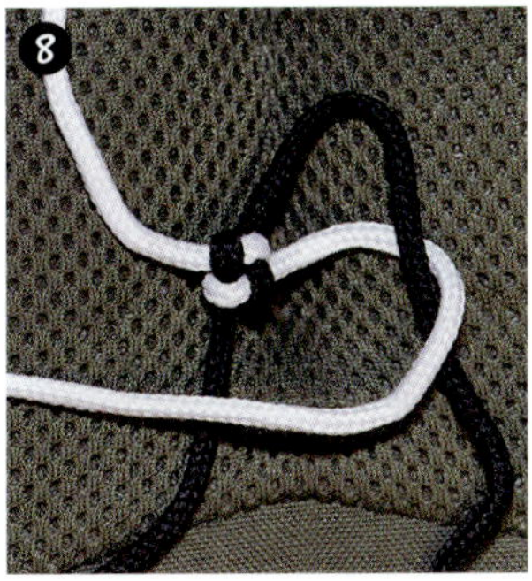

Der rechte horizontale Strang wird unten über beide vertikalen Enden nach links gelegt. Es entsteht oben eine Schlaufe.

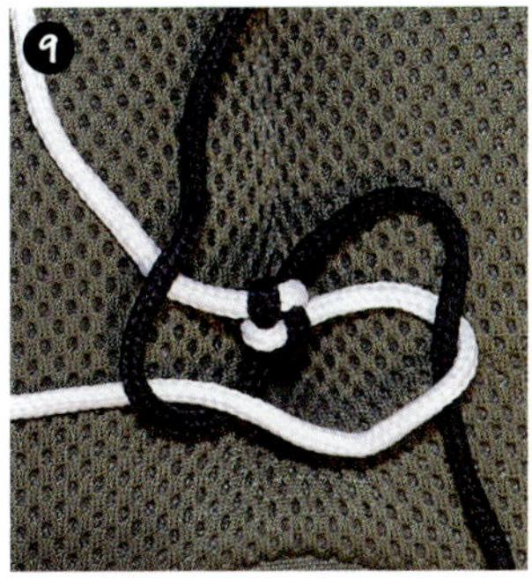

Die zentrale vertikale Leine wird über die beiden horizontalen nach links oben geführt.

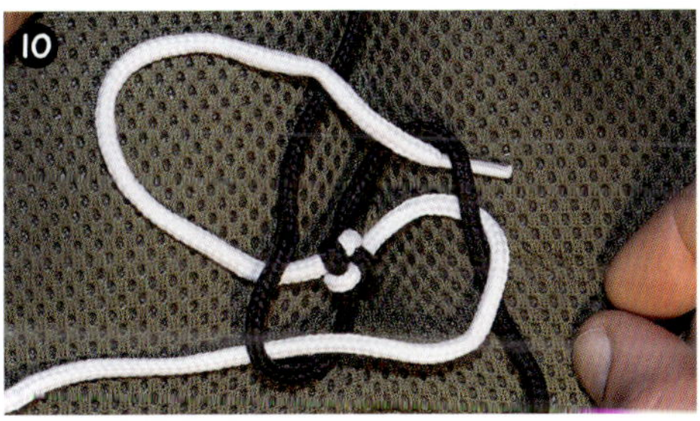

Die obere horizontale Leine wird nach rechts über die vertikalen Leinen in die vorhin entstandene Schlaufe gefädelt.

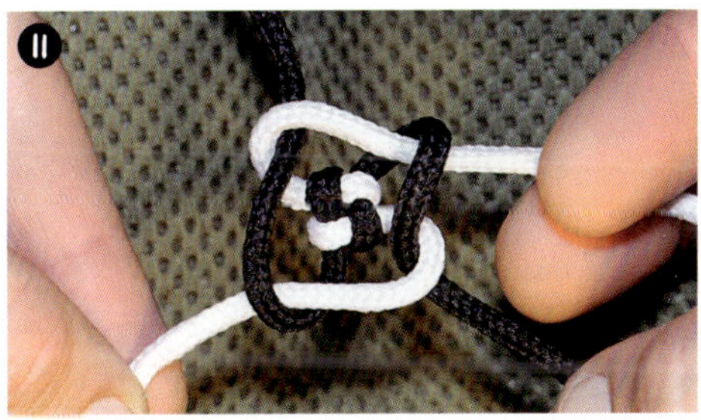

Beim Straffen der Leine sollte diese Knotenform entstehen. Zu diesem Zeitpunkt können Fehler noch korrigiert werden.

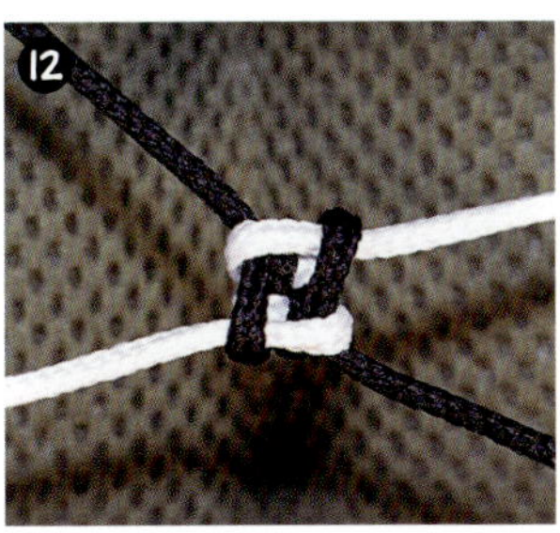

Der Knoten wird fest angezogen, wobei die Spannung an allen vier Enden gleichmäßig sein muss.

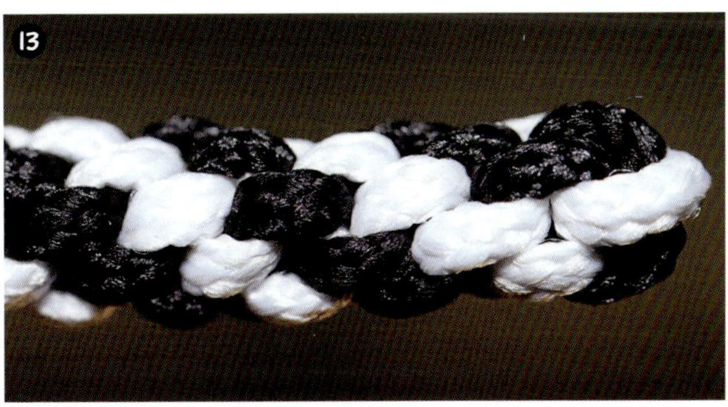

Die Schritte 7 bis 12 werden so oft wiederholt, bis die gewünschte Länge erreicht ist.

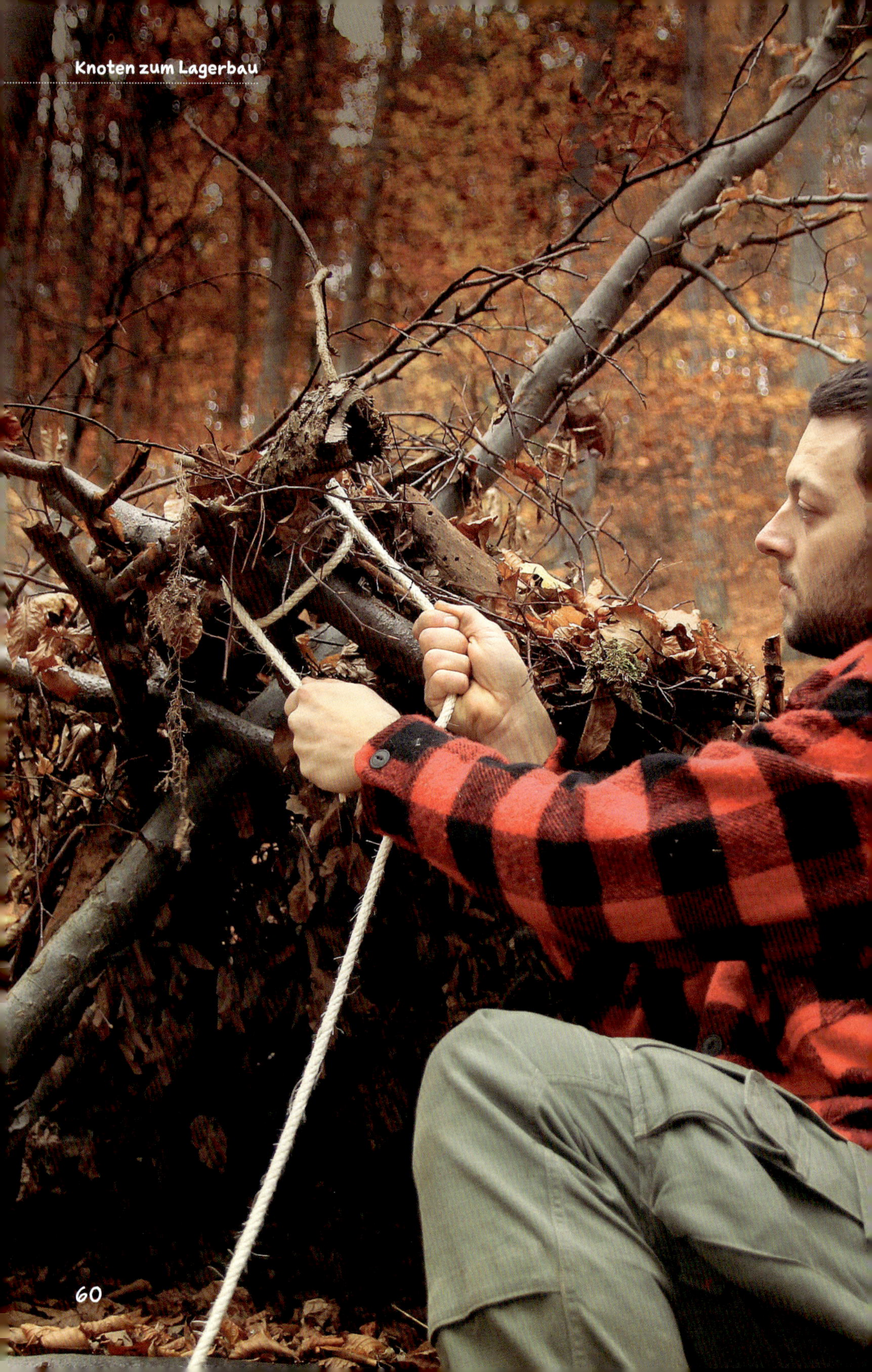

BAUKUNST

Notunterkünfte aus Holz und Blattwerk kann man nur bauen, wenn man die wichtigsten Knoten beherrscht. Hier erfahren Sie, welche Knoten sich für einen sicheren Lagerbau eignen und wie sie geknüpft werden.

Effizienz und Zeitersparnis sind beim Improvisieren von Notunterkünften oft von zentraler Bedeutung. Denn nicht selten müssen die Bauten aufgrund unerwarteter Ereignisse in kurzer Zeit stehen. Ästhetik und Perfektion sind da nicht gefragt. Was bringt also eine Blockhütte mit geraden Wänden und sauber ausgearbeiteten Dach schrägen, wenn sie erst nach drei Wochen fertig wird?

Abhängig von Bewuchs, Umgebung und Werkzeug kann man meist auf Holz zurückgreifen, das auf dem Boden liegt. Das ist praktisch immer verfügbar und muss nicht gesägt beziehungsweise gefällt werden. Nachteil ist jedoch, dass unbearbeitete, übereinander gelegte Holzstücke voneinander abrutschen oder sich bei Belastung verwinden. Zudem ist direkt vor Ort rund um den Lagerplatz selten eine perfekt passende Astgabel zu finden.

Um dennoch mit angebrochenem oder krummem Totholz torsionsfeste Rahmen bauen zu können und gegebenenfalls auch die äußere Form einer Hütte zu stabilisieren und sturmfest zu machen, benutzt man fast immer die gleichen, einfachen Knoten. Solche Knoten für die Notunterkunft und zum Lagerbau sollten möglichst auch mit selbst gefertigten Leinen, also Bastkordeln, Rindenstreifen, Wurzeln und dergleichen geknüpft werden können.

Typisch für die Knoten ist, dass sie ohne einen in sich geschlossenen Überhandknoten mit Halbschlag oder darauf aufbauende Knoten auskommen. Bei solchen Windungen reduziert sich der Radius während des Straffens. Spannung, Biegekräfte und Einschnürung der Naturfasern lassen die robusteste Robinienkordel unter geringer Belastung bersten. Muss beim Bau der Notunterkunft eine belastete Schlaufe geknotet werden, sollte deshalb auf ein flexibles und reißfestes Synthetikseil zurückgegriffen werden.

Der Beginn der Knoten basiert auf dem Verbinden eines Seilendes mit einem verwendeten Holzteil. Bei Rundstäben, die sich nicht drehen, wird der Webleinstek benutzt. Drehen sich die eingebundenen Holzstäbe unter Belastung in ihrer endgültigen Lage gegebenenfalls noch, benutzt man idealerweise einen eng geknüpften Palstek.

Improvisierte Leinen und Kordeln werden nur dann verwendet, wenn durch einen Schnurbruch keine Gefährdung entsteht. Will man beispielsweise einen Stamm als festen Dachfirst in einer bestimmten Höhe fixieren darf nur auf robustes und stabiles Tauwerk zurückgegriffen werden.

Bei Knoten, die zum Bau eines Rahmens, Auflegen einer Dachkonstruktion, Anbringen einer Hängematte oder Herstellen einer Liegefläche dienen, kann die Bruchsicherheit erhöht und die Belastung der einzelnen Leinen reduziert werden. Dazu wird der Knoten doppelt oder dreifach über sich selbst gelegt. Alternativ werden mehrere Leinen parallel zwischen den Einzelkomponenten gespannt.

Beim Bau von Dachkonstruktionen, die mit Laub, Grassode (ausgestochene viereckige Grasnarbe) oder Reisig wasserdicht abgedeckt werden müssen, sollte man beachten, dass auch leichtes Pflanzenmaterial je nach benötigter Schichtdicke mit einer Masse von manchmal deutlich über 100 Kilogramm auf die Hütte drücken kann: Wer 15 Ladungen an feuchtem Moos, die jeweils acht bis zehn Kilogramm wiegen, auf ein Dach legt, ist schnell bei einer Gesamtlast, die Holzbalken brechen und Leinen reißen lässt.

In einer Notunterkunft ist es auch immer ein bisschen feucht. Schnüre und Leinen aus Naturfasern schimmeln und faulen daher recht schnell und verlieren ihre volle Tragfähigkeit. Deshalb werden geknotete Rahmenkonstruktionen nach dem Nivellieren am Seil mit Hilfe von Steinsäulen oder zusätzlich angebrachten Stützen aus Holz gesichert. Die gleichen Knoten, die zum Bau von Notunterkünften dienen, finden übrigens auch bei Flößen und anderen Transport- und Tragesystemen Verwendung.

Zimmermannsschlag

Der Zimmermannsschlag ist ideal, um für den Bau der Notunterkunft Material zu transportieren. Er ist sekundenschnell gelegt und wieder gelöst.

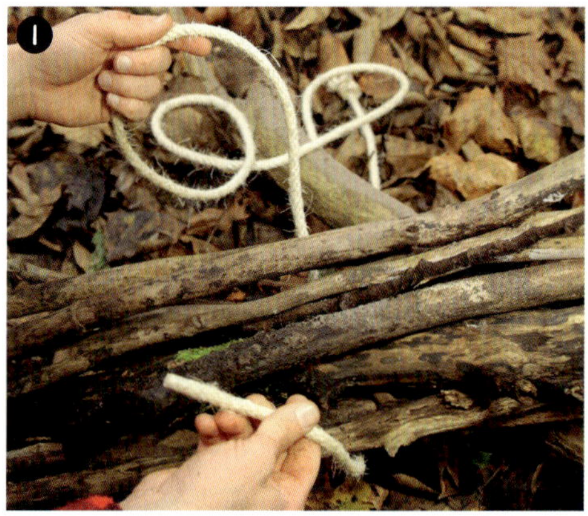

1 Das Transportgut wird am besten schon vor dem Knoten auf die Leine gelegt und dort gebündelt.

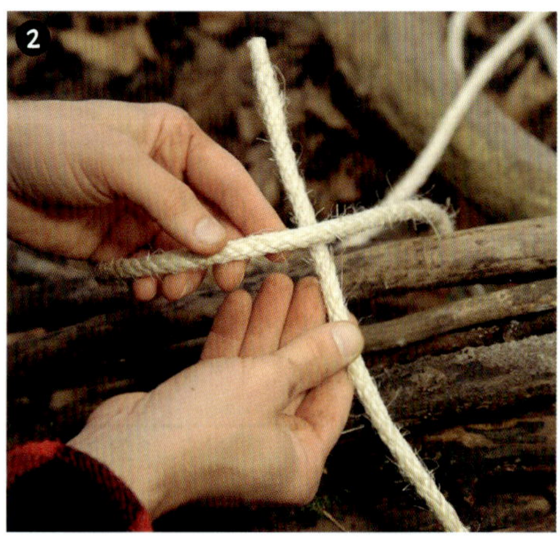

2 Das kurze Ende des Seils wird mit ausreichender Länge hinter dem langen gekreuzt.

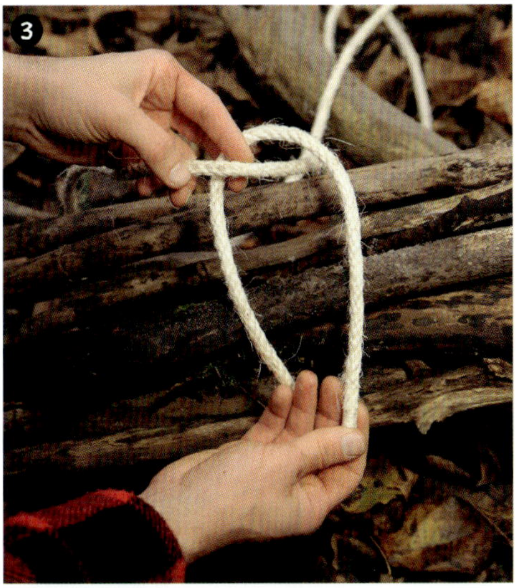

Dann wird es um das lange Ende zu einer großen Bucht zurückgeschlagen. Das lange Ende wird dabei festgehalten.

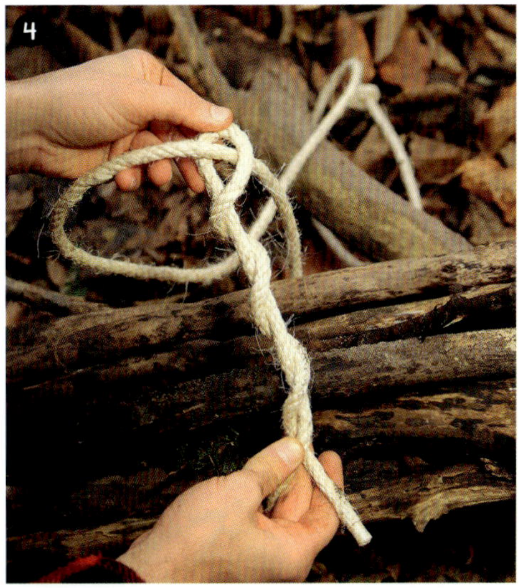

Die Bucht wird stabilisiert, indem das Seilende einige Male um sich selbst gewickelt wird.

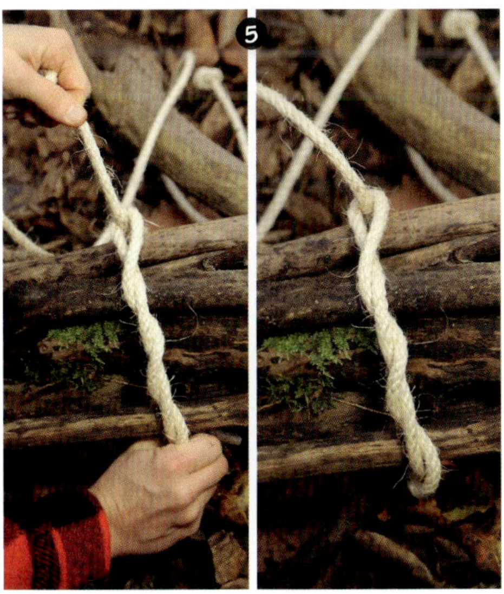

Beim Spannen des Knotens werden beide Seilenden festgehalten. Die Wicklungen pressen sich an das Transportgut und werden so festgeklemmt.

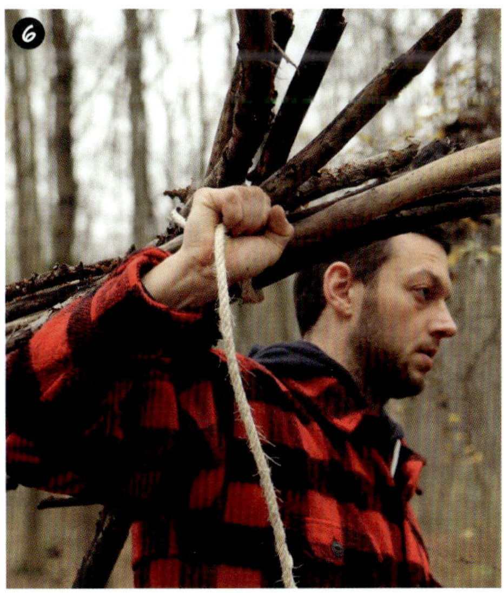

Das Baumaterial kann nun transportiert werden – der Knoten spannt sich automatisch selbst nach. Wird die Spannung nach dem Ablegen gelockert, löst sich der Knoten sofort.

Zurrknoten

Mit dem Zurrknoten lassen sich auch schwerere Gegenstände auf genaue Höhe bringen und dort fixieren. Benötigt werden ein geeigneter und stabiler Umlenkpunkt (wie eine Astgabel) und ein stabiles und flexibles Seil. Der Knoten ist schnell geknüpft und ausdauernd, weshalb er gerne auch zum Sichern von Ladung und Ausrüstung verwendet wird. Zum Anheben beziehungsweise Bergen von Personen ist er allerdings nicht geeignet – weil Seil auf Seil reibt.

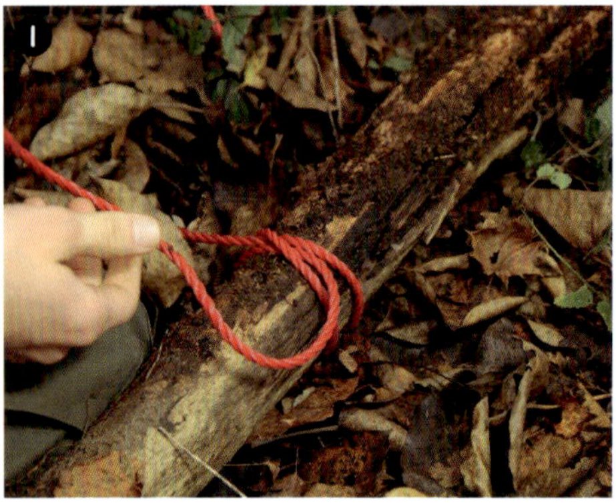

Das Seilende wird mit einem Knoten an der anzuhebenden Last fixiert. Bei einem langen Stamm ist das äußerste Ende ideal, da durch die Hebelwirkung das Anheben vereinfacht wird.

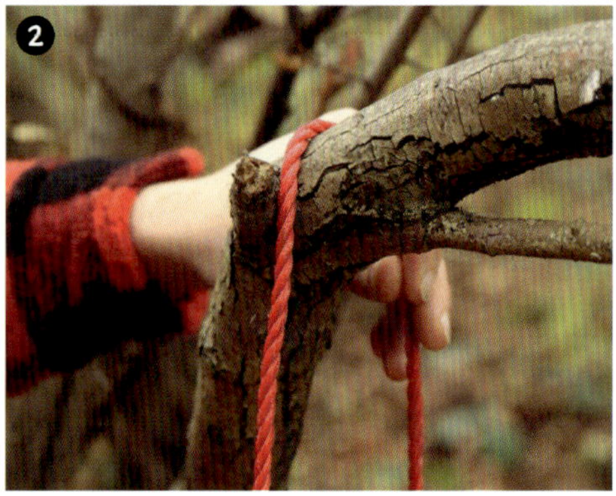

Das Seil wird locker um den Umlenkpunkt gelegt. Dieser muss natürlich mindestens das Eigengewicht der Gesamtlast halten können.

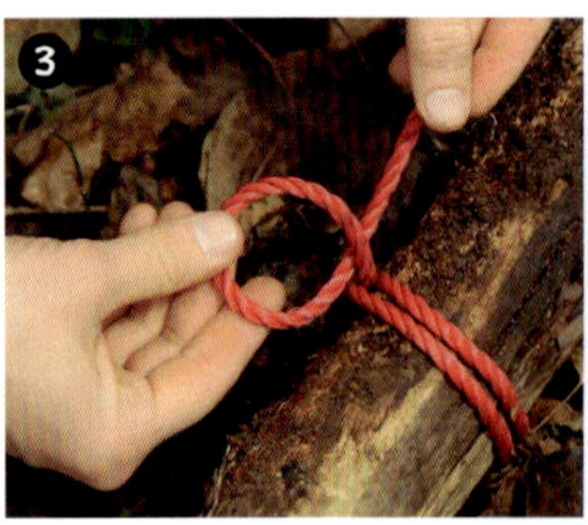

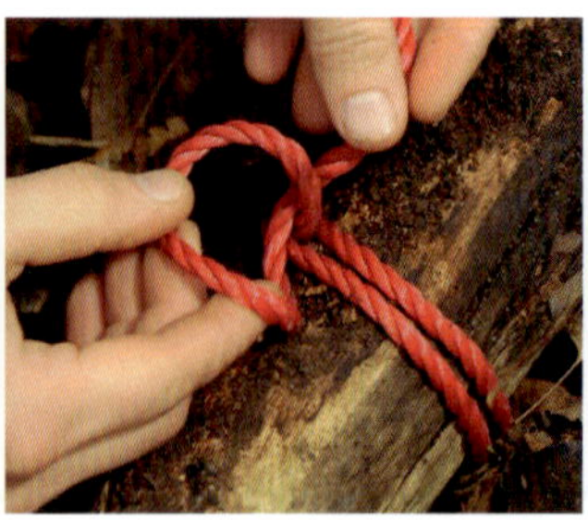

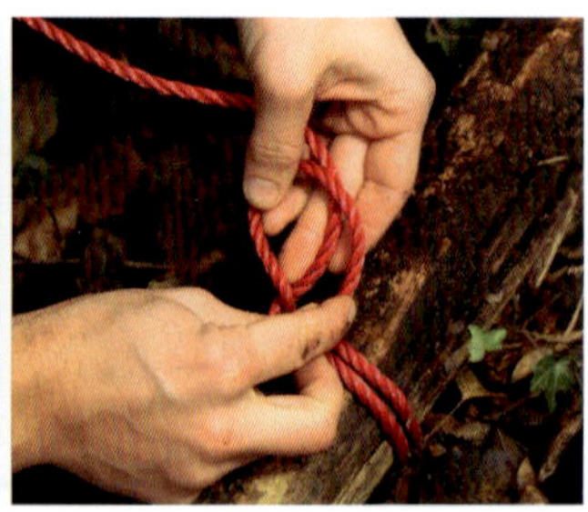

Möglichst direkt an der Last wird in das Seil eine Schlaufe gelegt (links). Wichtig: Die Kreuzung des langen und kurzen Endes muss hinter dem Seil geführt sein (Mitte). Das Auge wird zurückgeschlagen und auf das kurze Ende (hier: das Ende, das zum oberen Umlenkpunkt führt) gedrückt. Durch das Auge wird nun das kurze Ende als Schlaufe gezogen (rechts). Die Reihenfolge ist notwendig, da sich die Schlaufe sonst später zusammenzieht.

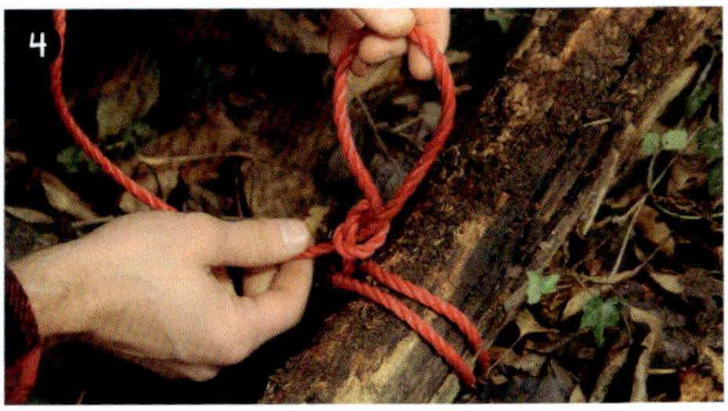

Die entstandene Schlinge wird vorsichtig so gerichtet, dass der Knoten so nah wie möglich an der Last liegt.

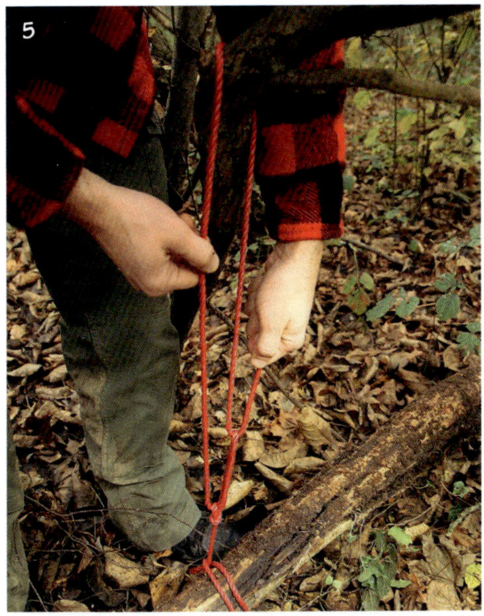

Das Seil wird nun nach dem oberen Umlenkpunkt durch die Schlinge gelegt. Durch kräftigen Zug am Ende wird die Last angehoben. Ist die Schlinge richtig gelegt, zieht sie sich dabei nicht zu.

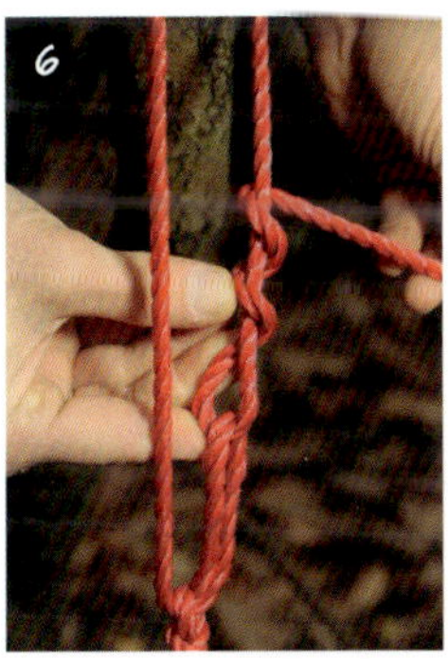

Auf gewünschter Höhe angelangt, wird das lose Zugende um die untere Umlenkschlaufe geknickt und zwei- oder dreimal um das lange Ende gewickelt.

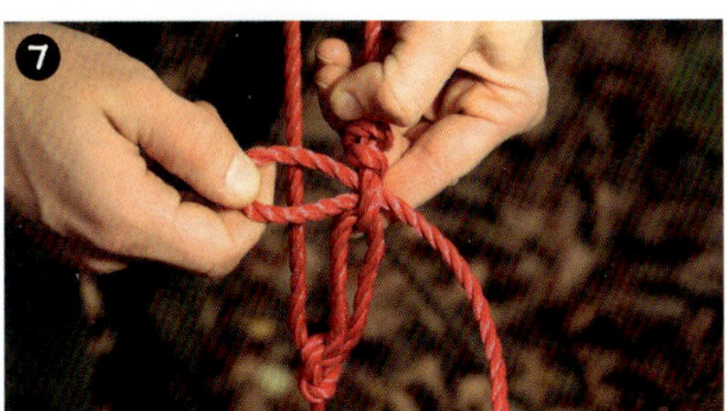

In das entstandene Auge wird das kurze Ende geschlauft. Der Knoten wird festgedrückt.

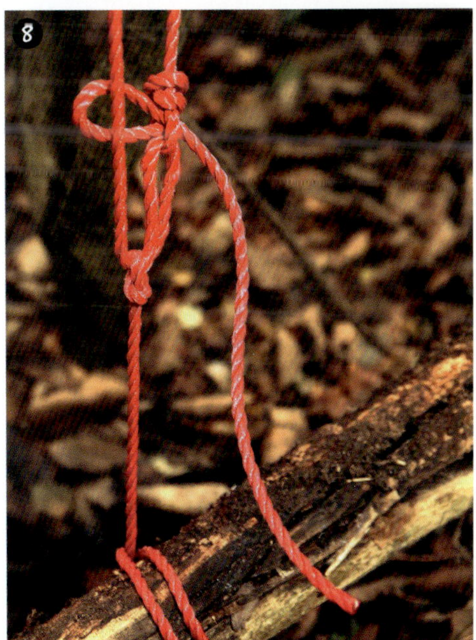

Der fertige Knoten hält die Last stabil auf Höhe. Durch Zug am kurzen Seil lässt sich der Knoten einfach wieder öffnen.

Bohlenschlagknoten

Mit dem Bohlenschlagknoten wird eine Stange (Bohle) so in eine Leine eingeknotet, dass sie drehsicher am Seil aufgehängt werden kann. Benutzt wird der Knoten beim Bau der Liegefläche oder bei improvisierten Hängematten.

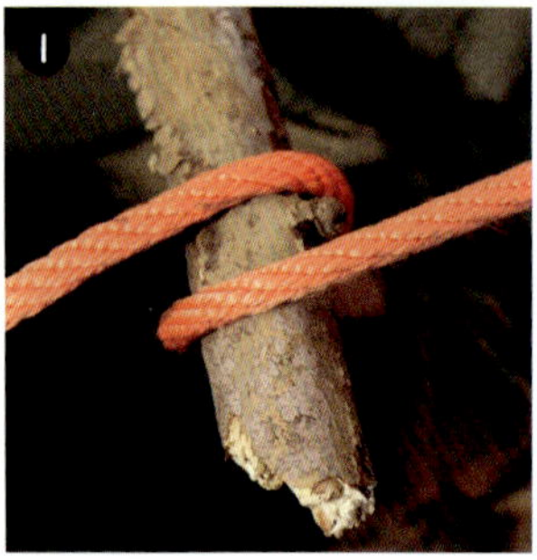

Das Seil wird an passender Stelle einmal um das Holz gewunden.

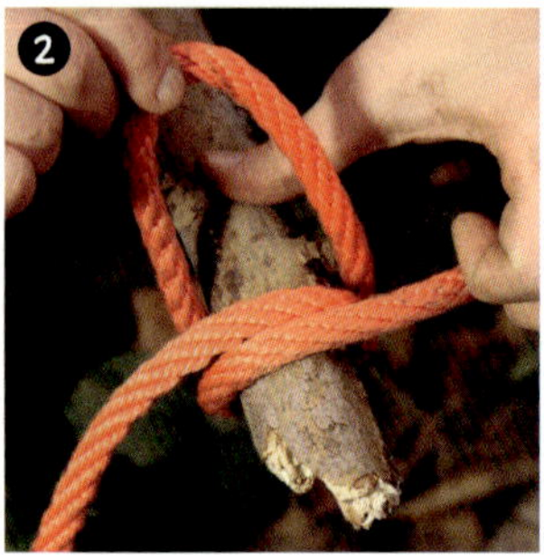

Eine zweite Windung wird aufgelegt. Dabei wird das kurze Ende zwischen die schon aufliegenden Enden geführt. Die Windungen überkreuzen sich auf der Rückseite.

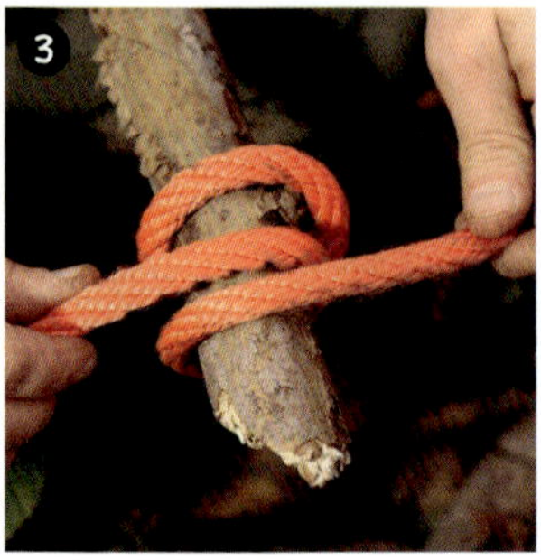

Die vom Bohlenende am weitesten entfernt liegende Windung wird gelockert und etwas vergrößert. Die beiden äußeren Windungen werden zusammengeschoben.

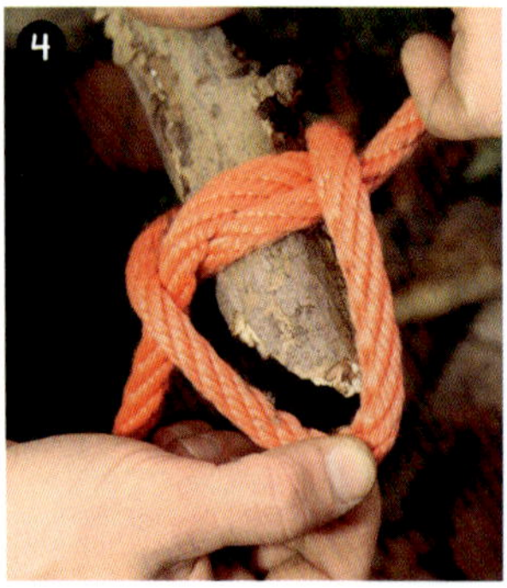

Die lockere Schlaufe wird über die äußere aufliegende Windung um das Holz gezogen. Dabei müssen die verbliebenen Windungen gestrafft werden.

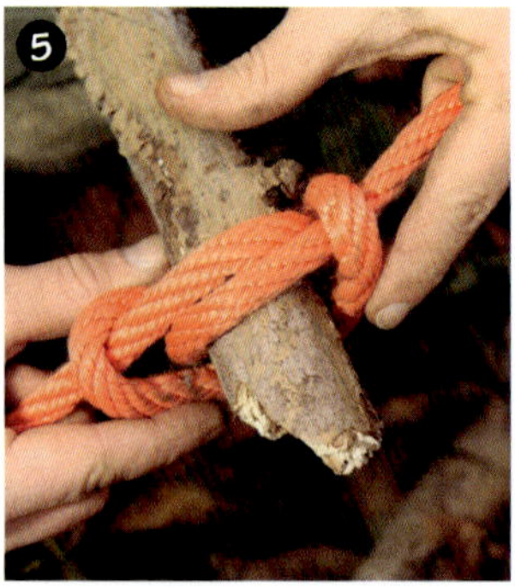

Der Knoten wird so gerichtet, dass die Buchten mit der oberen Holzkante abschließen.

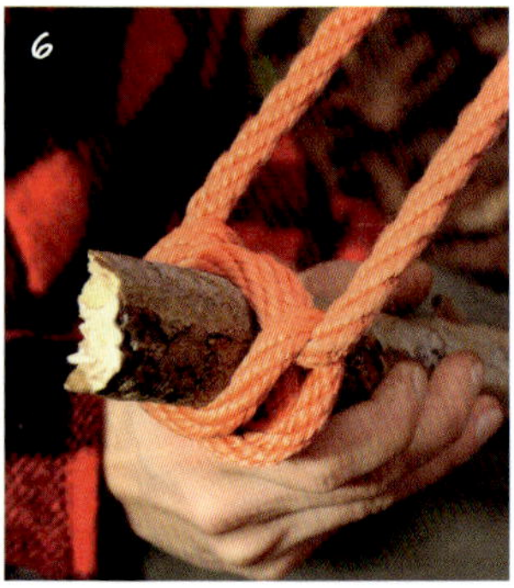

Beide Seilenden werden in gewünschter Höhe gesichert und gleichmäßig gestrafft.

Zeltleinenspanner

Wenn variabel nachstellbare Spannseile zum Stabilisieren von Zeltpfosten benötigt werden, ist der Zeltleinenspanner gefragt.

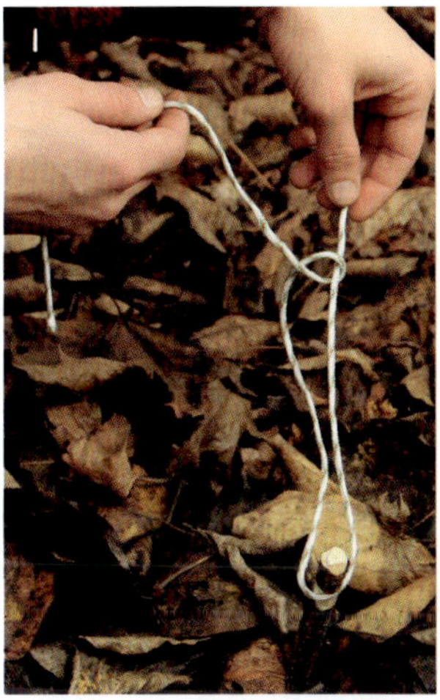

Das Seil wird an einer Seite an der gewünschten Konstruktion befestigt und um den Zeltpfosten (hier: Ast) gelegt. In einiger Entfernung dazu wird ein Halbschlag in das Seil gelegt. Dieser wird jedoch nicht zugezogen, sondern liegt als Wicklung (Halbstich) auf dem Seil.

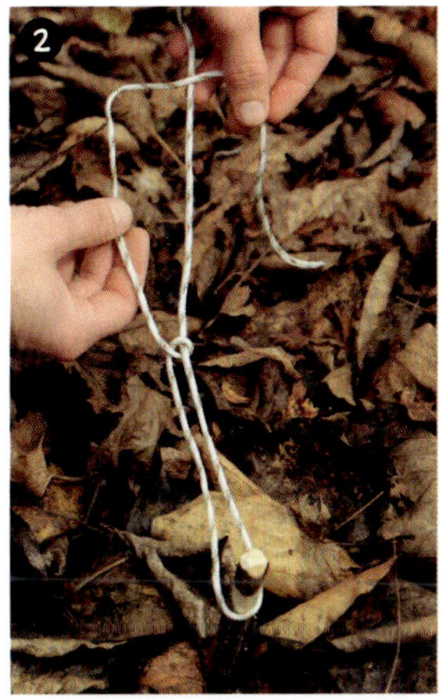

20 bis 30 Zentimeter davon entfernt wird ein zweiter Halbstich gelegt.

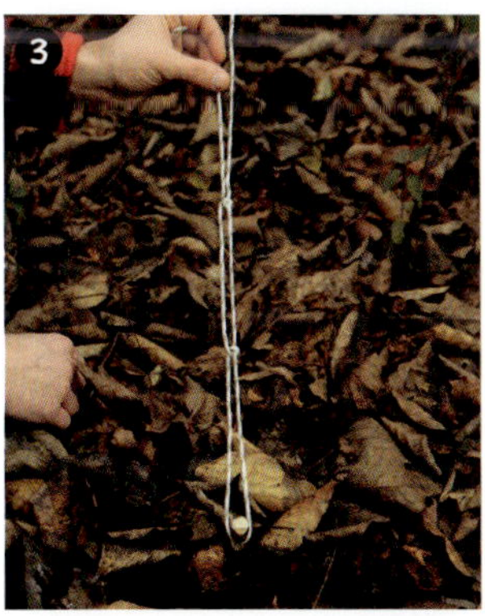

Unter Spannung pressen die beiden Halbstiche gegen das Seil und halten so schon einen Teil der Gesamtspannung.

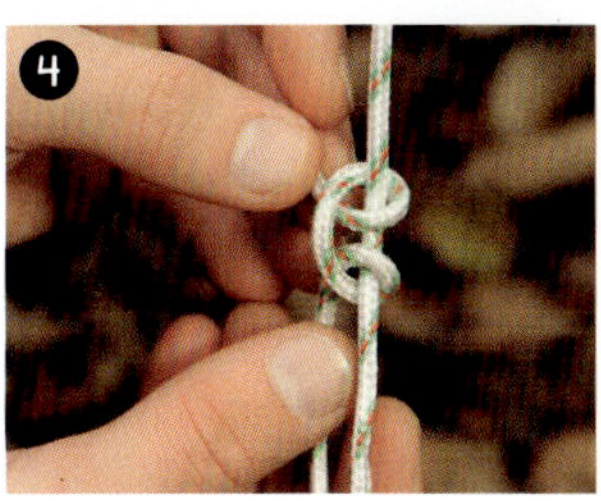

Der Knoten wird mit zwei gegeneinander gelegten Halbschlägen (Schlingenstek) beendet.

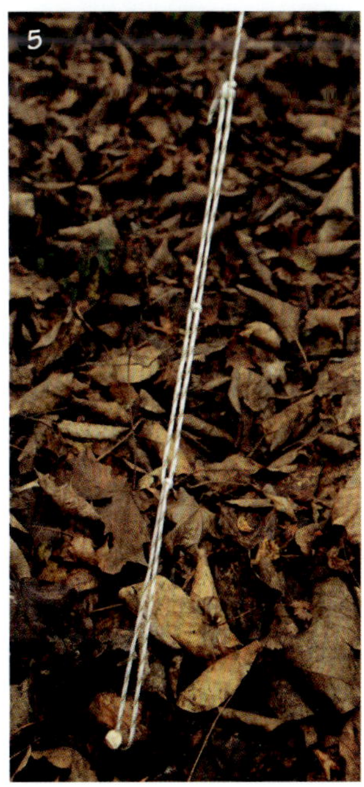

Unterhalb des ersten Halbstichs wird die Leine gespannt. Die Spannung wird schließlich auf die anderen beiden Knoten übertragen.

Dreibeinbund

Einer der wichtigsten Knoten ist der Dreibeinbund. Mit ihm lassen sich Stützgestelle, Auflagen und Aufhängepunkte für große Lasten herstellen. Benötigt werden drei mehr oder minder gleich lange, stabile Holzstangen.

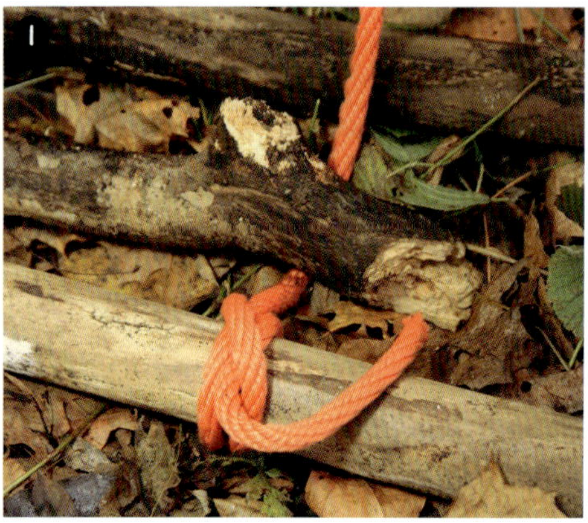

Die Holzstangen werden so nebeneinander gelegt, dass die mittlere entgegengesetzt zu den beiden anderen ist. An einer Außenstange wird das Seil fixiert.

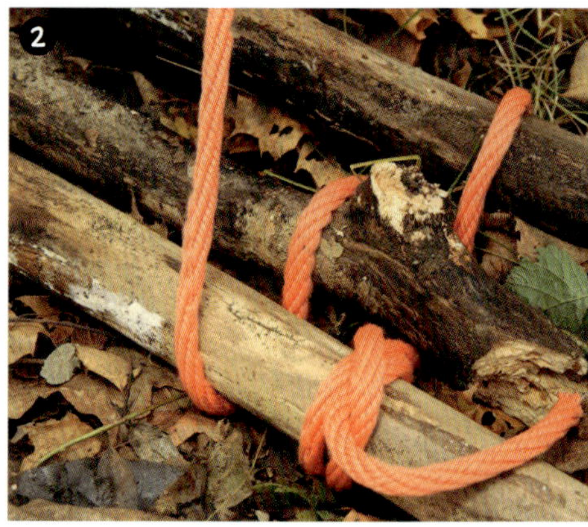

Das Seil wird abwechselnd um die drei Hölzer gewebt.

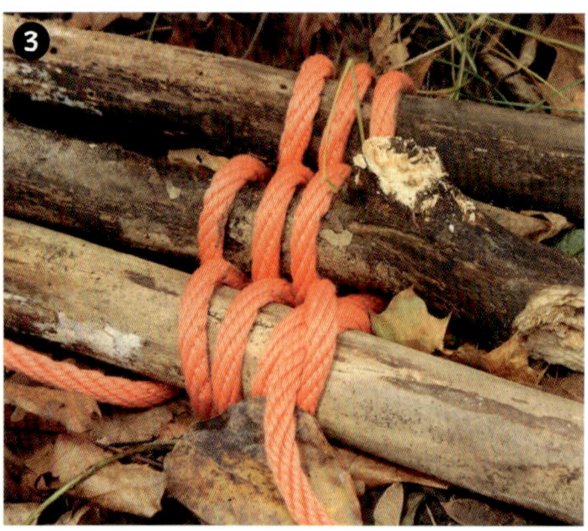

Da diese als „Kettfäden" in ungerader Zahl vorhanden sind, wird das mittlere wechselnd von vorne und hinten mit dem Seil umschlungen.

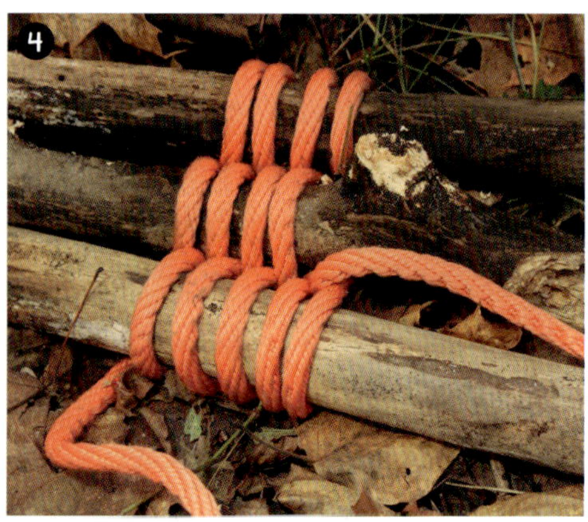

Die Windungen werden gespannt und eng nebeneinander angeordnet.

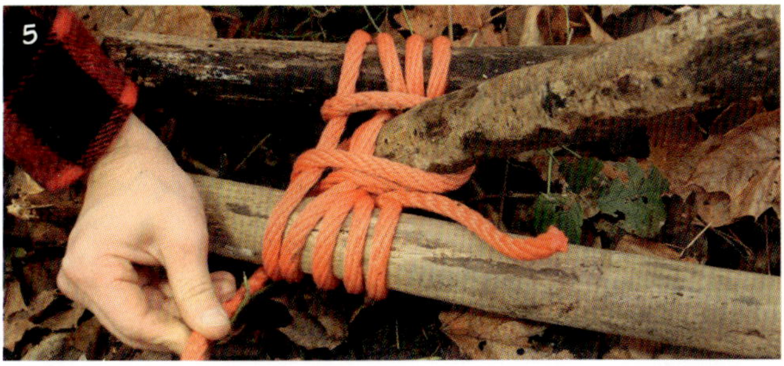

Mit Kraft wird die mittlere Stange innerhalb des Knotens so umgeklappt, dass sie zum Schluss parallel zu den zwei anderen gerichtet ist.

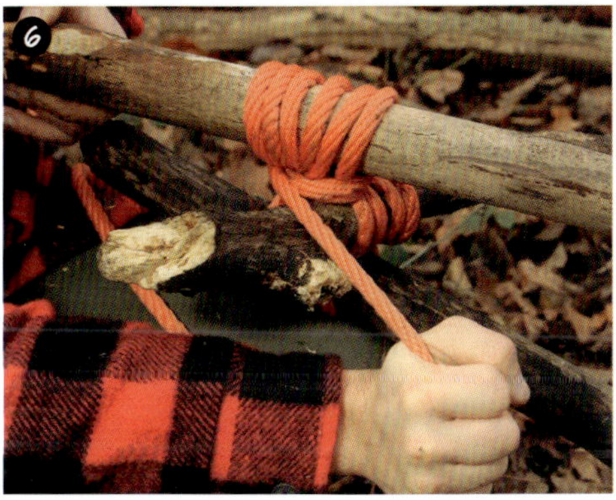

An den Seilkreuzstellen werden jeweils zwischen mittlerer und äußerer Stange feste Wicklungen aufgebracht.

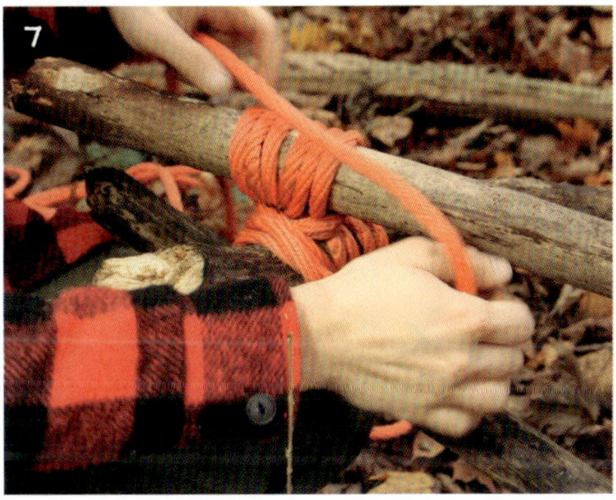

Das kurze Ende wird mit Halbschlägen gesichert.

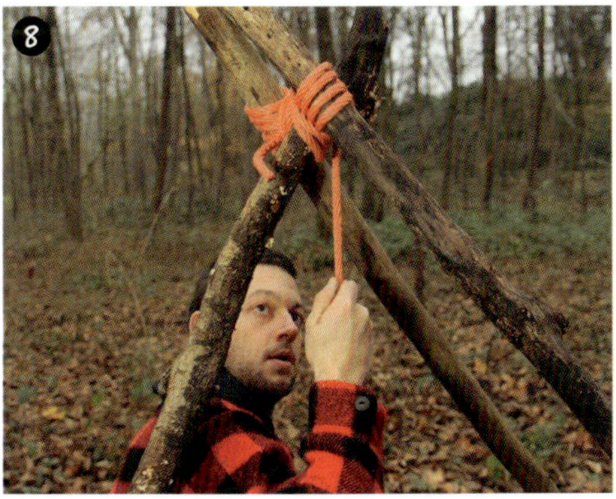

Beim Aufstellen des Dreibeins klemmt sich der Knoten mit enormer Spannung um die einzelnen Pfosten. Das kurze Ende kann zum Befestigen der Last verwendet werden.

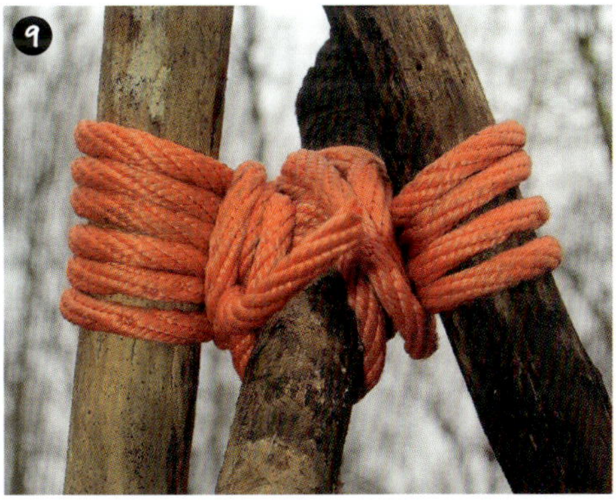

Man sollte darauf achten, dass die Pfosten des Dreibeins nicht zu eng zusammenstehen. Wenn Sie in zirka 45 Grad voneinander entfernt sind, sind Spannung im Knoten und Stabilität des Gestells am höchsten.

Kreuzbund

Mit dem Kreuzbund können zwei Holzteile rechtwinklig und torsionsfest miteinander verbunden werden. Benötigt wird er nicht nur bei Dachkonstruktionen, sondern bei jeder Art von Rahmen – ob für eine improvisierte Lastenkraxe oder zum Trocknen von Tierhäuten.

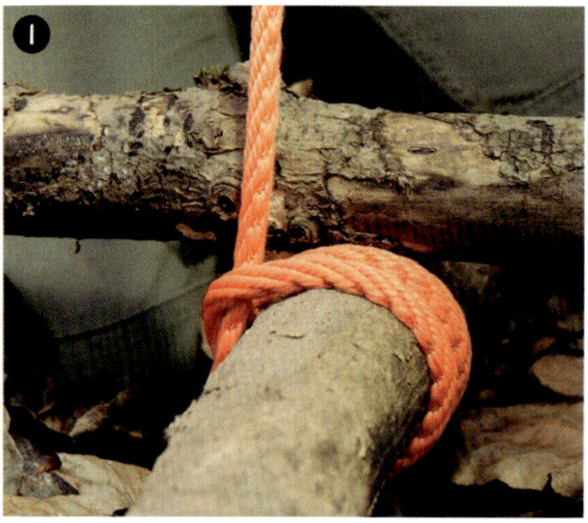

Die Holzstücke werden in einem 90-Grad-Winkel übereinander gelegt. Das Seil wird am unteren Holz befestigt.

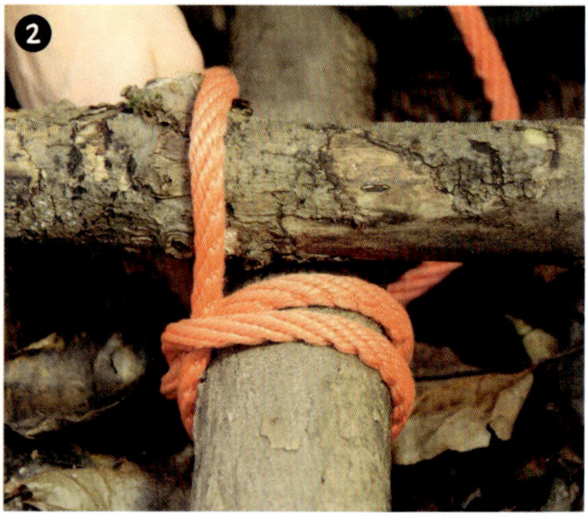

Das Seil wird über das obere Holz gelegt und nach unten geführt.

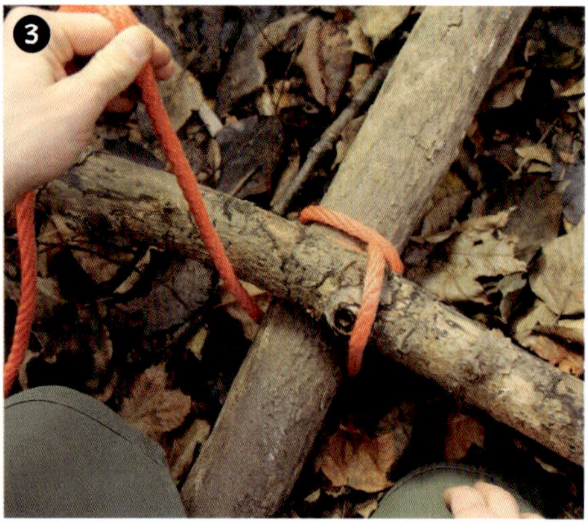

Nun wird es auf der Unterseite um das untere Holz gelegt.

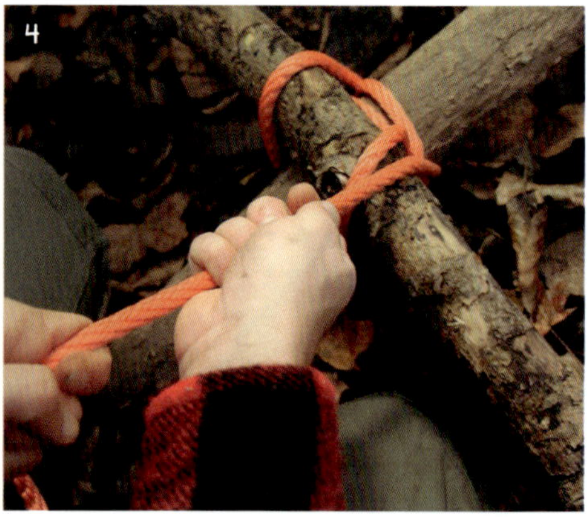

Anschließend wird es nach oben über das aufliegende Holzstück auf die Seite gezogen, auf der es zu Beginn (Schritt 1) befestigt worden ist.

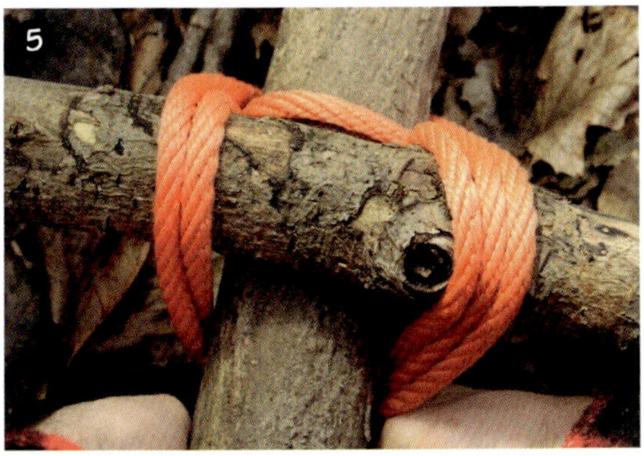

Diese Wicklungen werden unter möglichst hoher Spannung einige Male wiederholt.

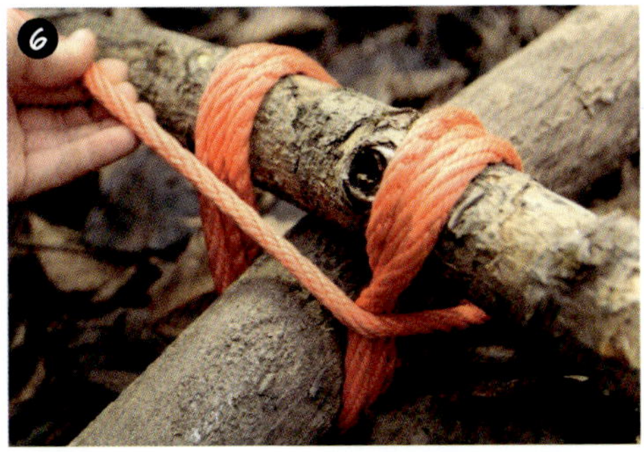

Ist die gewünschte Anzahl erreicht, wird das Seil nicht mehr um ein Holz zurückgeschlagen, sondern in die Kreuzstelle zwischen die beiden Balken gezogen.

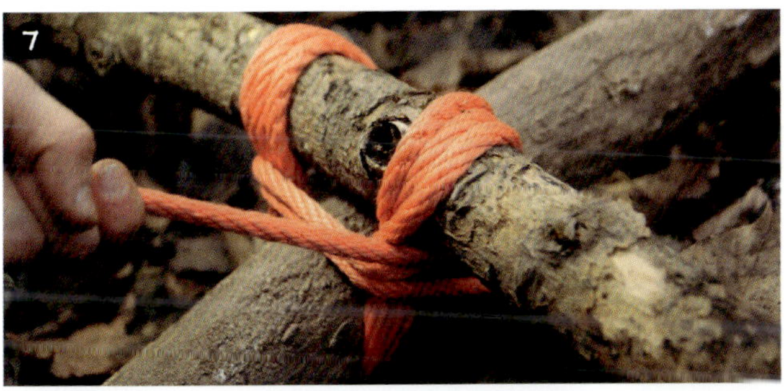

Dann wird es möglichst kräftig um die aufgelegten Wicklungen gezurrt.

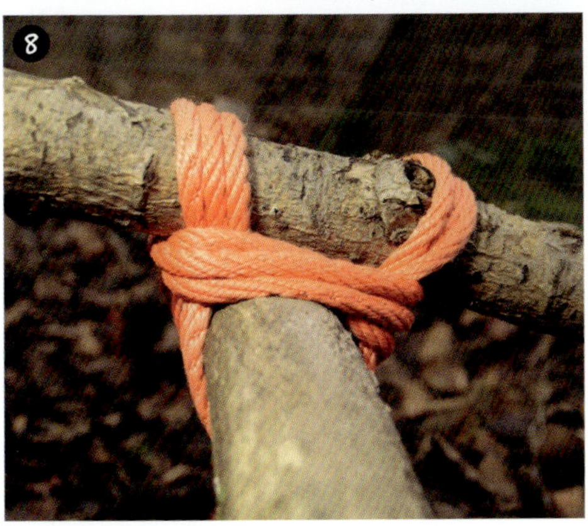

Durch die Querwicklung wird der Kreuzbund mit hoher Kraft auf dem Holz gespannt und klemmt es sicher fest.

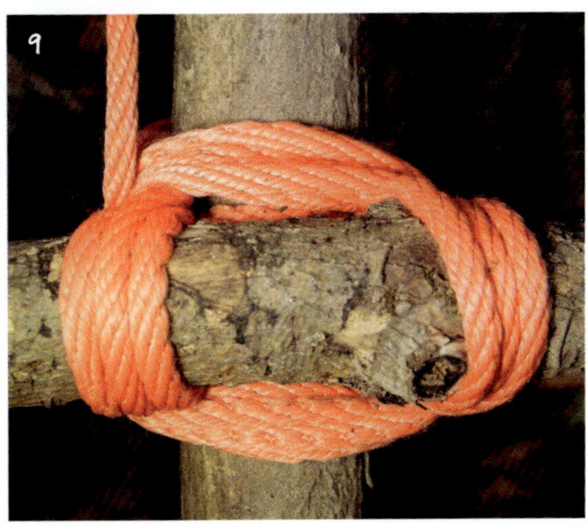

Der Knoten wird mit zwei radialen Halbschlägen beendet. Das Seil kann gekappt oder zur nächsten Kreuzstelle geführt werden.

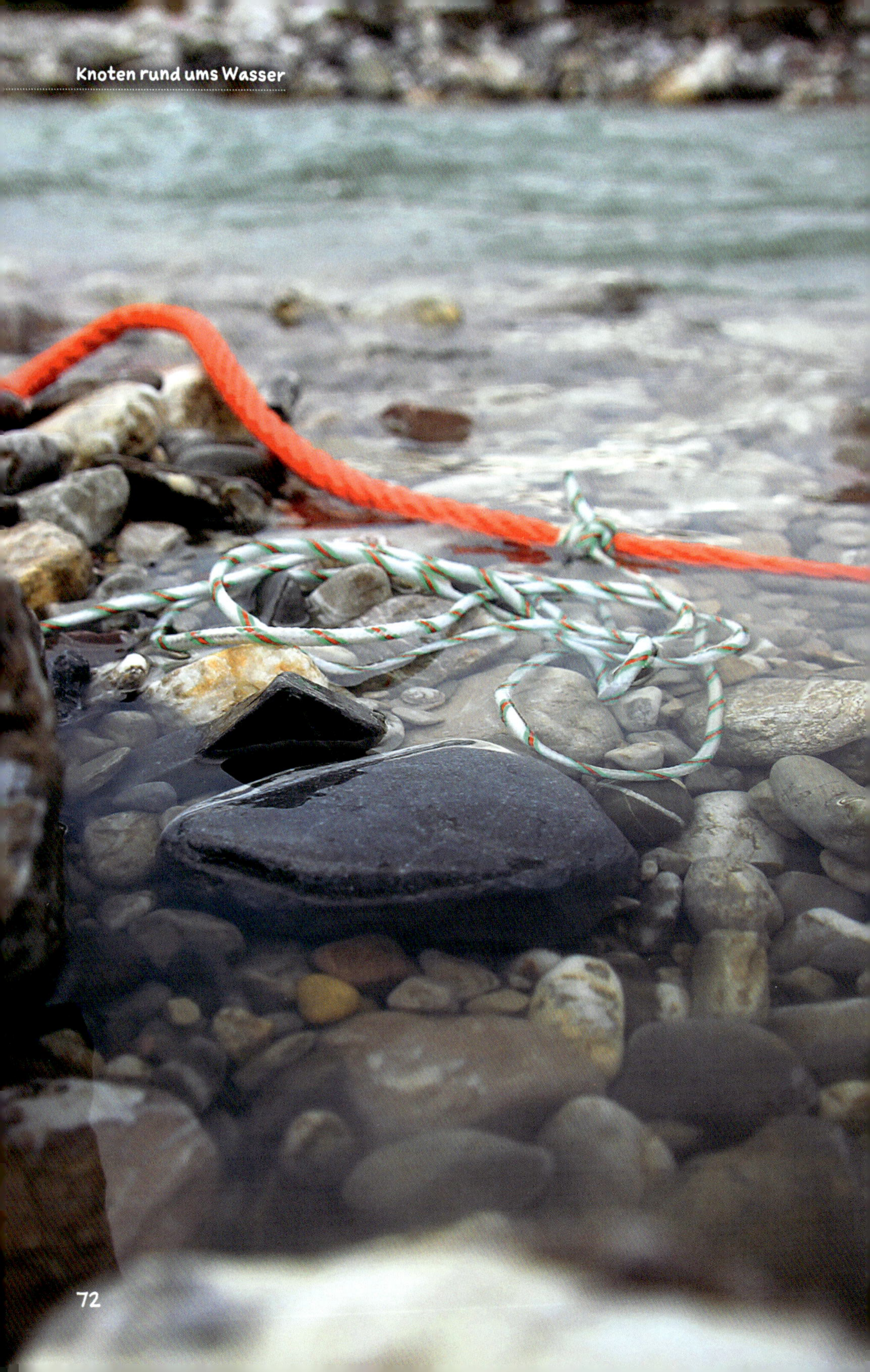

ANTI-RUTSCH LÖSUNGEN

Wasser ist nicht nur nass, sondern oft auch rutschig. Das gilt auch für Seile, die drin gelegen haben. Hier kommen acht Knoten vor, die man beim Angeln, Floßfahren und Überqueren von Flüssen brauchen kann.

Knoten für den Lagerbau können normalerweise auch mit groben Kordeln, Wurzeln und flexiblen Ästen gelegt werden. Viel schwieriger sieht es bei Seilen aus, die lange Zeit im Wasser liegen und von einem schlüpfrigen Film bedeckt sind, genauso wie bei dünnen Angelschnüren aus Nylon. Verwendet man bei diesen Leinen gewöhnliche Knoten, können sie sich unter Belastung einfach durchziehen und lösen. Nicht ohne Grund haben die meisten rutschfesten Knoten ihre Herkunft in der Nautik oder im Fischfang, wo sie sich über mehrere tausend Jahre kaum verändert haben.

Es gibt drei praktische Prinzipien, auf den viele dieser Knoten aufbauen. Wichtig ist bei glatten Leinen und Kordeln die Durchgängigkeit. Das heißt, man vermeidet es, Leinen zu teilen oder zu verknoten. Wenn sie verknotet werden (zum Beispiel für ein Netz), dann zieht man das Aufknüpfen ganzer Schnurreihen mit Hilfe von Schussfäden dem Verknoten einzelner Stücke vor. Wird ein gut geknüpftes Netz zu stark belastet, verzieht es sich (was gerichtet werden kann), bevor es reißt oder sich die Netzbestandteile auflösen.

Ein weiteres Prinzip ist die Redundanz, also die Möglichkeit, Knotenbestandteile häufig zu wiederholen. Knoten in glatten Schnüren klemmen sich selbst mit einer relativ geringen Kraft fest. Vervielfacht man diese geringe Kraft, addieren sich die einzelnen Klemmkräfte zu einer stabilen Verbindung, ohne dass eine Leine übermäßig stark gequetscht oder geschert werden muss. Versucht man, eine normal gelegte Prusikschlinge auf einer dicken Nylonschnur festzuzurren, bleibt dieser Klemmknoten mit wenig Kraft auf der Leine hin und her verschiebbar. Ein Stopperstek (dazu hier gleich mehr), der fünf oder sechs Mal in sich selbst gelegt wurde, hält dagegen deutlich besser.

Die letzte Durchrutschsicherung ist ein Überhandknoten am kurzen Ende der Leine. Das ist aber eher der „Notnagel", da an dieser Stelle die Leine irreversibel verknotet und geschwächt wird. Rutscht das Seil durch den Knoten, wird sichergestellt, dass sich die Schnur nicht löst. Ein unter Belastung in den Endknoten gerutschter Bund lässt sich allerdings in vielen Fällen nicht mehr öffnen.

Blutknoten

Mit dem Blutknoten kann Rohhaut, Darm oder Angelleine verlängert oder repariert werden. Das ist notwendig nach einem Schnurbruch oder wenn Einzelstücke zu einer Gesamtschnur verbunden werden sollen.

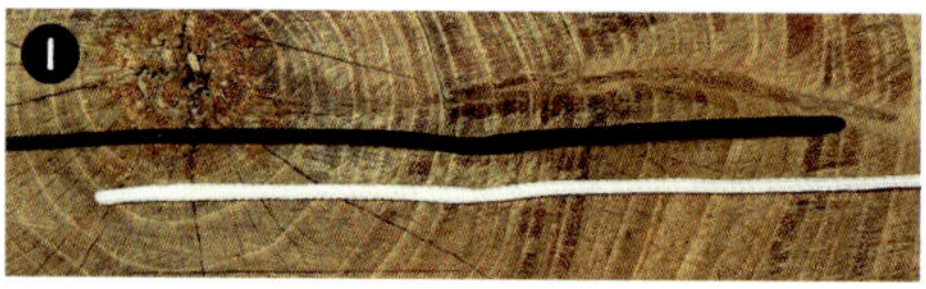

Die Schnurenden werden gegeneinander gelegt, wobei sie sich deutlich überlappen müssen.

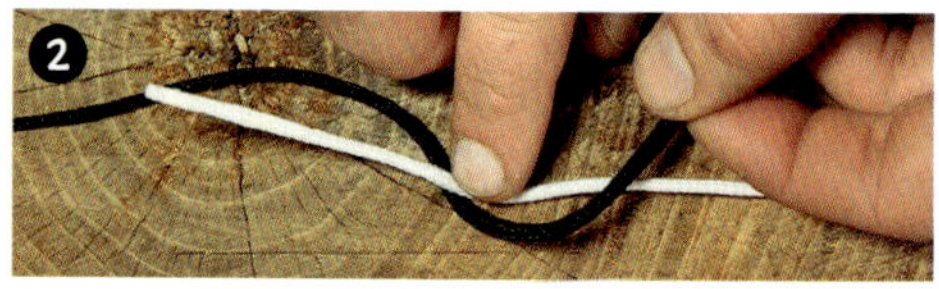

Ein Schnurende wird in der Mitte der Überkreuzung nach hinten umgeschlagen und von unten wieder nach vorn geführt. Diese Stelle wird festgehalten.

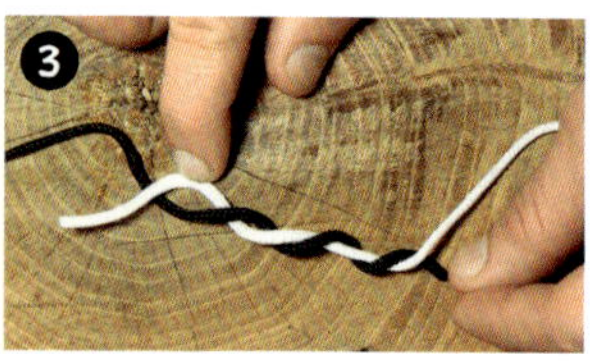

Von der Mitte der Überkreuzung wird dieses Leinenende um die andere Leine gewickelt. Dabei darf sich die Wicklung nicht verteilen.

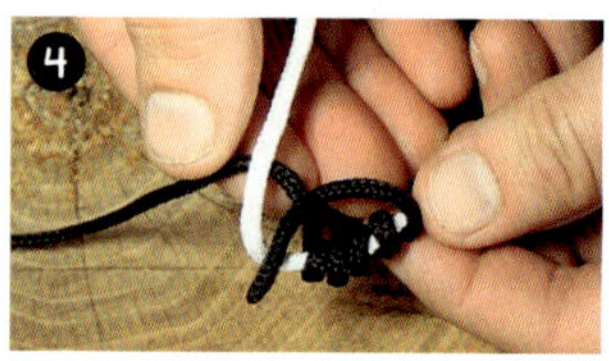

Nach fünf bis sieben Umwicklungen wird die Leine zurück zum Anfang geschlagen und durch die fest gehaltene Öse gelegt.

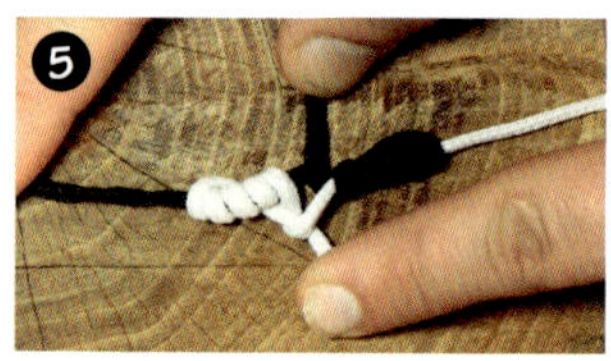

Nun wird das selbe mit dem anderen Schnurende gemacht. Wichtig ist dabei, dass die Wicklung in die zur ersten Wicklung entgegengesetzte Richtung erfolgt.

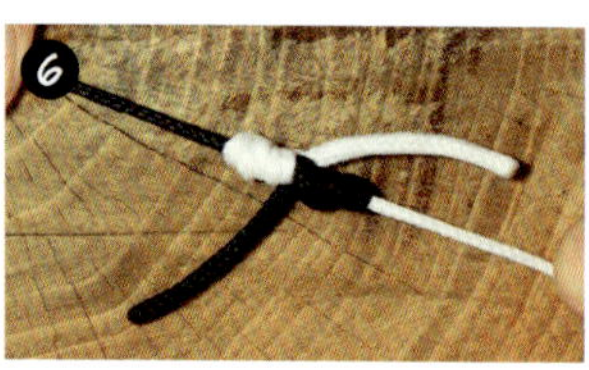

Der Knoten wird langsam und gleichmäßig festgezogen.

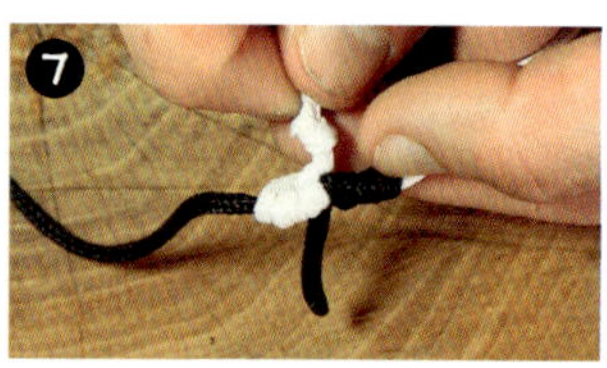

Bevor die Überstände abgeschnitten werden, wird sichergestellt, dass der Knoten nicht durchrutscht. Ist das der Fall, werden zusätzliche Endknoten auf die Enden geknüpft.

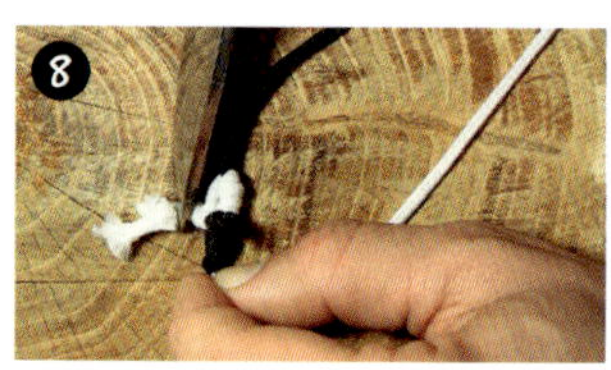

Die Überstände können knapp abgeschnitten werden, wenn der Knoten auch unter Belastung ruht.

Klammerknoten

Dieser Knoten ist der klassische Wirbelknoten, mit dem Metallringe in Angelleinen gebunden werden. Zwei gegeneinander gelegte Klammerknoten können bei stabileren, aber glatten Seilen (nicht zur Sicherung) miteinander verbunden werden.

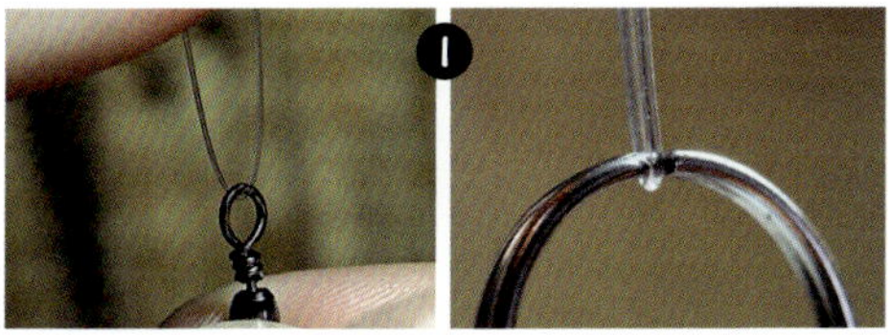

Das Schnurende wird durch eine Öse gelegt. Wenn diese Öse ein Schlüsselring ist, muss man darauf achten, dass der Knoten nicht an den scharfen Kanten liegt.

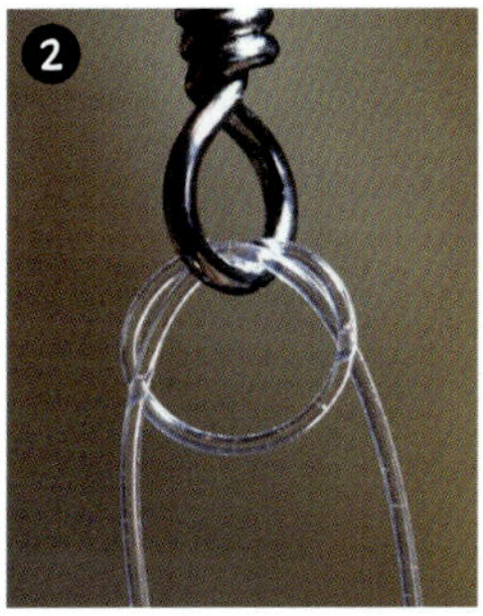

Das Schnurende wird ein zweites Mal durch den Ring gezogen, so dass die Wicklung auf dem Ring liegt. Diese darf aber noch nicht fest gezogen werden.

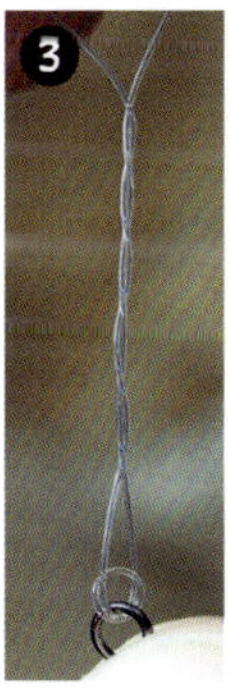

Das lose Ende wird nun fünf bis sieben Mal um das lange Ende der Leine gewickelt.

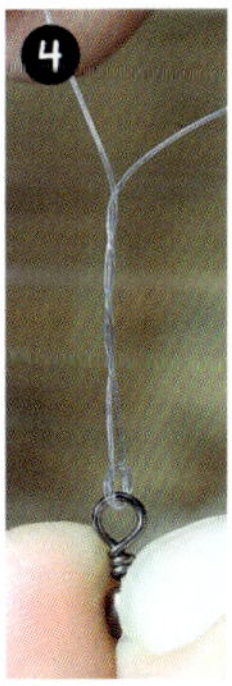

Dabei muss man darauf achten, dass der Ring sich nicht mitdreht.

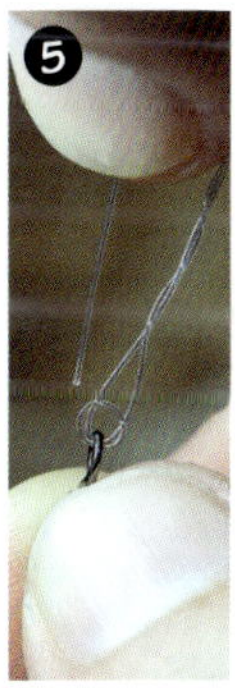

Das kurze Ende wird zur Öse zurückgeschlagen. Dabei müssen die Wicklungen in der vorgelegten Reihenfolge bleiben.

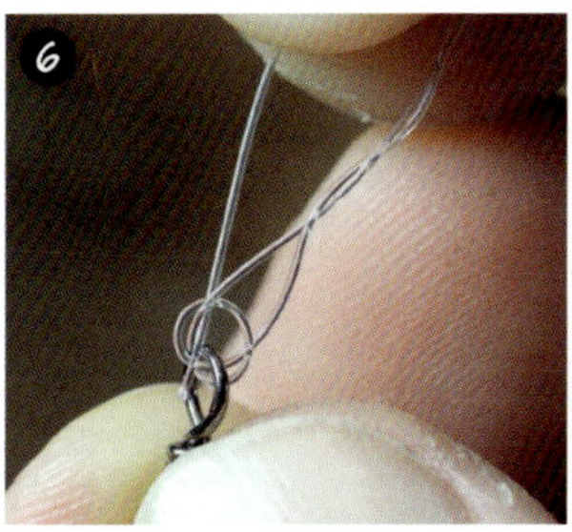

Das Ende wird durch die auf den Ring gelegte Wicklung gelegt und etwas hindurchgezogen.

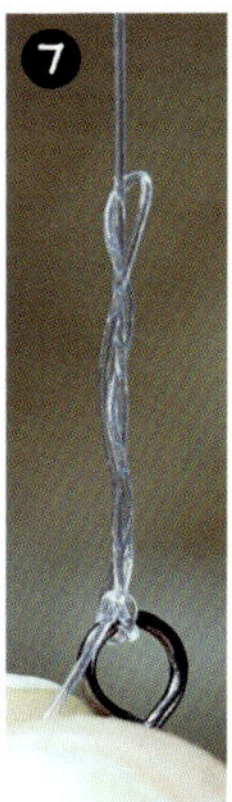

Den Knoten am langen Ende und am Ring zuziehen, wobei man darauf achtet, dass das kurze Ende nicht durch die Schlaufe rutscht.

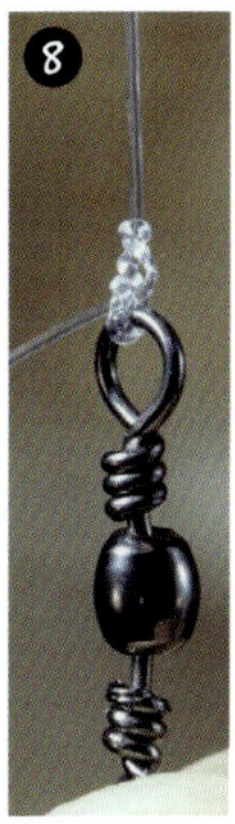

Mit kräftigem Zug sollte der Knoten vor Verwendung getestet werden. Rutscht er nicht mehr, kann er knapp abgeschnitten werden.

Schlaufenknoten

Beim Angeln verwendet man häufig unterschiedliche Leinendurchmesser zwischen Hauptschnur und Vorfach (ein kurzes Stück direkt vor dem Haken). Zum schnellen Wechseln der Haken kann das Vorfach mit Hilfe eines Schlaufenknotens in einen Karabiner eingehängt werden.

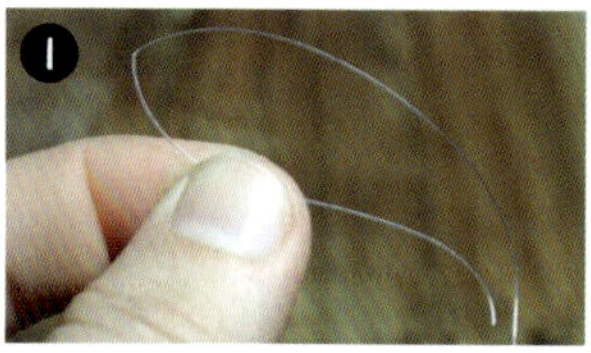

Das Schnurende wird mit einigen Zentimetern Überstand zurückgeschlagen.

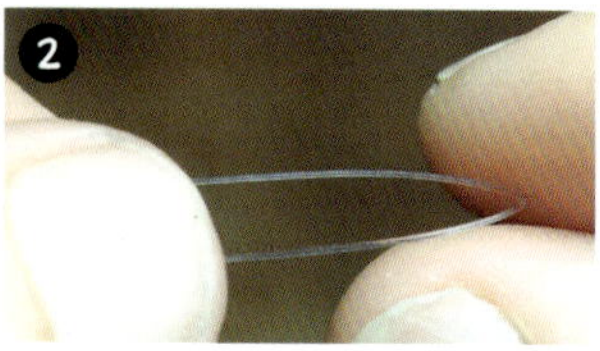

Zum Vereinfachen kann die Stelle mit den Fingern etwas geknickt werden.

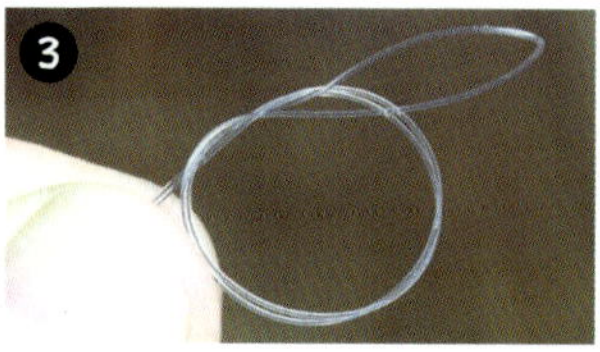

Die doppelt gelegte Schnur wird zu einem einfachen Überhandknoten geführt, jedoch nicht zugezogen.

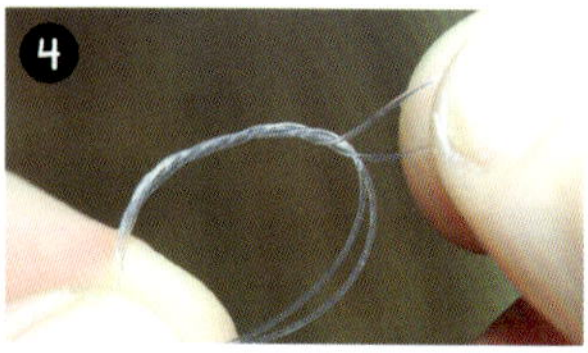

Nun wird die Schlaufe zwei bis vier Mal durch das beim Überhandknoten gelegte Auge geführt.

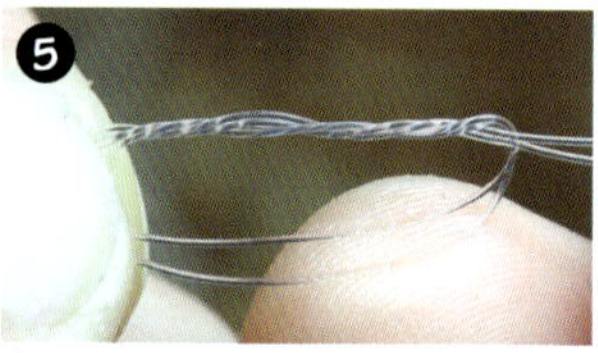

Die Wicklungen werden so gestreckt, dass sie sauber nebeneinander liegen.

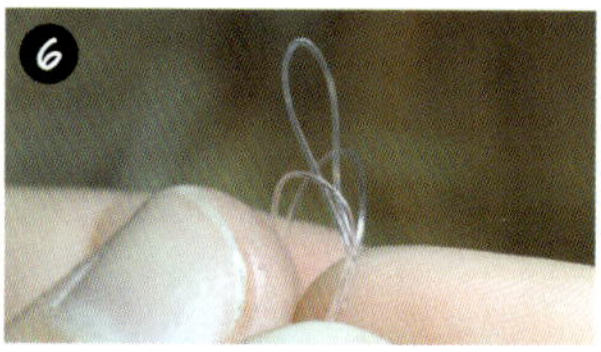

Vor dem Zuziehen kann das Schlaufenende einmal zwischen den beiden Einzelleinen durchgezogen werden.

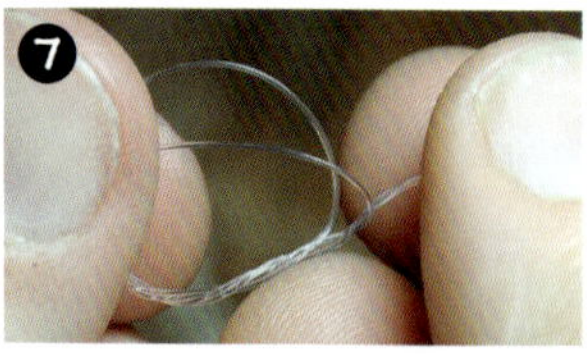

Der Knoten wird langsam und gleichmäßig festgezogen.

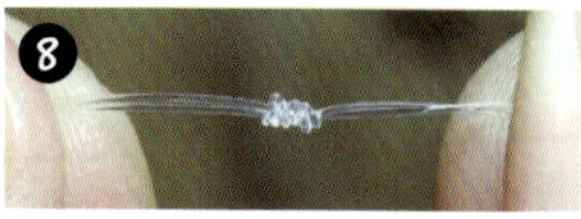

Bei dicken Angelleinen sollte ein Endknoten verwendet werden.

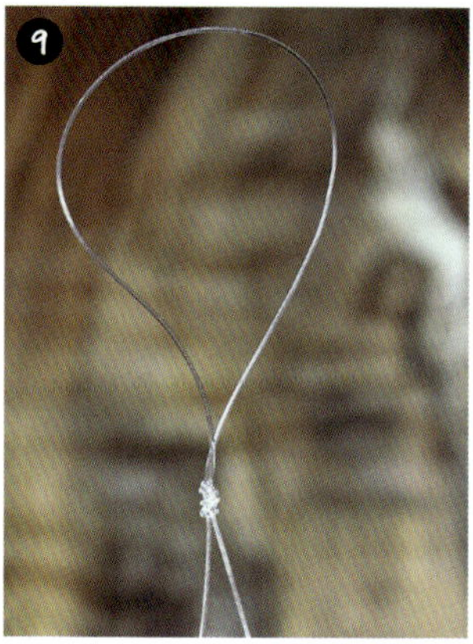

Der Knoten darf an der Schlaufe nur symmetrisch und in die Hauptrichtung belastet werden. Spreizt man die Schlaufe, löst sich der Knoten oft.

Hakenknoten

Wer sich in Entwicklungsländern mit Angelmaterial versorgen muss, steht oft vor dem Problem, dass dort nur lose Plättchenhaken verkauft werden. Die bei uns üblichen Ösenhaken (Klammerknoten) sind dort praktisch unbekannt. Für die sichere Verbindung zwischen Haken und Leine dient der Hakenknoten.

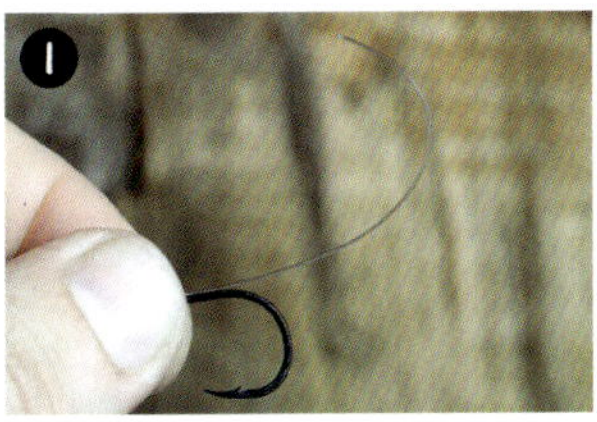

1 Die Leine wird parallel zum Hakenschenkel gelegt, so dass das Plättchen in Richtung des langen Endes liegt.

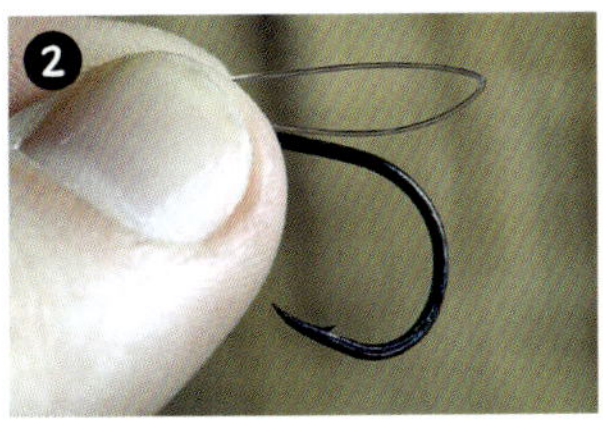

2 In einigen Zentimetern wird die Leine zurückgeschlagen und mit den Fingern etwas geknickt.

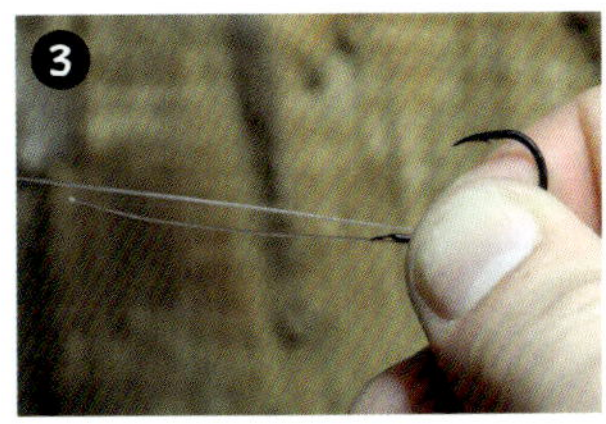

3 Nun greift man so um, dass der Hakenbogen zusammen mit der darauf liegenden Schlaufe gehalten wird.

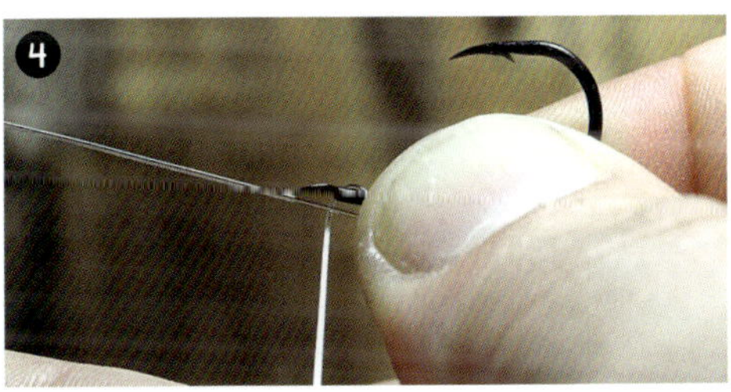

4 Direkt unter das Plättchen wird das kurze Ende einmal um Schenkel und Leine gewickelt.

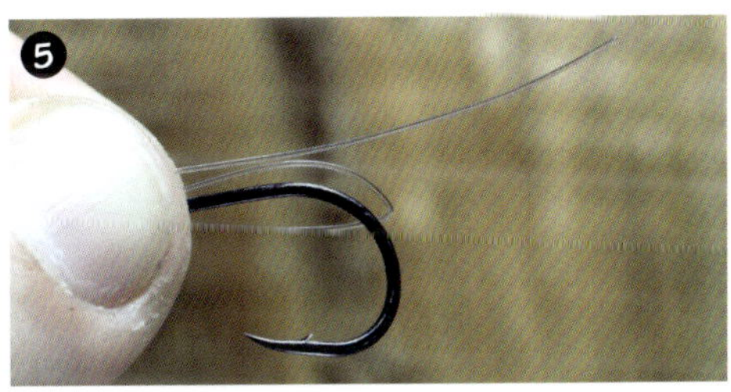

5 Nun wird wieder umgegriffen, so dass man das Plättchen sowie die darauf gelegte Wicklung sicher halten kann.

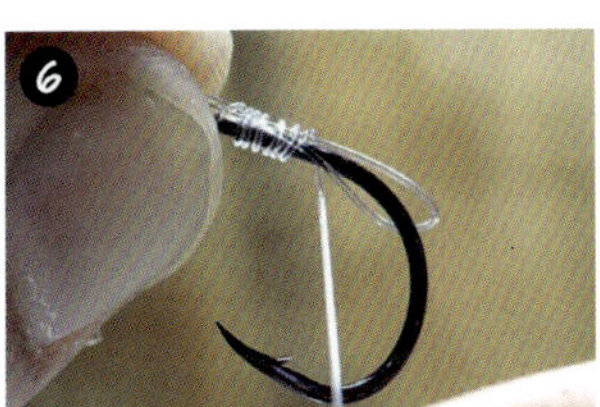

6 Das kurze Ende wird sieben bis zehn Mal über den Schenkel und die darauf liegende Schlaufe gewickelt.

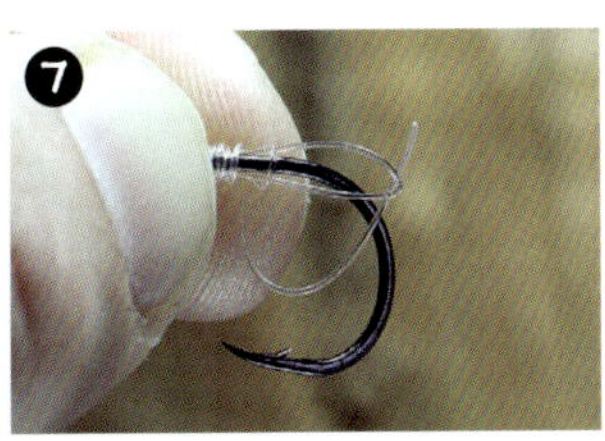

7 Die Wicklungen werden geordnet, das kurze Ende durch die am Ende überstehende Schlaufe gelegt.

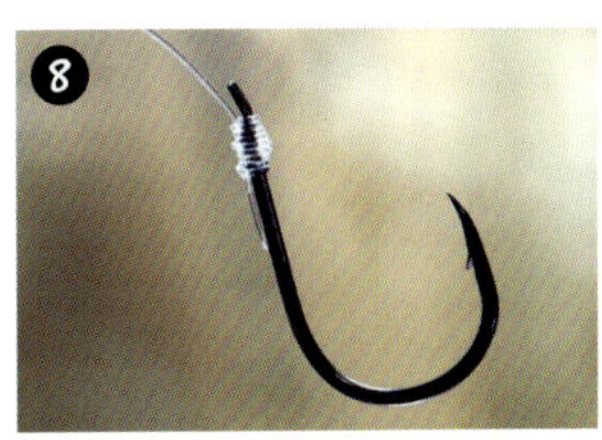

8 Der Knoten wird langsam und gleichmäßig angezogen, ohne dass er über das Plättchen rutscht.

Spierenstich

Wer zwei Bootsleinen verlängern will, ist mit dem Spierenstich genau richtig bedient. Die Vorteile des Knotens sind seine Einfachheit und gleichzeitig hohe Haltbarkeit. Er besteht aus zwei gegeneinander gelegten Überhandknoten. Zur Sicherheit kann er noch mit einem Endknoten versehen werden.

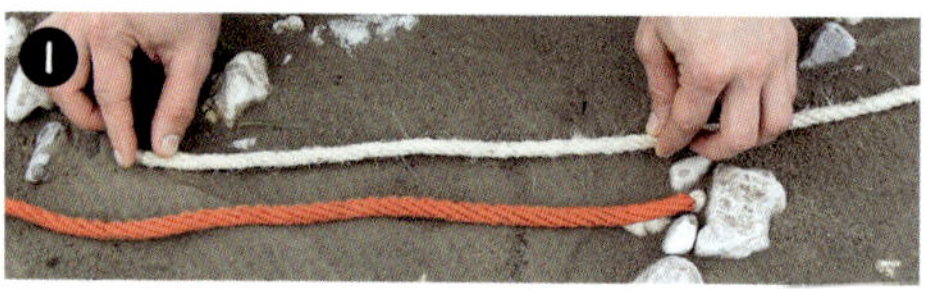

Die Seilenden werden gegenüber nebeneinander gelegt.

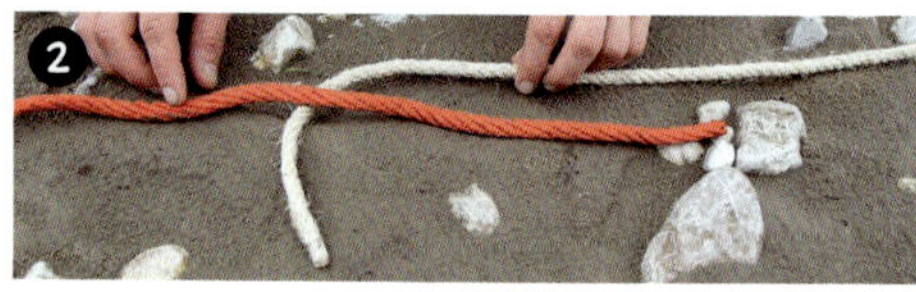

Das eine Ende des Seils wird hinter das andere Seil gelegt und wieder nach vorne geführt.

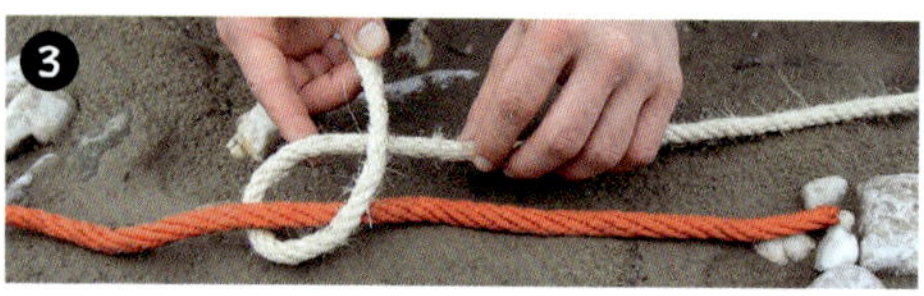

Das Seilende wird über das eigene lange Ende geführt. Dadurch entsteht ein Auge.

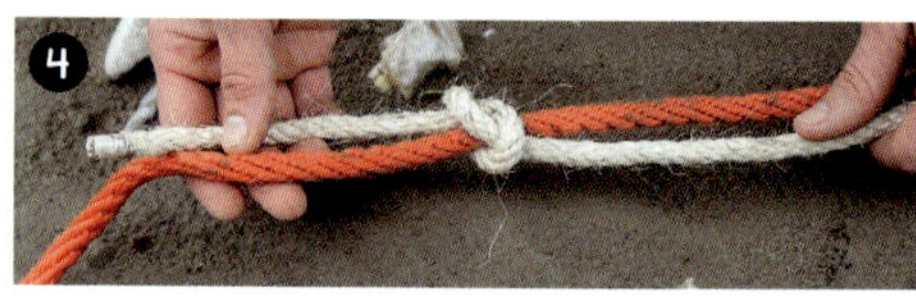

In das Auge gesteckt liegt nun ein einfacher Überhandknoten auf dem anderen Seil.

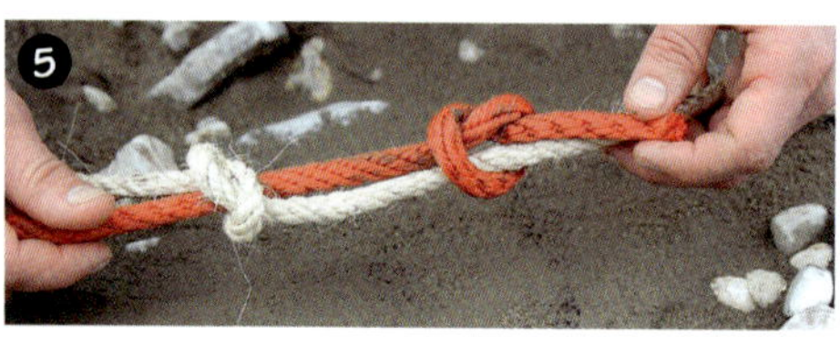

Das gleiche macht man mit der anderen Leine.

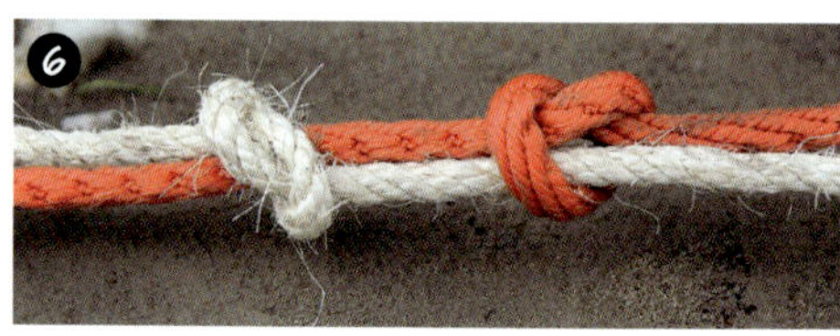

Die Knoten werden so festgezogen, dass sie noch auf dem jeweils anderen Seil rutschen können.

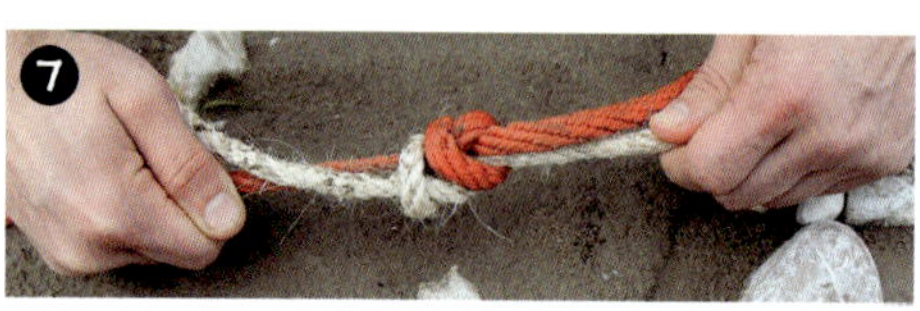

Die langen Seilenden werden in entgegengesetzte Richtungen gespannt. Dadurch rutschen die Knoten ineinander und klemmen sich fest.

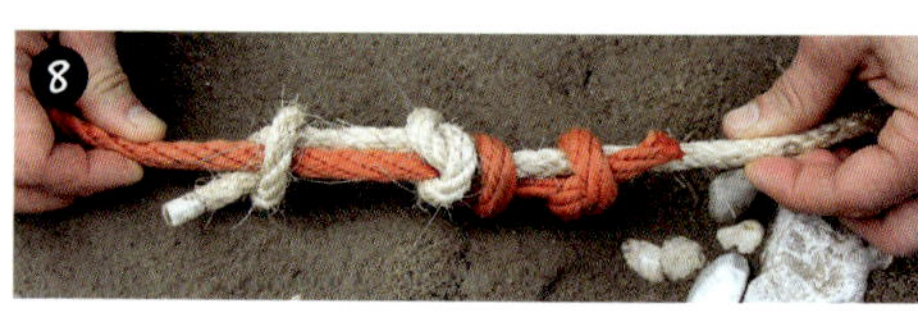

Die überhängenden Enden können mit einem weiteren Überhandknoten gesichert werden.

Springerknoten

Der Name des Springerknotens kommt daher, dass er ursprünglich zum Angeln eingesetzt und daran eine Springerfliege geknüpft wurde. Er eignet sich aber auch ideal zum Knüpfen einer Strickleiter oder um Halteschlaufen für Flussdurchquerungen in ein nasses Seil zu knoten. Der Vorteil des Knotens ist, dass er in ein sehr langes Seil geknotet werden kann, ohne dass die Seilenden mühsam gesteckt und gezogen werden müssen.

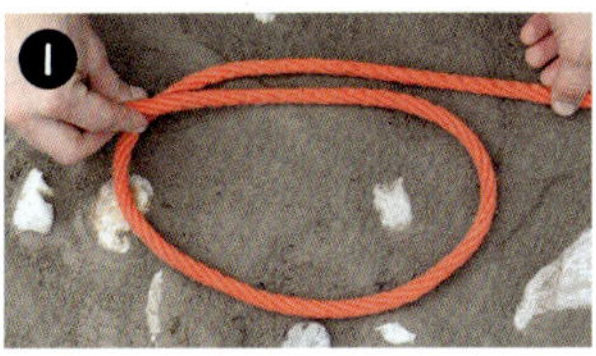

Das Seil wird an der Stelle, an der die Schlaufe sitzen soll, so zurückgeschlagen, dass ein Auge entsteht.

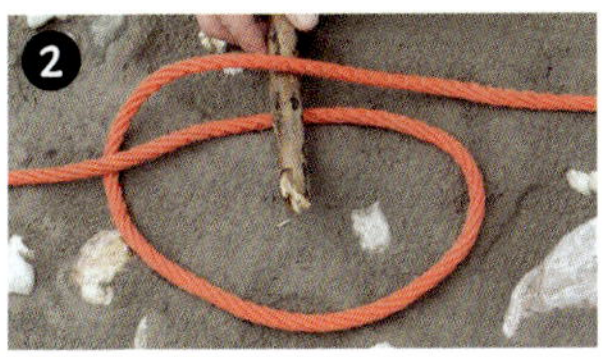

An der Stelle, an der das Seil doppelt liegt, legt man einen kleinen Knebel (Holzstück) ein.

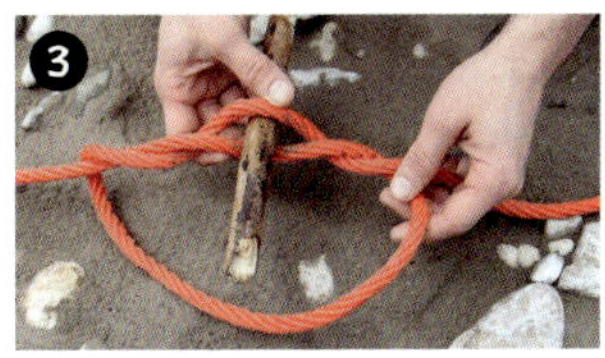

Das Seil wird durch Drehen des Knebels auf der Seilachse in sich selbst gewunden.

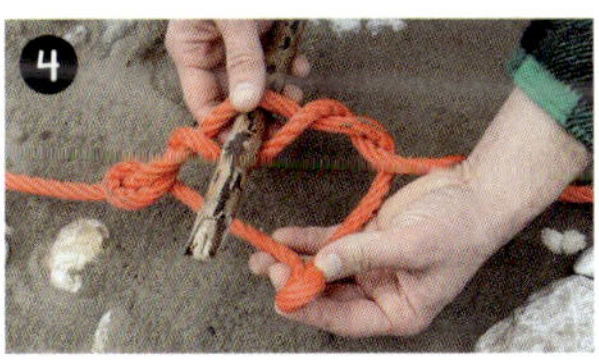

Man dreht vier bis acht Wicklungen (bei dünnen Leinen mehr) in diese Stelle.

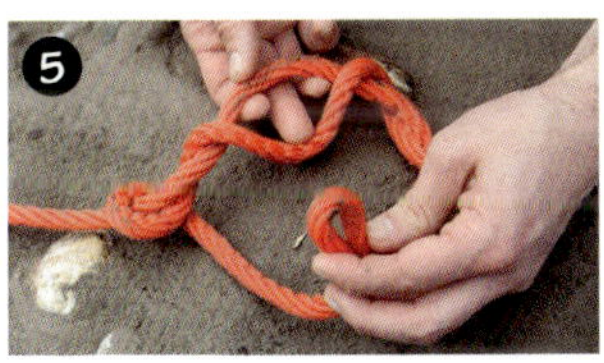

Die um die Wicklungen liegende Schlaufe wird in der Mitte zusammengedrückt.

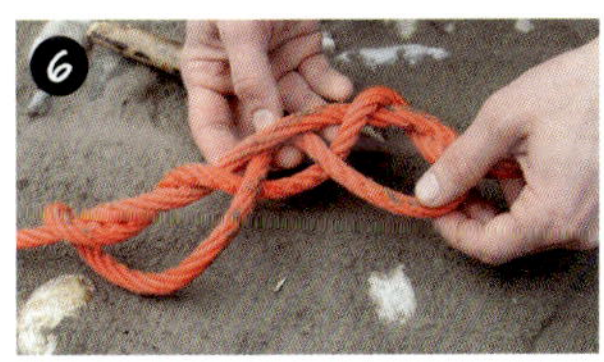

Der Knebel wird aus der Wicklung entfernt. Es entsteht ein kleines Loch.

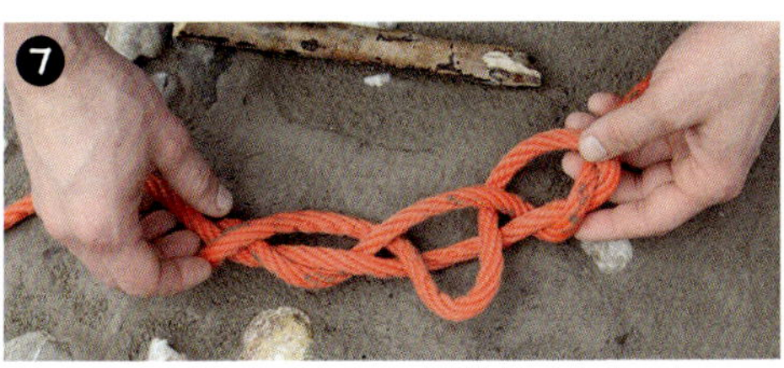

Die Schlaufe wird nun durch dieses kleine Loch gezogen.

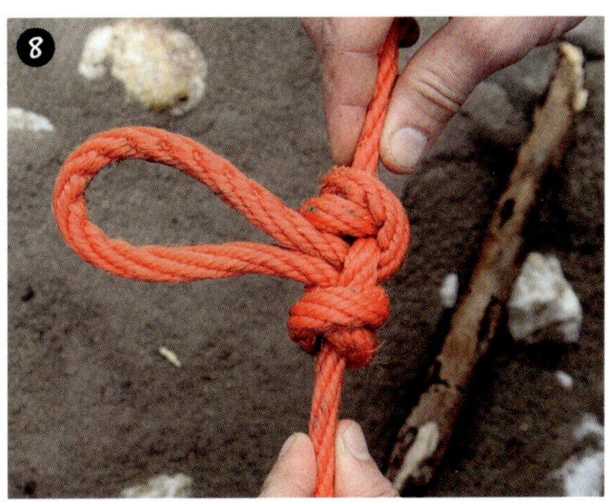

Der Knoten wird gleichmäßig zusammen geschoben, die Schlaufe gestrafft.

Stopperstek

Wer ein Boot oder Floß in der Strömung an zugeworfenen Tauen oder ins Wasser hängenden Ästen sichern will, setzt den Stopperstek ein. Der Stopperstek – hier die Ashley-Variante – kann auch unter Spannung stehende Leinen miteinander verbinden. Unter Zug sperrt er, wird er entlastet, kann er verschoben werden.

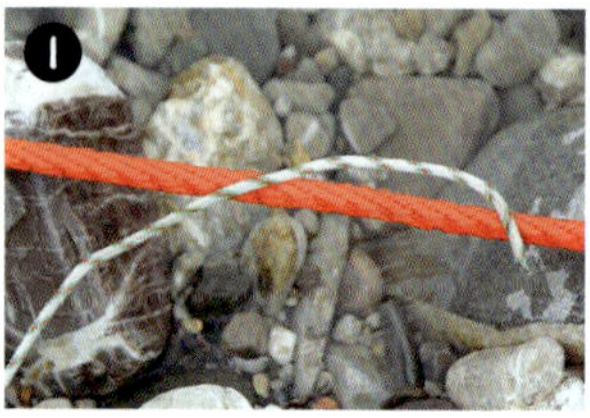

Die Leine wird über das deutlich dickere Tau gelegt.

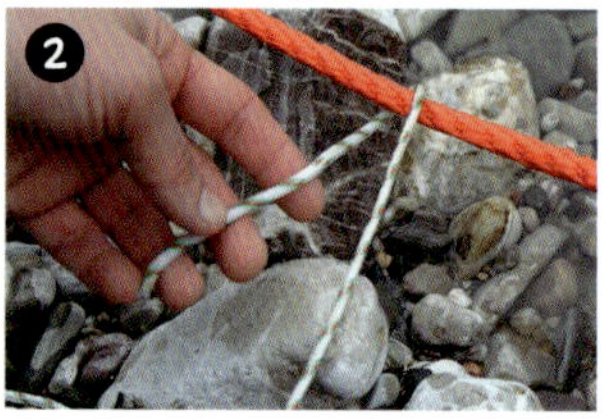

Das kurze Ende wird hinter das Tau gezogen und wieder nach vorne geführt.

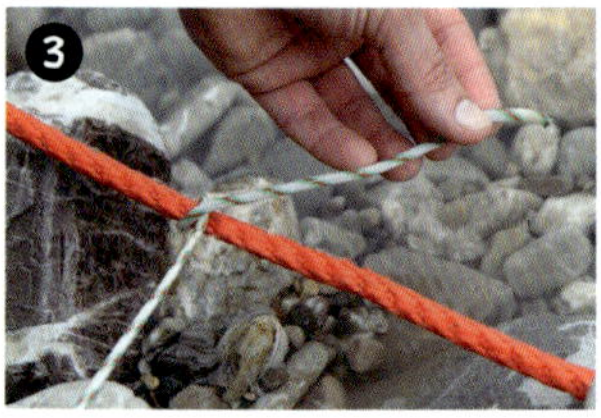

Vorne angekommen, überkreuzt man das eigene lange Ende.

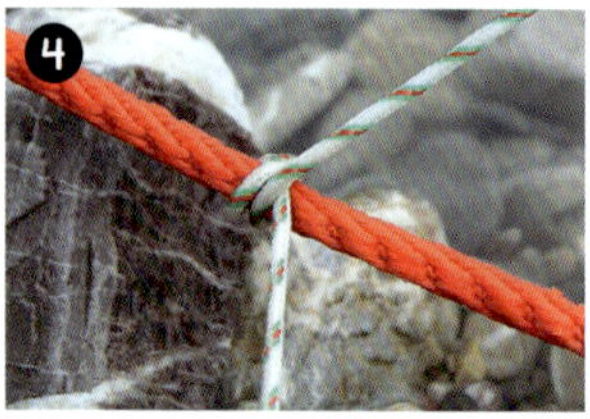

Nun können mindestens eine, wenn nötig mehrere Wicklungen auf langes Ende und Tau gewickelt werden.

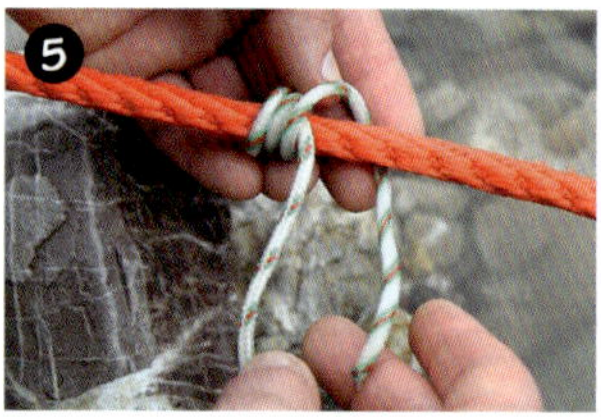

Das Seil wird nun außerhalb des langen Endes wieder hinter das Tau gelegt.

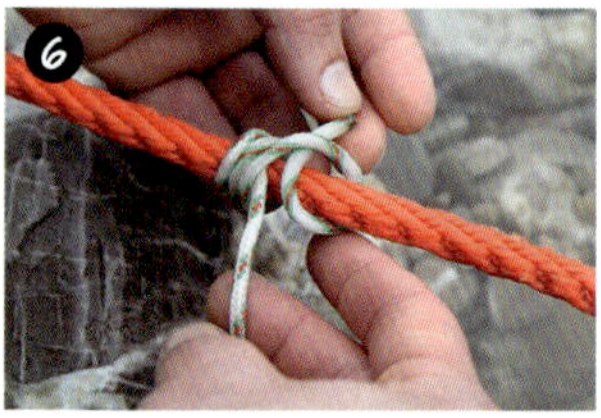

Wieder nach vorne gezogen und unter sich selbst gelegt, entsteht ein Halbschlag, der den Knoten sichert.

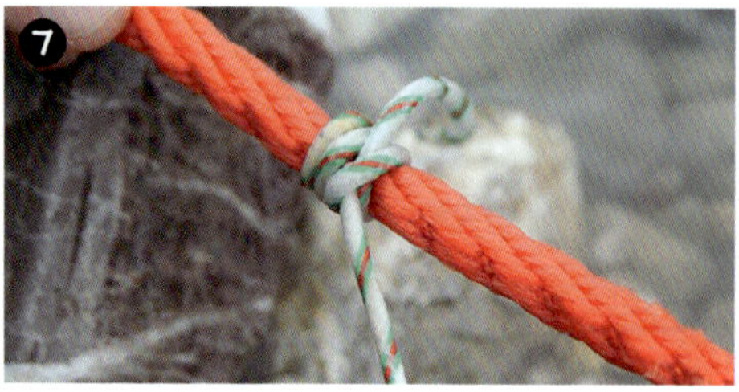

Bei sehr rutschigen Leinen kann ein weiterer Halbschlag aufgelegt werden.

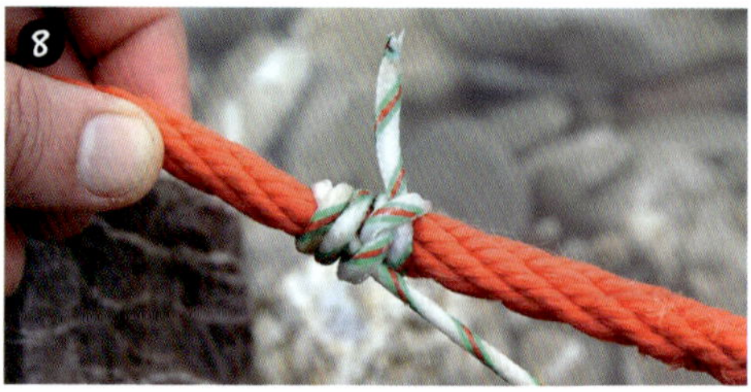

Der Stopperstek klemmt sich unter Spannung sehr fest um das Tau. Er lässt sich in diesem Zustand kaum noch verschieben.

Wurfknoten

Ein besonders wichtiger Knoten ist der Wurfknoten, der zur Rettung von Personen aus dem Wasser oder zum Einrichten einer Sicherungsleine zum Queren eines Flusses gebraucht wird. Der Wurfknoten erzeugt eine große Schwungmasse, die es erlaubt, ein Seil über viele Meter zielsicher zu werfen.

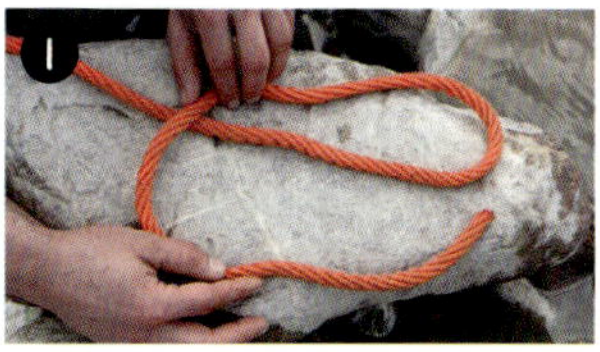

Das Seilende wird zu einem Auge gelegt. Dabei ist das überstehende Seil sehr lang (bei einem Elf-Millimeter-Seil mindestens ein Meter).

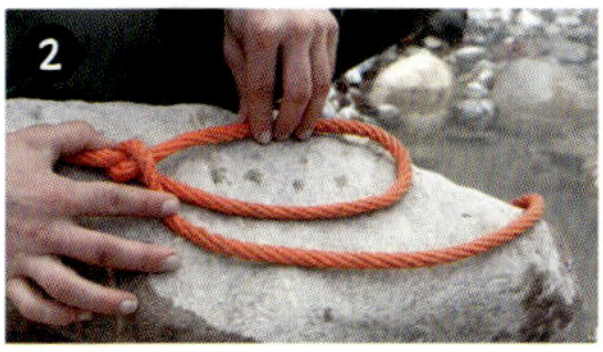

In einem Drittel der Schlaufenlänge beginnt man, das kurze Ende um das lange Ende und sich selbst zum Auge zurückzuwickeln.

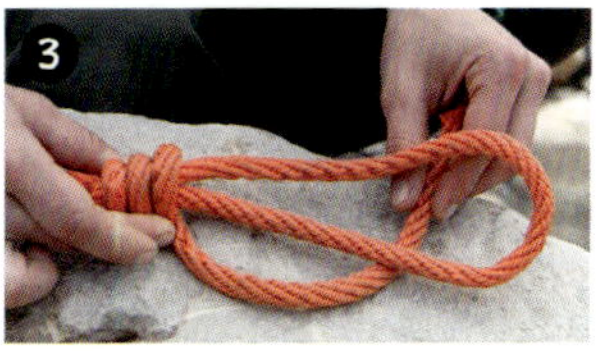

Je mehr Wicklungen auf dem Seil sind, desto wuchtiger wird der Knoten.

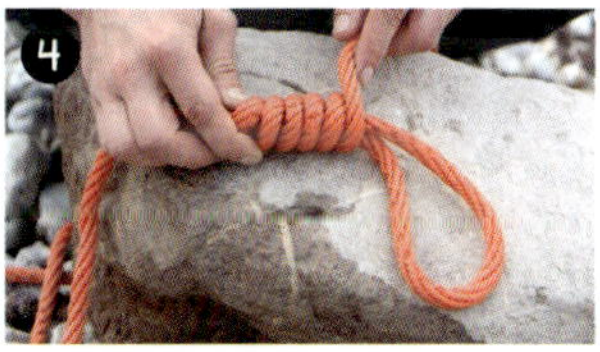

Die Wicklungen müssen ordentlich nebeneinander liegen, um eine kompakte Schwungmasse zu bilden.

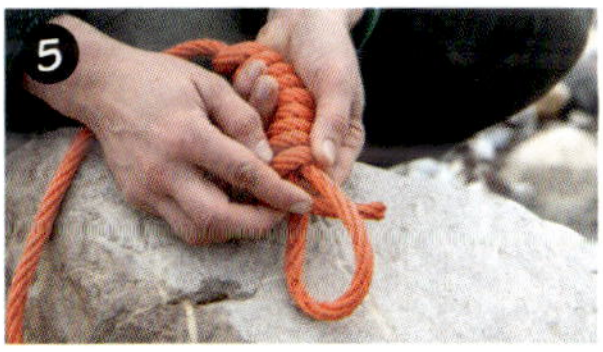

Am Ende angekommen, wird das Seil durch das Auge gezogen.

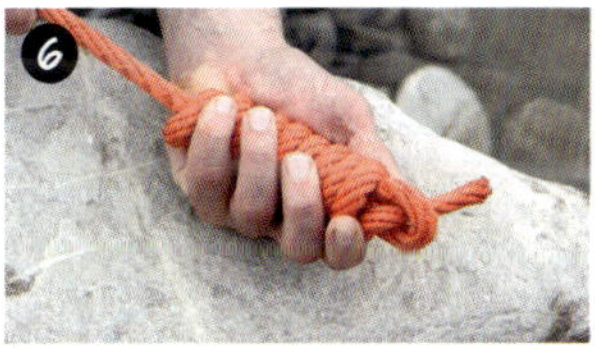

Der Knoten wird angezogen und gleichmäßig gestrafft.

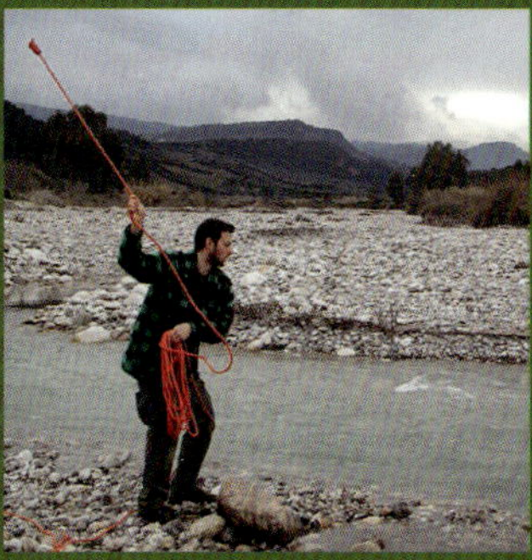

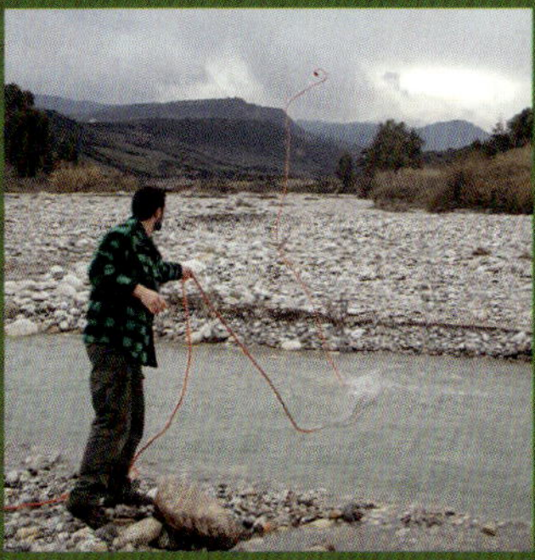

Zum Werfen wird das Seil in eine Hand genommen. Mit der anderen Hand wird der Wurfknoten mit Kreisbewegungen diagonal über den Kopf geschwungen. Im vorderen Umkehrpunkt lässt man das Seil los, das in Ringe gelegte Seilende wird locker mitgeworfen.

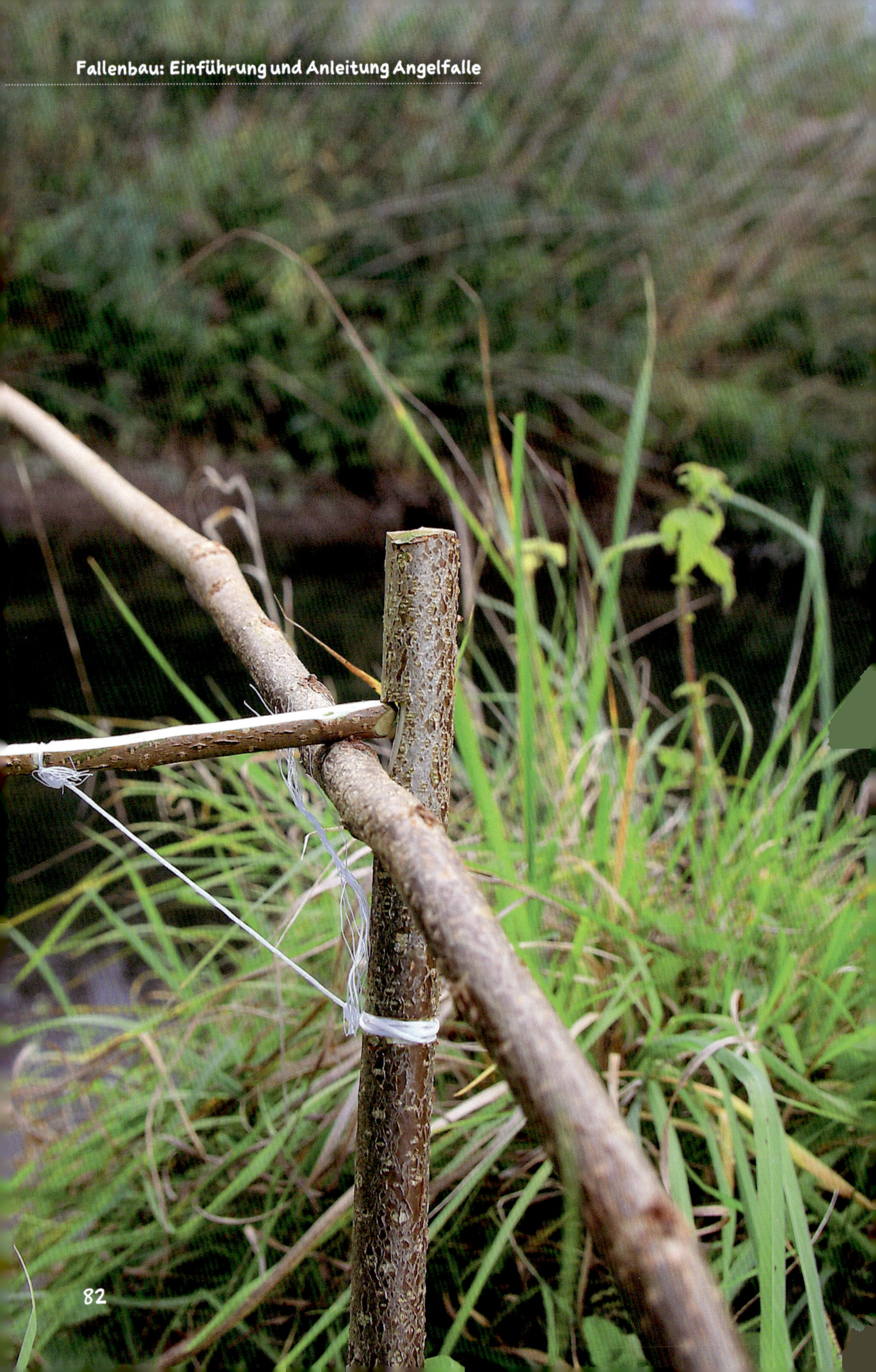

GUT GEFANGEN

Wohl dem, der Fallen erkennt und anderen eine Grube graben kann, ohne selbst hineinzufallen. Der Tierfang mit Hilfe von Fallen ist seit Jahrtausenden bewährt.

Lockt ein Angebot, das zu gut ist, um wahr zu sein, ist es meistens auch nicht wahr. Was aufgeklärte Geister wissen, ist für Tiere weniger erkennbar. Was ihnen an Verstand fehlt, gleichen sie allerdings mit Vorsicht, Instinkt und guter Wahrnehmung aus. Tiere zu fangen ist deshalb etwas kniffliger. Es gehört aber nicht nur zum Standardrepertoire von Kammerjägern, Trappern und Waidmännern, sondern dient auch der Lebensmittelversorgung indigener Völker. Gerne genutzt und die einzige Chance bei vielen Tieren: die Falle.

Eine Falle zum Tierfang ist selten die sprichwörtliche Fallgrube. Stattdessen gibt es verschiedene Konzepte wie Schlingen, Springkloben oder Schlagfallen. Es sind einfache Konstruktionen, die es im Notfall ermöglichen, Tiere zur Nahrungsgewinnung zu erlegen.

Im Survivaltraining haben sich in den letzten Jahren oft echte Phantasiefallen durchgesetzt. Schlaggewichte beispielsweise, die aus 15 Metern nach unten rauschen und Wildschweine erschlagen sollen, Speer- und Pfeilfallen aus angespitzten Stöcken oder komplizierte Stich-, Hebel- oder Netzkonstruktionen. Ein Teil dieser Fallen würde von Wildtieren nie ausgelöst werden, ein anderer Teil würde ein Tier nur verletzen, aber nicht töten.

Fallenbauen und Fallenstellen sind jedoch kein Hexenwerk. Denn man benötigt nur das Wissen über die Tiere und ein wenig handwerkliches Geschick. Wir starten mit ein paar wichtige Grundlagen und zeigen einen einfachen Auslöser zum Fangen von kleinen Fischen.

Rechtliche Aspekte

Fallenstellen hat etwas Anrüchiges und scheint ein Tabu zu sein. Es schwingt immer der Hauch von Wilderei mit. Tatsächlich ist das Fallenstellen aber nicht nur Jägern und Wilderern vorbehalten, sondern wird auch regelmäßig von Laien legal eingesetzt. Während das Auslegen von Schlingen und Schlagfallen im Stadtwald eine ernst zunehmende Straftat ist, ist es zum Beispiel völlig legal, im eigenen Keller Ratten- oder Mausefallen mit Schlagbügel aufzustellen. Ebenso ist es erlaubt, bei Wühlmauslöchern auf dem eigenen Grundstück Drahtbogen- beziehungsweise Würgefallen zu platzieren. Die Schädlingsbekämpfung befindet sich weitgehend im rechtsfreien Raum.

Die Rahmenbedingungen dazu bilden §1 des Tierschutzgesetz („Niemand darf einem Tier ohne vernünftigen Grund Schmerzen, Leiden oder Schaden zufügen") und §4.

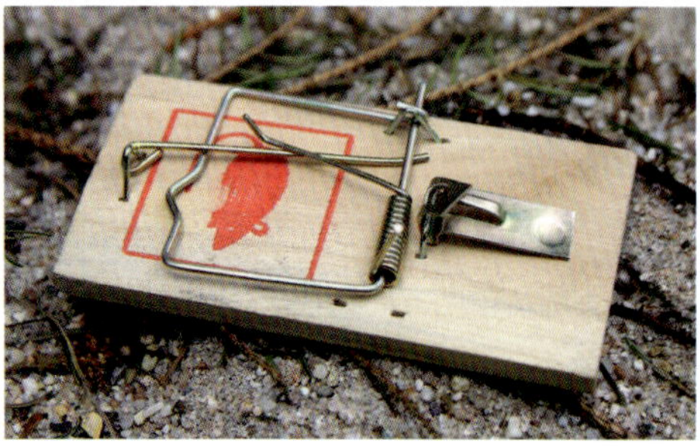

Immer erlaubt: Das Töten von sogenannten Schädlingen mit Hilfe von Schlagbügelfallen im Haus oder auf dem eigenen Grundstück.

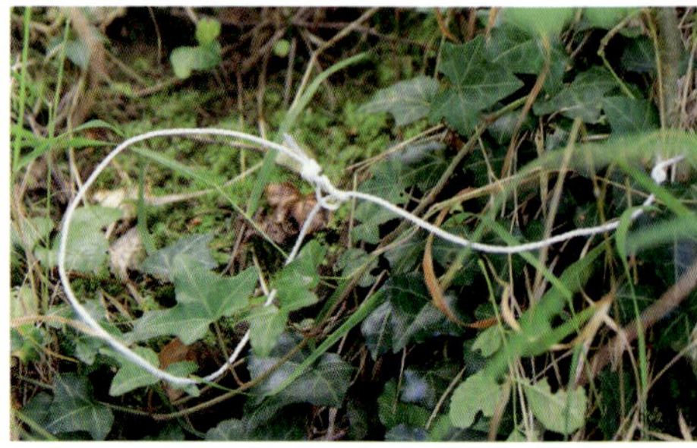

Immer verboten: Schlingfallen dürfen genau genommen nicht einmal testweise geknüpft werden.

Demnach erlaubt „ist die Tötung eines Wirbeltieres ohne Betäubung im [...] Rahmen zulässiger Schädlingsbekämpfungsmaßnahmen [...], wenn hierbei nicht mehr als unvermeidbare Schmerzen entstehen". Weitere Vorgaben befinden sich außerdem in der Lebensmittelhygiene-Verordnung, im Jagdrecht, im Gesundheitsrecht oder auch im Pflanzenschutzrecht.

Widersprüchlich sind jedoch unterschiedliche Auslegungen. So sind beispielsweise Totschlagfallen in manchen Landesjagdgesetzen generell verboten, zur Tötung von Schadnagern sind sie wiederum erlaubt. In manchen Bundesländern ist es sogar ohne Jagdschein erlaubt, im eigenen, eingezäunten Grundstück mit Hilfe von Lebendfallen Tiere wie Füchse, Steinmarder oder Wildkaninchen zu fangen. Voraussetzung dafür ist lediglich der Besuch eines anerkannten Fallenlehrgangs. Zum Töten des Tieres wird zudem ein Sachkundenachweis nach dem Tierschutzgesetz benötigt. Wer sich mit der Fallenjagd auf Schädlinge oder „Raubwild" im eigenen Garten beschäftigen will, sollte sich also an das zuständige Regierungspräsidium beziehungsweise die zuständige Landesbehörde wenden.

Es gibt auch sehr strenge, aber wenig bekannte Regularien: Den sachlichen Verboten des Bundesjagdgesetzes §19 ist zu entnehmen, dass es unter Strafandrohung verboten ist, „Schlingen jeder Art, in denen sich Wild fangen kann, herzustellen, feilzubieten, zu erwerben oder aufzustellen." Nicht nur das Aufstellen, sondern schon das Herstellen von solchen Schlingen ist verboten. Videos auf gängigen Videoplattformen zeigen, dass viele dieses Gesetz anscheinend nicht kennen. Ob das Fallenstellen zur Übung erlaubt ist oder nicht, ist nicht klar geregelt und sollte ebenfalls erfragt werden.

Legales Fallenbautraining?

Unproblematisch ist und bleibt (mit Ausnahme von Schlingfallen) der Bau von Fallen, die mit manuellen Auslösern und nur zum Test aufgebaut werden. Allerdings muss man auch hier aufpassen: Baut man eine Falle beim Trainingsbiwak und „vergisst" sie über Nacht, kann es zu großen Missverständnissen kommen. Am besten werden Fallen unmittelbar nach dem Bau ausgelöst und wieder abgebaut. Alternativ können Fallen auch konzeptionell so verändert werden, dass sie nicht dazu geeignet sind, ein Tier zu verletzen oder zu töten. Schlagfallen, deren Schlaggewicht nicht weiter als wenige Zentimeter nach unten fällt und nur zum Spannungsaufbau des Auslösers dienen, sind zumindest auf dem eigenen, umfriedeten Grundstück unproblematisch. Ebenso das Aufstellen von selbst konstruierten Fallen im Wohnbereich.

Grundprinzipien des Fallenstellens

Die bekannteste und häufigste Form des Fallenstellens ist nicht das Tellereisen, das zum einen berüchtigt und zum anderen in vielen Ländern verboten ist. Es geht viel simpler: mit der abgestellten Angelrute oder der einfachen Handleine. Diese Form des Fangens hat alle Merkmale einer guten, funktionierenden Falle und wird außerdem in der Bevölkerung akzeptiert.

Angeln ist prinzipiell relativ einfach und entspricht einer passiv fangenden Falle wie einer Reuse oder einer einfachen Schlinge. Dem Zieltier (Fisch) wird ein spezifischer Köder mit einem entsprechenden Haken angeboten – die Falle ist gestellt. Nimmt der Fisch den Köder auf und akzeptiert ihn damit als Nahrungsangebot, ist er überlistet und hängt buchstäblich am Haken.

Betrachtet man die Technik des Angelns genauer, lassen sich daran deutlich die Vor- und Nachteile der Fallenstellerei erkennen. Wer aktiv auf Fischfang gehen will, braucht aufwändiges Werkzeug: Bogen, Fischspeer oder Wurfnetz. Der Fischjäger muss ständig im oder am Wasser sein und ist so Nässe und Kälte ausgesetzt. Außerdem dringt er über einen längeren Zeitraum hinweg in den Lebensraum des Fisches ein – das bemerken die Fische und flüchten.

Wer dagegen die Falle auslegt, kann sich vom Ufer entfernen, stört die Fische nicht und ist somit auch keinen „Gefahren“ wie Blutegeln oder Stechmücken ausgesetzt. Der Fisch sucht den Köder von allein und hat Zeit, den Happen zu untersuchen. Passt

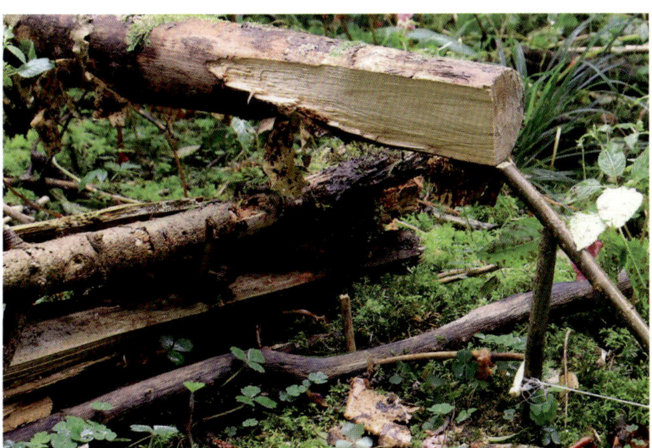

Nur zum Training: Diese beköderte „Falle“ ist nicht geeignet, um ein Wildtier zu töten. Man kann allerdings nach einer Nacht erkennen, ob die Falle von einem Tier angenommen und ausgelöst wurde.

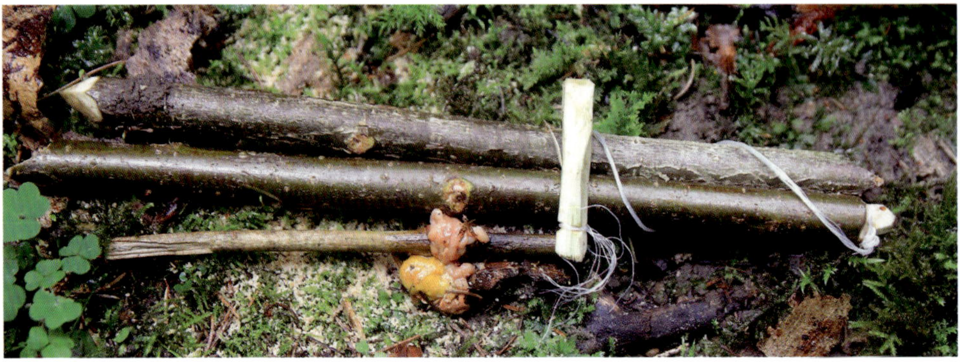

Fallen sollten sich schnell herstellen lassen, transportabel sein und spezifisch bestimmte Tiere fangen. Hier ein beköderter Schlagfallenauslöser ohne Schlaggewicht.

er von Größe und Art, frisst der Fisch den Köder, schluckt ihn und hängt idealerweise am Haken. Das passiert aber nur dann, wenn sich der Haken schnell genug festsetzt. Alles was der Angler machen muss ist, den Fisch einzuholen, zu töten und zu verarbeiten. Allerdings hat der Fänger keine Kontrolle darüber, was während seiner Abwesenheit am Köder passiert. Krebse und Wasserschnecken können den Köder fressen, oder ein Fisch kann den Köder aufnehmen und wieder ausspucken. Gegebenenfalls hängt ein viel zu kleiner Fisch am Haken, oder ein großer zerreißt die ausgelegte Leine.

Der Vorteil ist, dass sich der Angler nicht ständig auf eine einzige Angelleine konzentrieren muss und so mehrere gleichzeitig auslegen kann. Das ist möglicherweise sogar effektiver, als das aktive Speeren oder ständige Beobachten eines Schwimmers. Analog zu der einfachen Leinen-Falle gibt es eine technische Verbesserung, die den Fangerfolg steigert. Es können aktiv auslösende Angelfallen ausgelegt werden, die die Leine straff ziehen, sobald ein Fisch den Haken aufgenommen und leicht an der Leine gezupft hat. Damit übernimmt die Angelfalle das „Anschlagen" des Fischers, der damit den Haken nach dem Biss festsetzt. Das macht aus dem passiven Angeln eine „echte" Falle.

ACHTUNG

Wie bei anderen Fallen auch, ist es in Deutschland nicht erlaubt, Angelfallen an öffentlichen Gewässern ohne entsprechende Genehmigung aufzustellen. Landesabhängig kann es aber erlaubt sein, die „Automatik-Angel" unter ständiger Aufsicht zu betreiben.

ANGELFALLEN

Eine aktive Angelfalle ist in weniger als fünf Minuten gebaut. Voraussetzung dafür ist, Futter und Verhalten der Tiere zu kennen. Diese Angelfalle besteht aus einer einfachen, gebogenen Holzrute mit Leine, Haken und einem Auslöser. Sobald an der Leine gezogen wird (die Sensibilität lässt sich einstellen), löst die durchgebogene Rute aus und hakt den Fisch. Durch die richtig gewählte Elastizität der Rute kann der Fisch nun gegen die Rute ankämpfen, ohne die Leine durchzureißen oder den Haken aufzubiegen. Neben Fischen können mit dieser Falle auch Schildkröten und andere Reptilien wie Warane sowie Wasservögel gefangen werden.

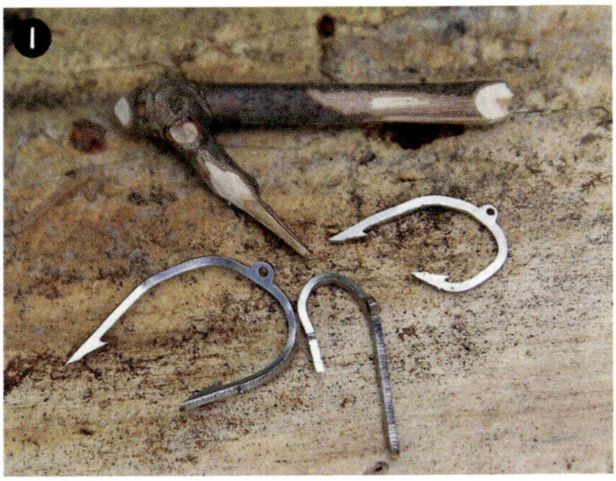

Auf die Größe kommt es an: Dem Zielfisch entsprechend wird ein Haken gewählt oder selbst hergestellt.

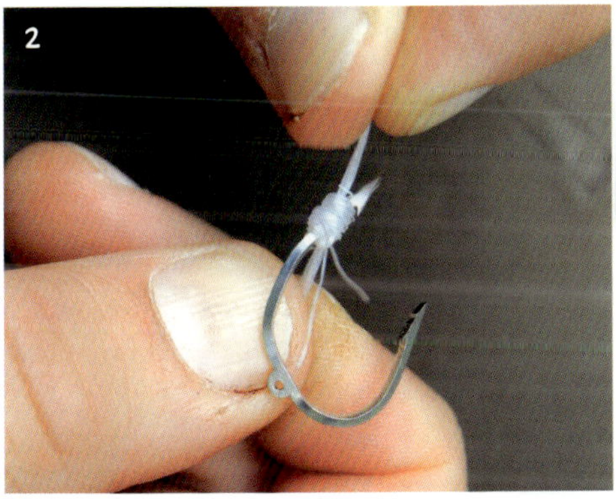

Der Haken wird fest mit einer Angelleine (oder Paracordsehne) verbunden. Bei Schwarmfischen können auch mehrere Haken an der Leine Sinn machen.

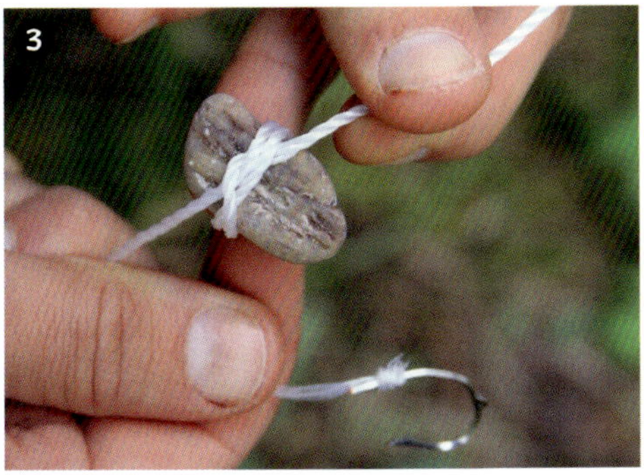

Zum Ausbringen der Leine in Strömung kann ein kleines Gewicht hilfreich sein. Am besten knüpft man es ein Stück weit vom Haken entfernt ein.

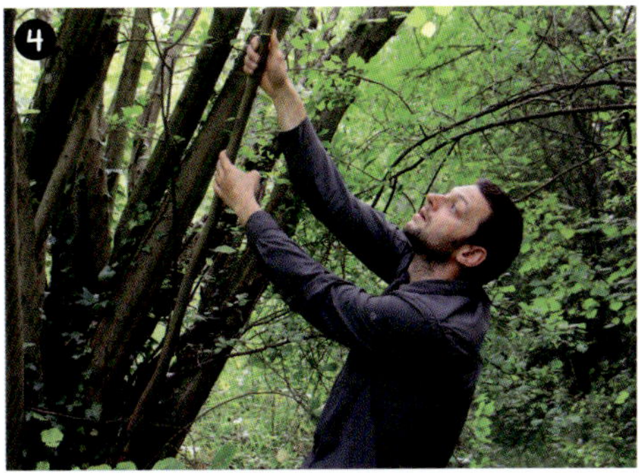

Als passende Rute eignen sich alle flexiblen, geraden Äste. In den Tropen bieten sich Pfahlrohr oder Bambus an.

Der Zielfisch sollte die Rute durch das Eigengewicht im oberen Drittel durchbiegen können. Die restliche Federkraft wird als Reserve benötigt.

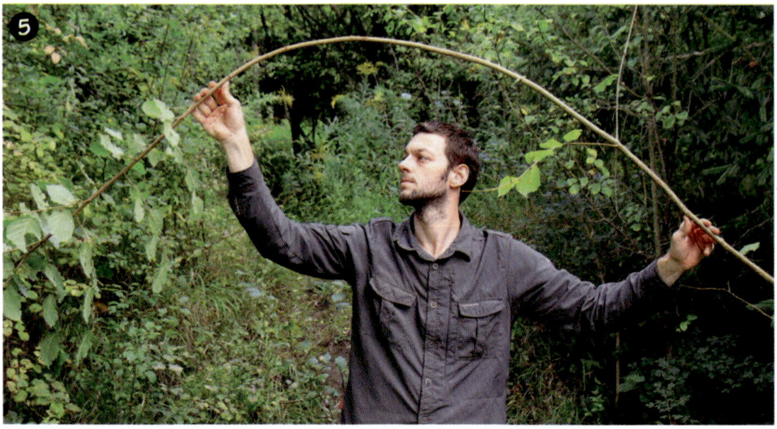

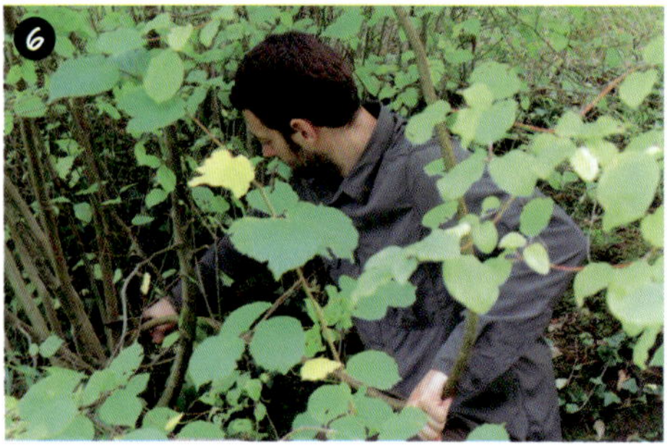

Die Rute wird möglichst lang abgeschnitten. Die Spitze wird entsprechend dem nächsten Schritt abhängig von der Federspannung des Materials gekürzt.

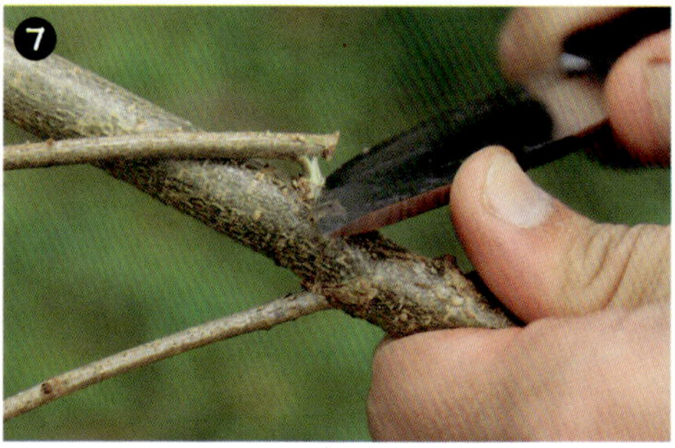

Die Rute wird vorsichtig entastet, ohne dass die Fasern eingeschnitten werden. Das würde die Stabilität beeinträchtigen.

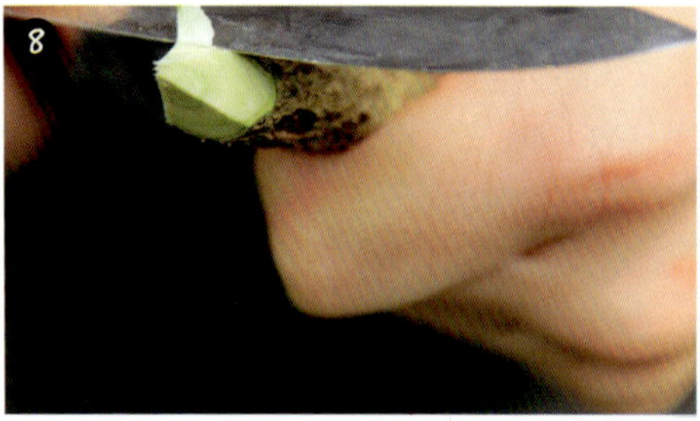

Das untere Ende der Rute erhält eine Vierkantspitze zum Befestigen im Boden. Die Rute wird mindestens 30 Zentimeter in den Boden eingesteckt. Entsprechende Länge einplanen!

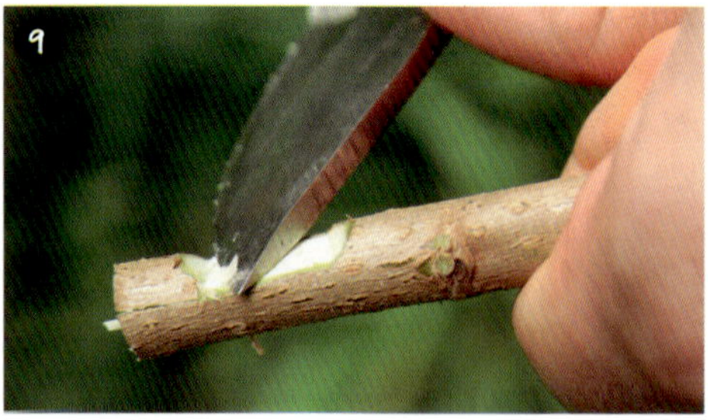

Wir versehen die Spitze der Rute mit einer flachen Kante. Die Angelleine wird so daran angeknotet, dass sie nicht heruntergezogen werden kann.

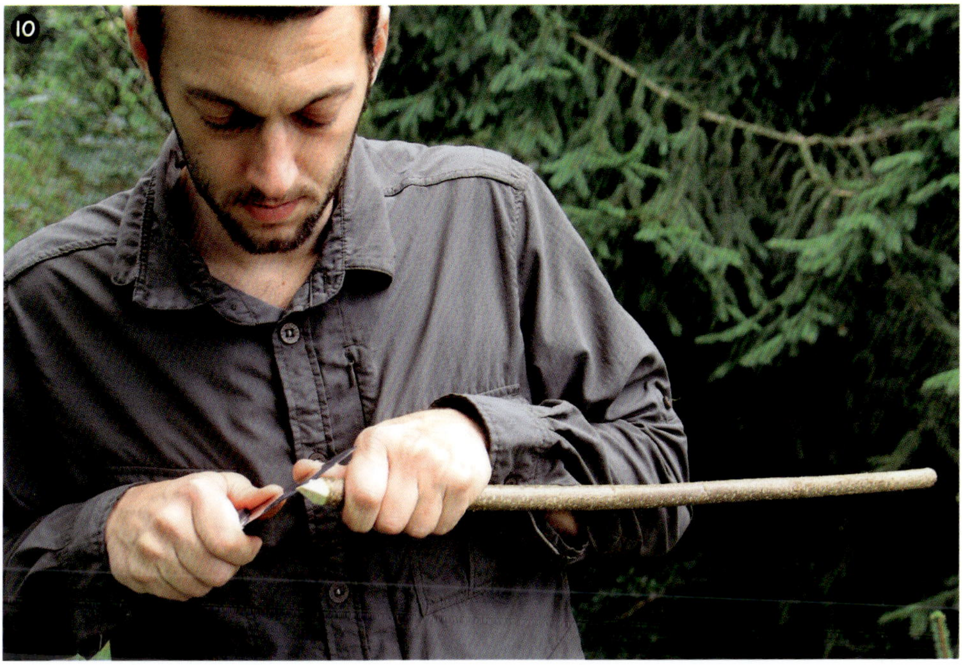

Ein weiterer stabiler Ast (zirka ein Drittel der Rutenlänge) wird abgeschnitten. Anschließend schnitzen wir auch hier am Ende eine Vierkantspitze.

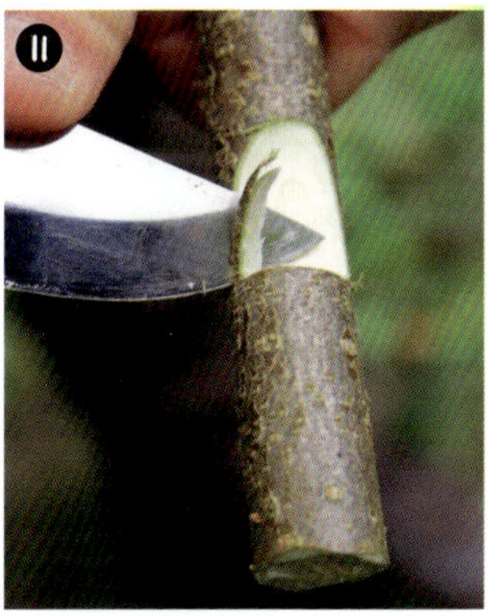

Etwa fünf Zentimeter vom oberen Ende entfernt wird eine Hakenkerbe eingeschnitten. Die waagerechte Seite des Hakens soll am abgewandten Ende zur Vierkantspitze sein.

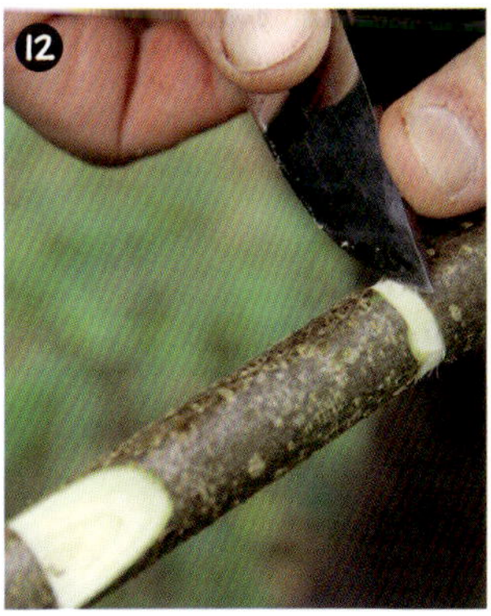

Sorgt für einen besseren Halt der Leine: Rund zehn Zentimeter vom Haken entfernt schneidet man eine kleine Rinne in die Borke.

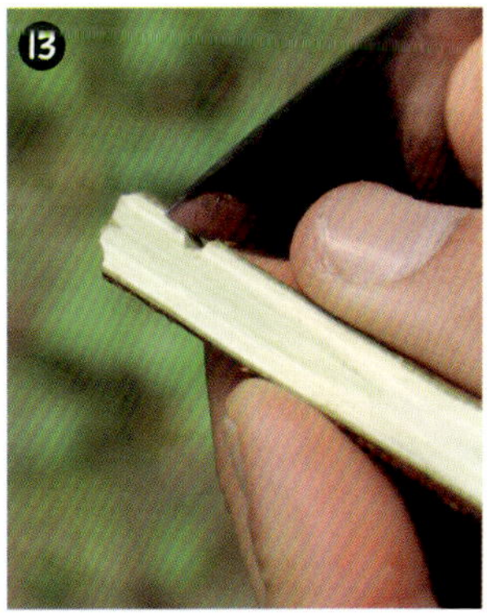

Ein etwa drei bis vier Zentimeter langes Holzstückchen wird vorbereitet und auf einer Seite abgeflacht. An einem Ende versieht man es mit einer Kerbe.

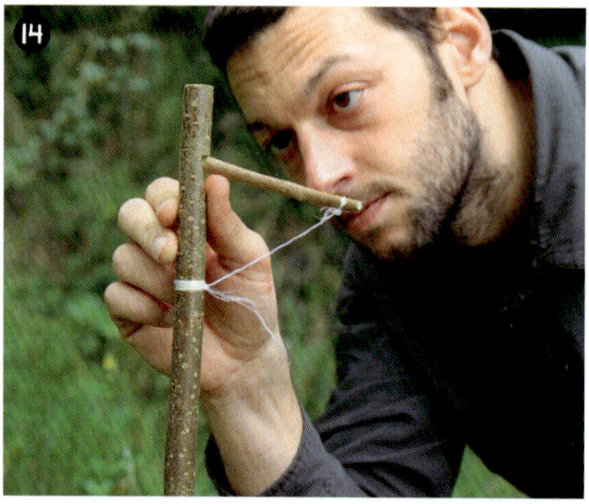

Zwischen Rinne (12) und Kerbe (13) wird eine Leine befestigt. Diese soll so abgemessen sein, dass das Holzstückchen etwas weniger als rechtwinklig vom Haken im Ast (10) gehalten werden kann.

Die Rute wird am Gewässer schräg nach vorne in den Boden gesteckt. Ist der Boden zu weich oder zu sumpfig, kann die Rute mit einer zusätzlichen Astgabel abgestützt werden.

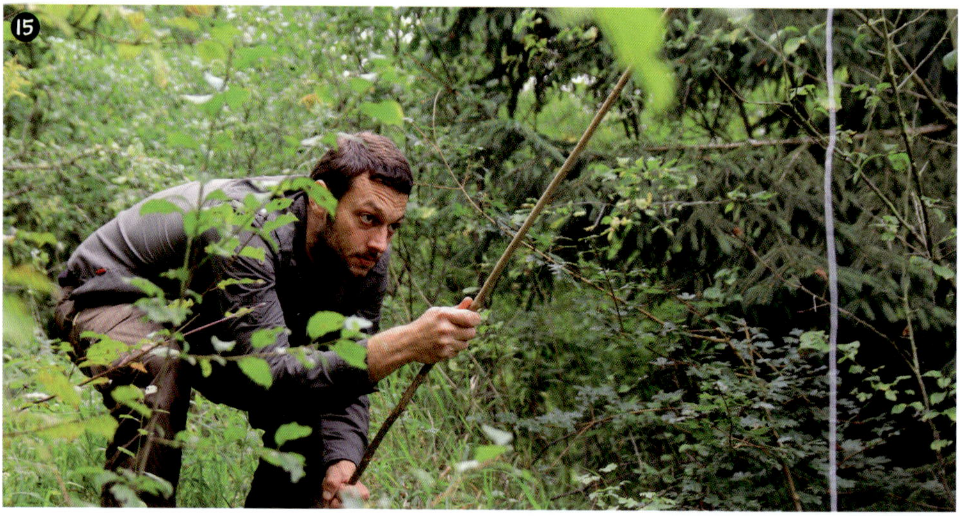

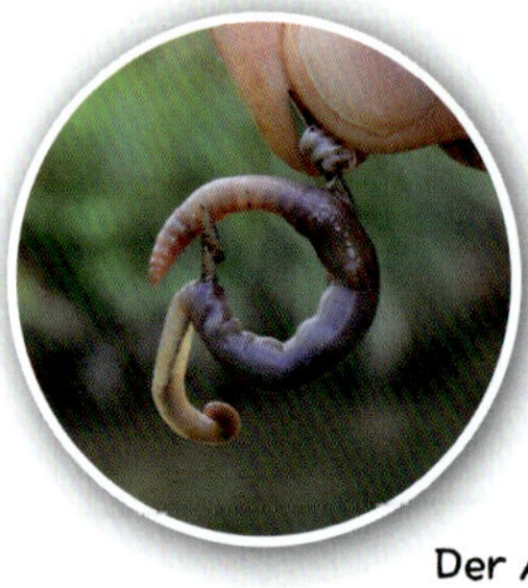

Der Haken wird passend zum Zielfisch beködert. Dabei sollte der Haken nur wenig aus dem Köder herausschauen.

Der Auslöser wird schräg nach vorne vor die Rute in den Boden gesteckt. Mit zusätzlichen Ästen wird er gegen das Herausziehen gesichert.

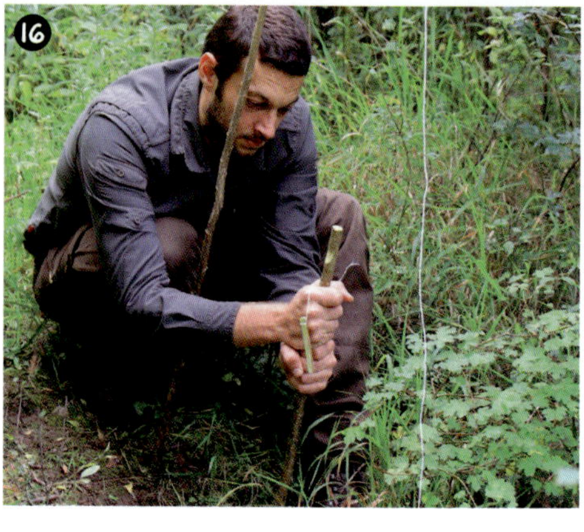

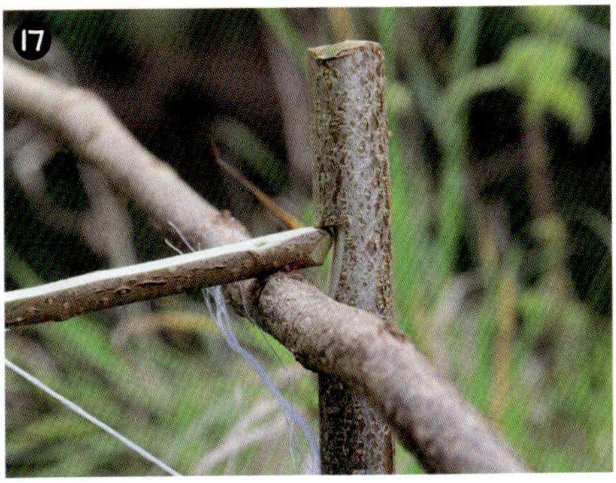

Die Rute wird nach vorne gebogen und mit dem Holzstückchen gegen das Zurückfedern gesichert. Der Haken hängt nun an der Leine im Wasser.

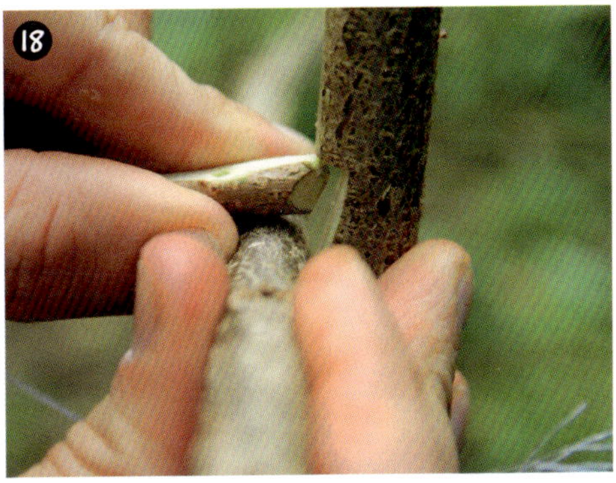

Bei tief in der Rinne sitzendem Stöckchen löst die Rute nur bei großen Fischen aus. Sehr sensibel ist der Auslöser dagegen eingestellt, wenn man ihn nur an der Spitze des Hakens ansetzt.

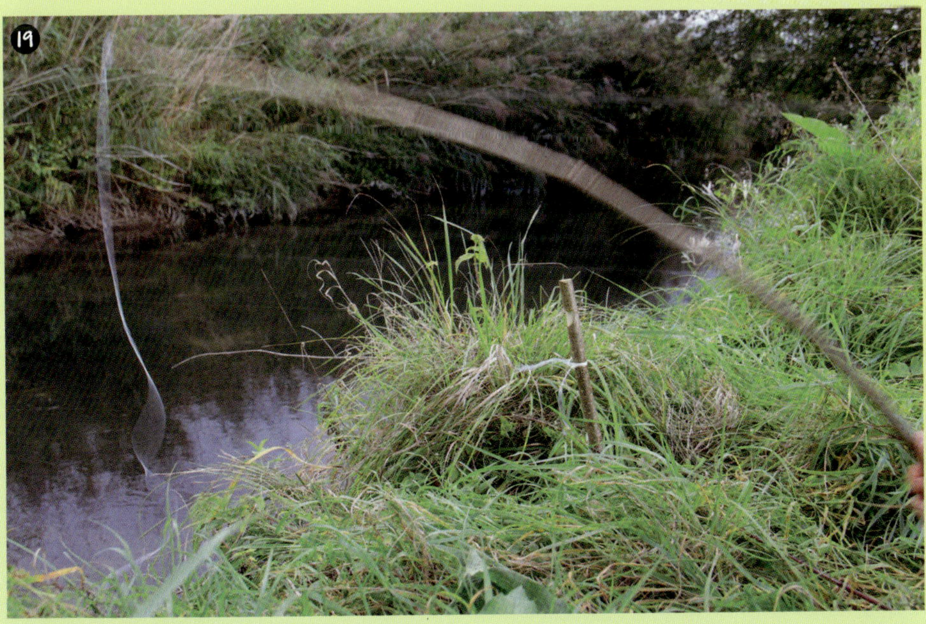

Fertig!

Zieht ein Fisch an der Leine, löst die Rute sofort aus und schlägt an. Der Fisch wird automatisch „gedrillt“ und ermüdet. Dann kann er aus dem Wasser genommen werden.

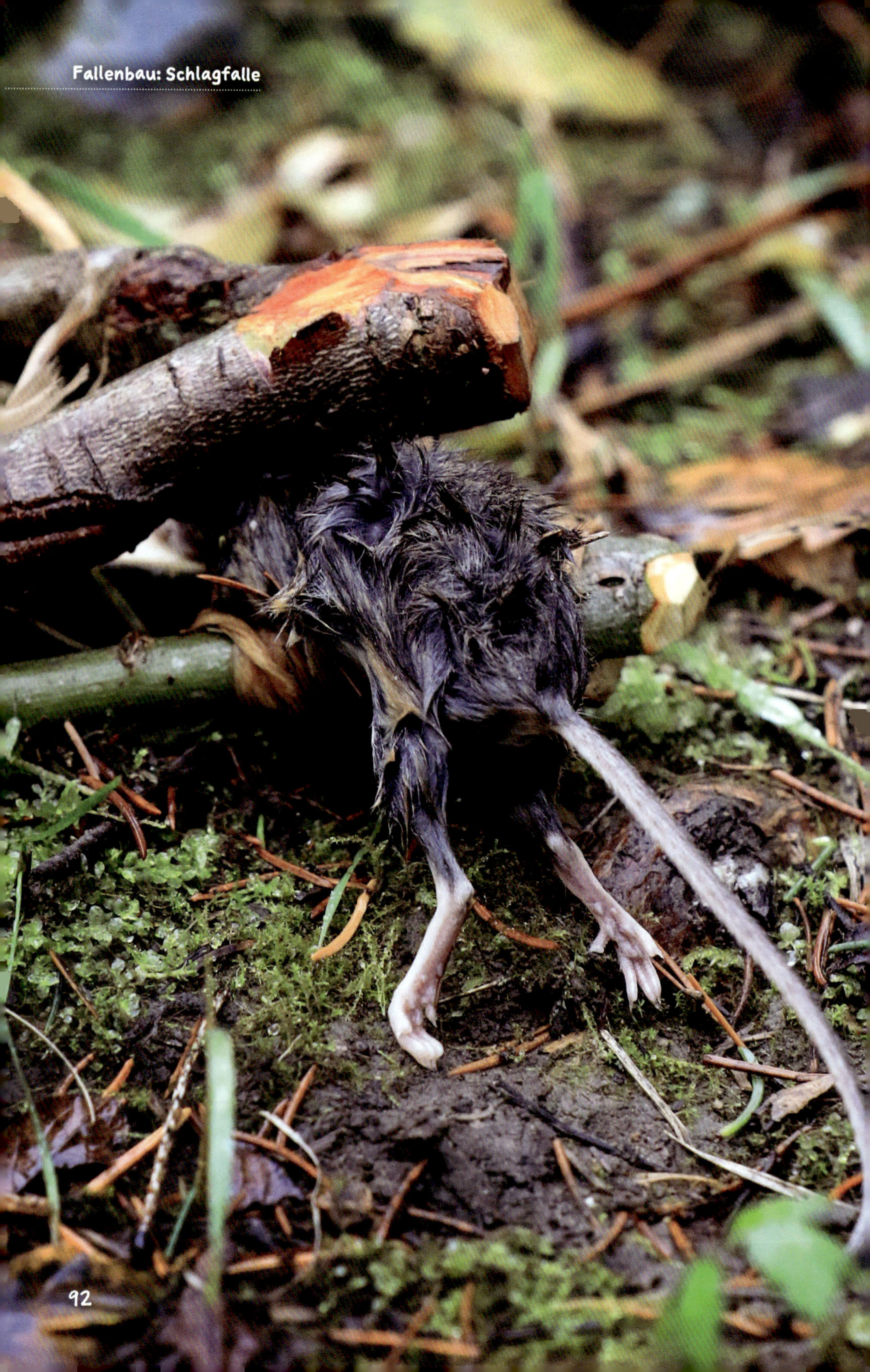

KLAPPE ZU – NAGER TOT!

Schlagbügelfallen lassen sich vielfältig einsetzen – zum Töten lästiger Schädlinge oder im Notfall zur Jagd auf lebenswichtige Proteine. Der Bau solcher Fallen ist gar nicht so schwer.

Im 14. Jahrhundert breitete sich die Pest rasend schnell in Europa aus. Ausgehend vom Süden bis nach Norden und Osten blieb keiner verschont. Pestüberträger waren vor allem Nagetiere, allen voran Wander- und Hausratten – oder vielmehr deren Flöhe.

Schon lange vorher waren Nagetiere gefürchtet, zum Beispiel als Ernteschädlinge, die die vollen Kornspeicher leer fraßen. Nicht grundlos war „Renenutet", die altägyptische Göttin zum Schutz von Nahrung und Gesundheit, ein Mischwesen aus Frau und Schlange: Schlangen in den Getreidespeichern hielten den Mäusebestand niedrig. Noch heute sind Nagetiere problematisch – nicht nur für diejenigen, die in ihren Kellern Getreidelager einrichten wollen. Die Nager können zum Beispiel die Krankheiten Tularämie, Leptospirose oder Toxoplasmose übertragen. Beim Ausfegen des Schuppens besteht außerdem das Risiko, sich über den eingetrockneten Urin der Tiere mit Hantaviren zu infizieren, die schlimmstenfalls Nierenversagen auslösen.

Trotz dieser Gefahren ernähren sich Menschen seit Urzeiten von kleinen Nagern. In Steppen und Wüstenregionen kommen sie häufig vor und bieten weit mehr verfügbare Biomasse als Großtiere.

Tiere, die zum Verzehr gedacht sind, sollten nicht mit einer Schlagfalle getötet werden, die das Tier zerquetscht. Denn das Risiko einer Infektionsgefahr beim Ausnehmen ist zu groß, wenn Blase und Darm zerdrückt werden. Auch die Untersuchung der Organe ist danach kaum noch möglich.

Stattdessen eignen sich Schlagbügelfallen. Sie töten Nagetiere unterschiedlicher Größen durch einen harten Schlag auf das Genick. Das geht schnell, ist nahezu schmerzlos und verursacht keine inneren Verletzungen. Außerdem kann man die Fallen zum Üben daheim oder in der abgelegenen Berghütte problemlos zur Schädlingsbekämpfung einsetzen. Sie sind eine gute Alternative, wenn keine anderen Fallen da sind oder die Tiere keine Lebendfallen mehr annehmen.

Wir zeigen hier den Bau einer einfachen und dennoch sehr effektiven Schlagbügelfalle.

Info

Schlagbügelfallen töten durch das schnelle Auftreffen eines leichten Schlagstücks. Der Impuls stammt aus der Energie in einer Feder, wenn sie durch das Auslösen freigesetzt wird. Dafür braucht man weder Federstahl noch Gummizug. Energiespeicher sind verdrehte Leinen, die schon bei antiken Geschützen, wie dem gefürchteten Skorpion, eingesetzt worden sind. Die Feder-Spannung reicht aus, um Tiere bis zur Größe eines Eichhörnchens sicher zu erschlagen. Allerdings ist der Aufbau knifflig. Denn Bauteile können brechen oder man quetscht sich die Finger ein.

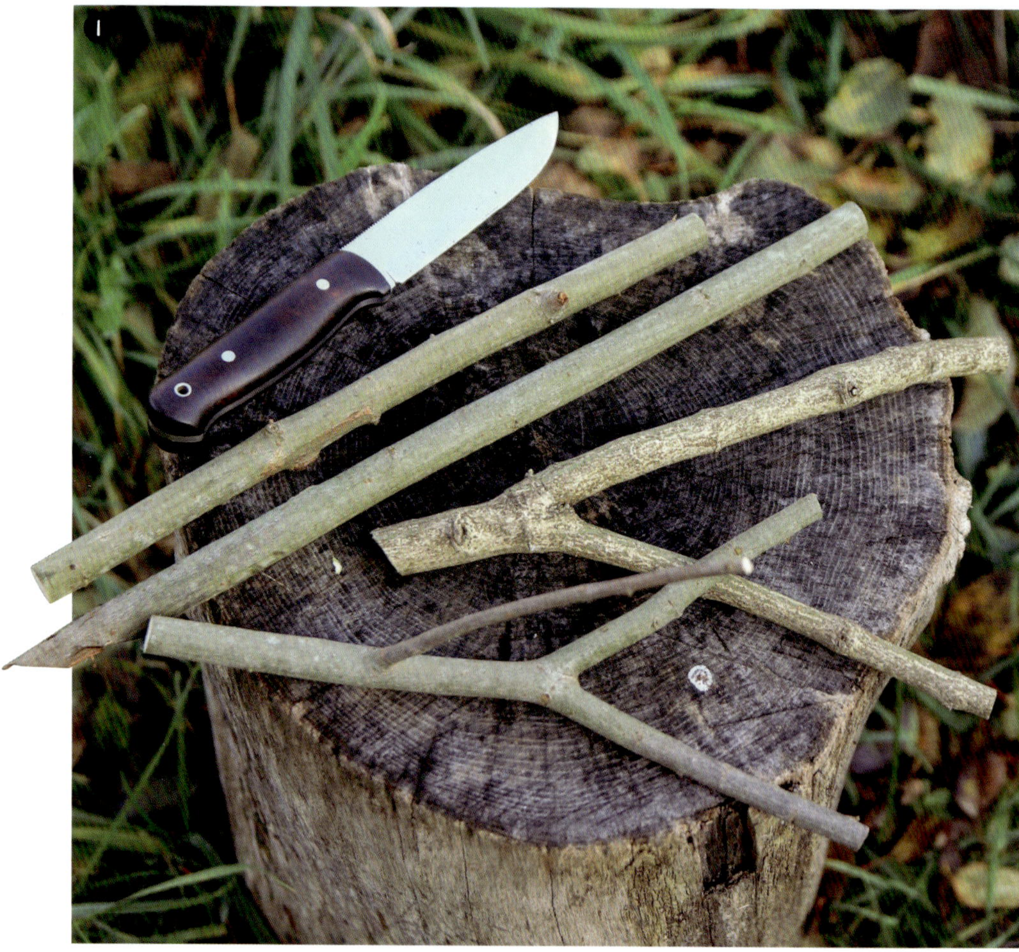

Man braucht mindestens einen geraden, etwa daumendicken Ast sowie zwei etwa deckungsgleiche, stabile Astgabeln.

2

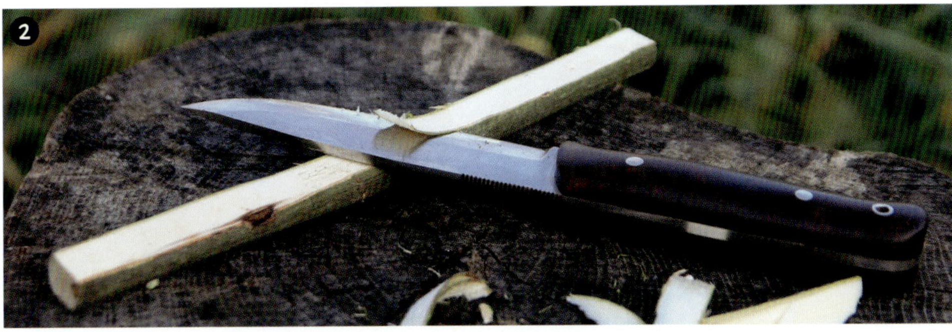

Den Ast auf einer Seite gleichmäßig abflachen. Kleinere Äste entfernen und die Borke glätten.

3

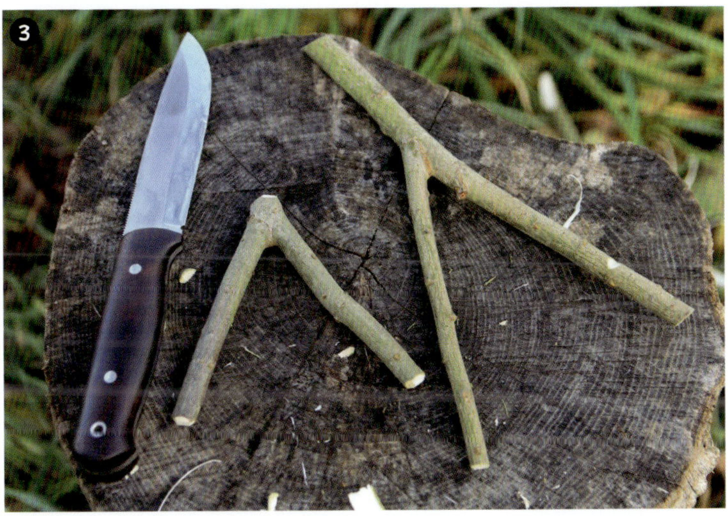

Die Astgabeln so zuschneiden, dass die beiden Schenkel zirka zehn bis 15 Zentimeter lang sind.

4

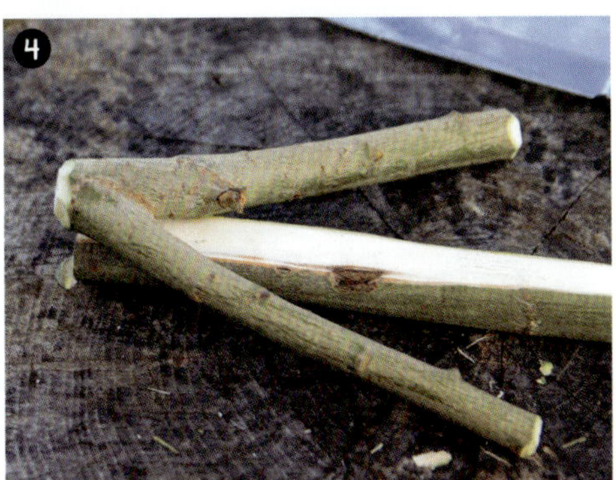

Eine Astgabel auf das Ende des abgeflachten Asts legen und die Außenlinie auf das Holz übertragen.

5

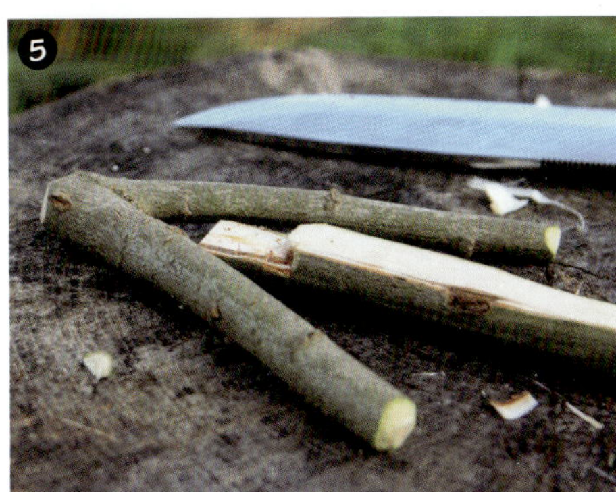

Das Ende des abgeflachten Asts mit einer Kerbe versehen, sodass die Astgabel hinein passt.

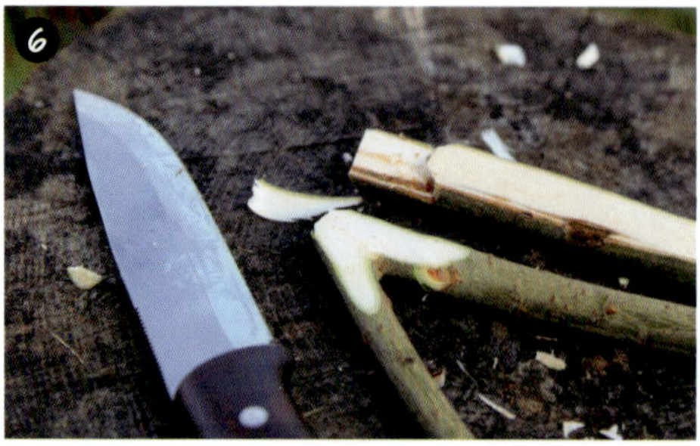

Die Astgabel am geschlossenen Ende auf einer Seite so abflachen, dass sie in die Kerbe auf dem langen Ast passt.

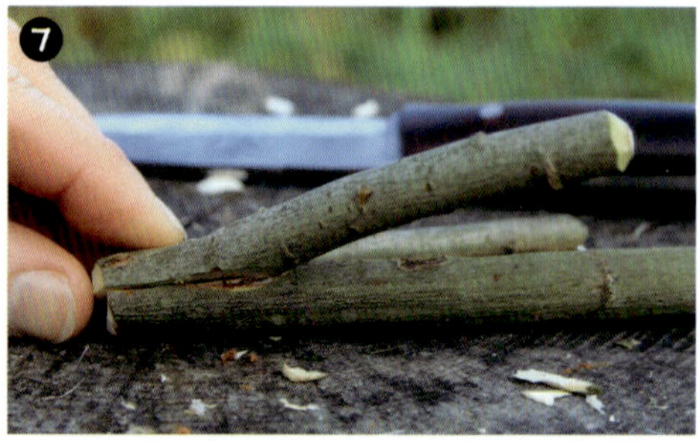

Testen, ob die beiden Teile so ineinander passen, dass sie später mit einer Leine sicher verbunden werden können.

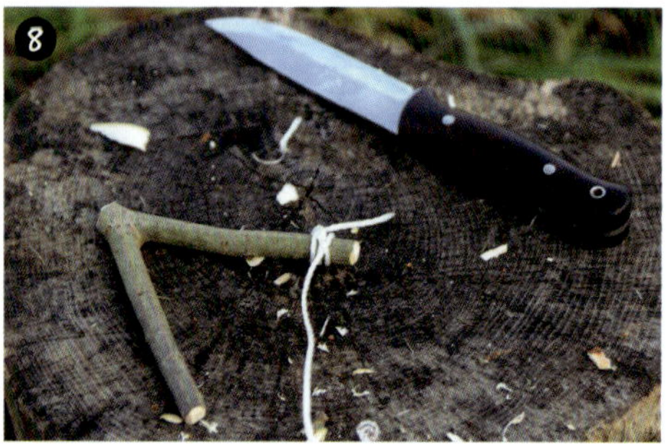

An einem Schenkel der anderen Astgabel die Leine mit einem Mastwurf befestigen. Dafür eignen sich alle stabilen Naturfasern (zur besseren Anschauung hier mit dicker, weißer Leine).

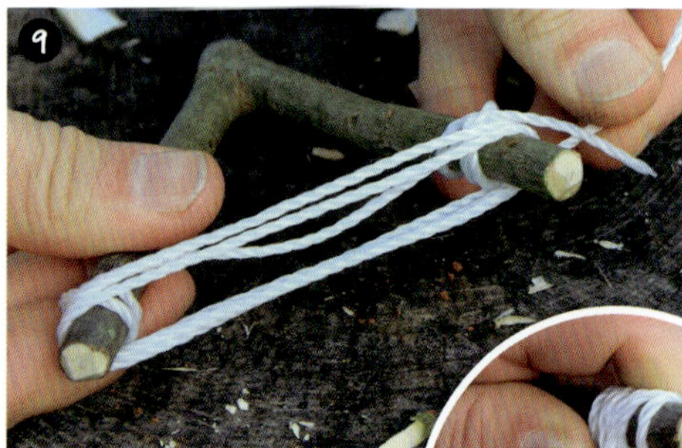

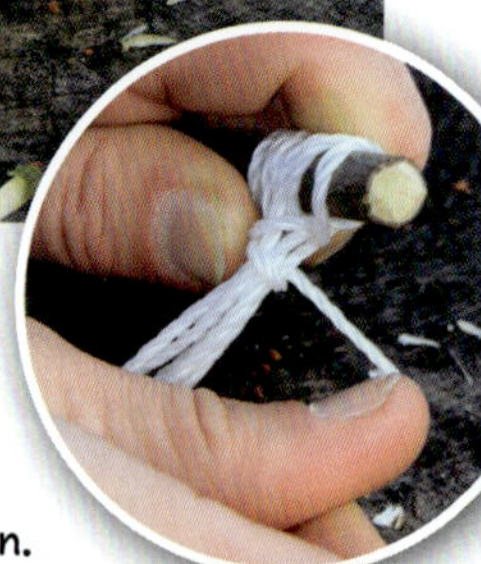

Die Leine fünf bis zehn Mal um die beiden Schenkel wickeln. Am Ende durch Umwickeln der Windungen festknoten.

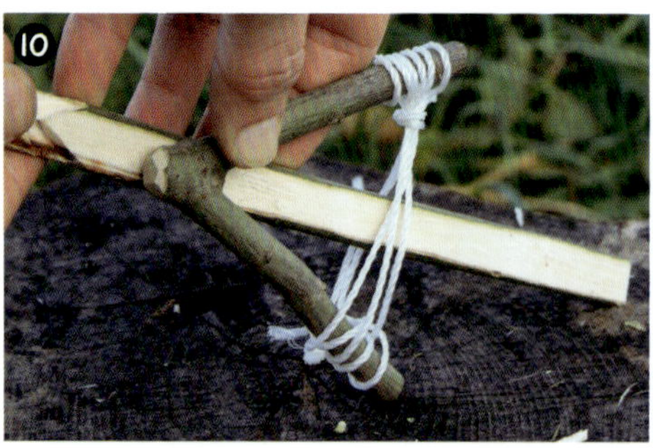

Den abgeflachten Ast zwischen die Wicklungen schieben. Das offene Ende der Astgabel muss von der geschnitzten Kerbe abgewandt sein.

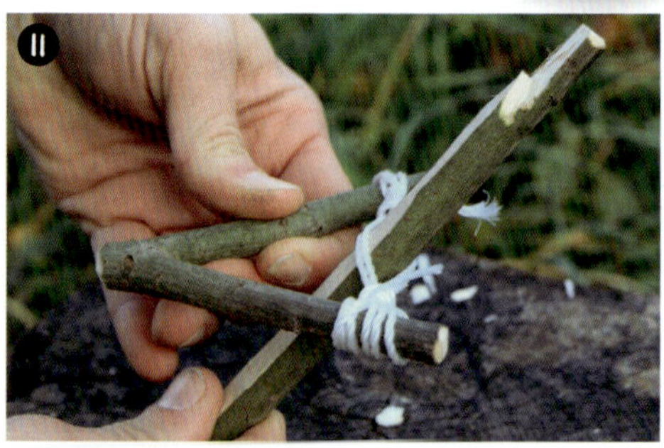

Die Astgabel zum Ende des Asts ohne Kerbe ziehen. Schon jetzt entsteht eine leichte Spannung auf diesem Schlagbügel.

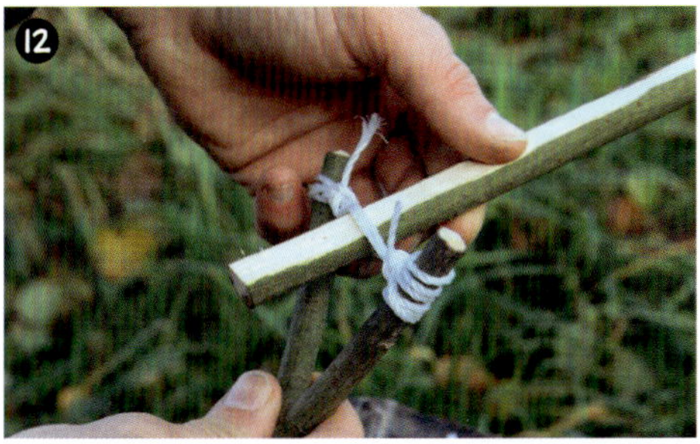

Den abgeflachten Ast so zwischen die Wicklungen schieben, dass die Astgabel um ihn herum gewendet werden kann.

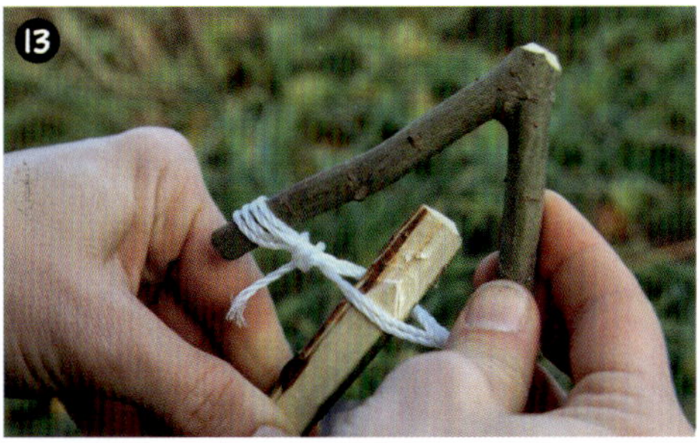

Dasselbe bei der nächsten Umrundung an der anderen Seite machen. Wiederholen, bis die gewünschte Spannung erreicht ist.

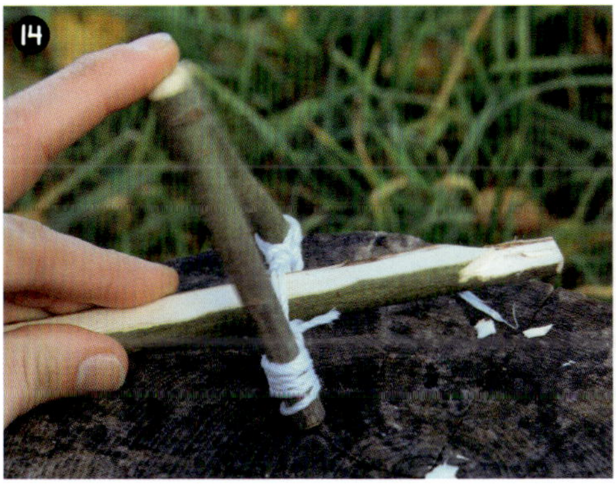

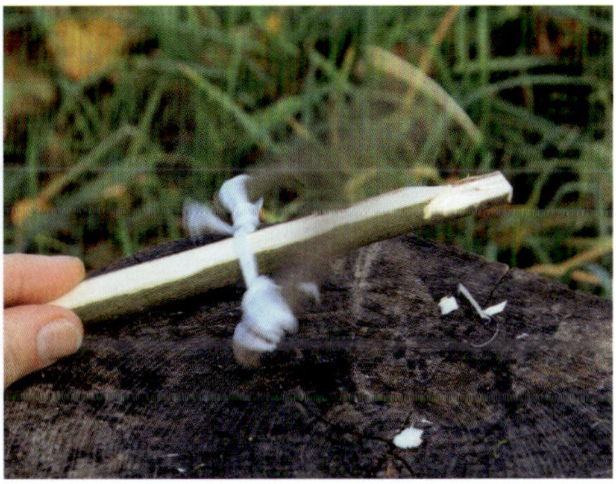

Spannt man den Bügel und lässt ihn los, sollte er mit einem deutlichen Knall zurückschlagen. Bei diesem Versuch zeigt sich, ob der Schlagbügel hält oder gegen einen stärkeren Ast ausgetauscht werden muss.

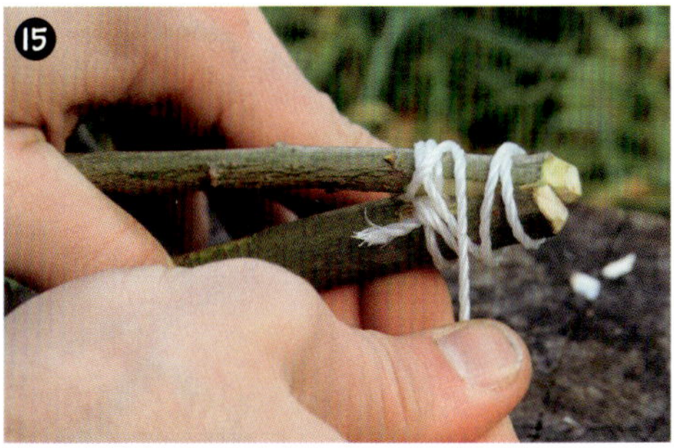

Anschließend die abgeflachte Astgabel auf die Kerbe des geraden Asts legen und mit der Leine festbinden. Sie dient als Widerlager für den Schlagbügel.

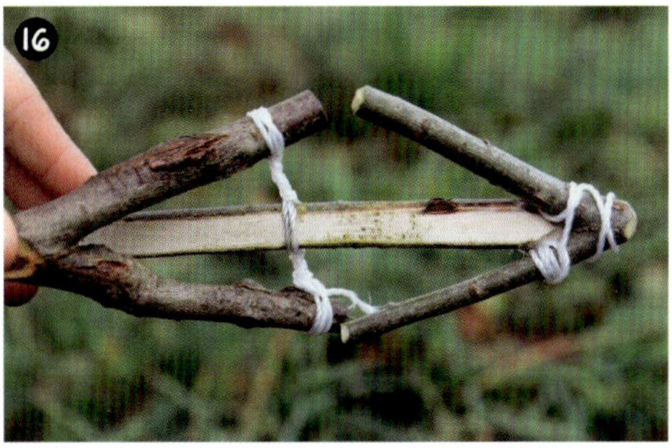

Den Schlagbügel nun vollständig aufklappen und die Stelle markieren, wo er an der geschlossenen Seite endet.

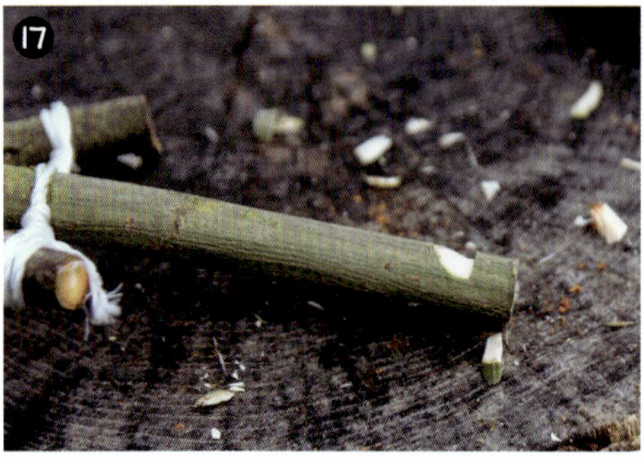

An der gegenüber liegenden Stelle des abgeflachten Asts einen Haken einschnitzen. Das auslaufende Ende muss Richtung Schlagbügel zeigen.

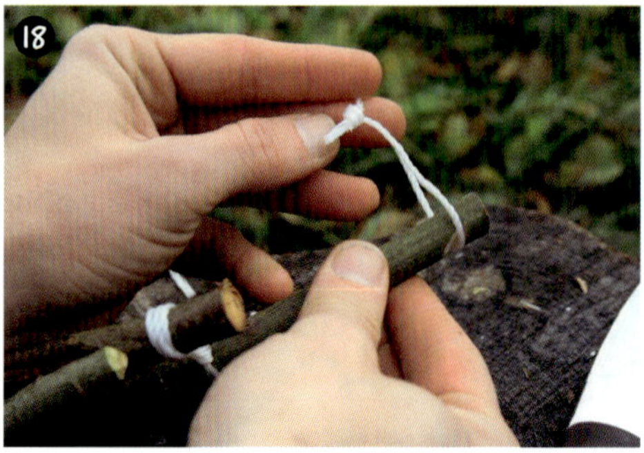

Eine Schlaufe knoten, die ausreichend groß ist, um über den abgeflachten Stab und die Spitze des aufgespannten Schlagbügels zu passen.

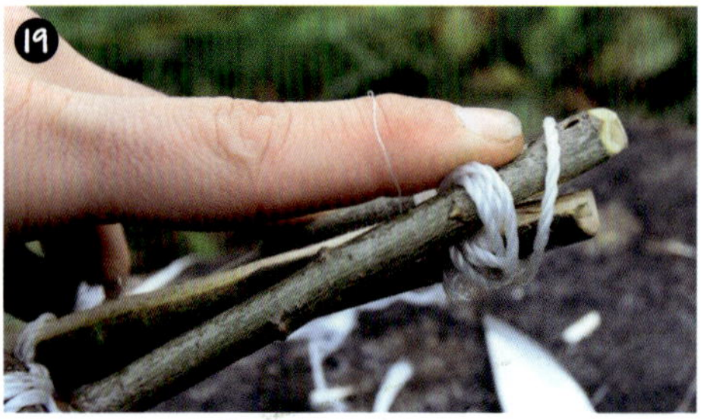

Auch an der fest geknoteten Astgabel eine Schlaufe anbringen. Diese sollte so dünn wie möglich sein.

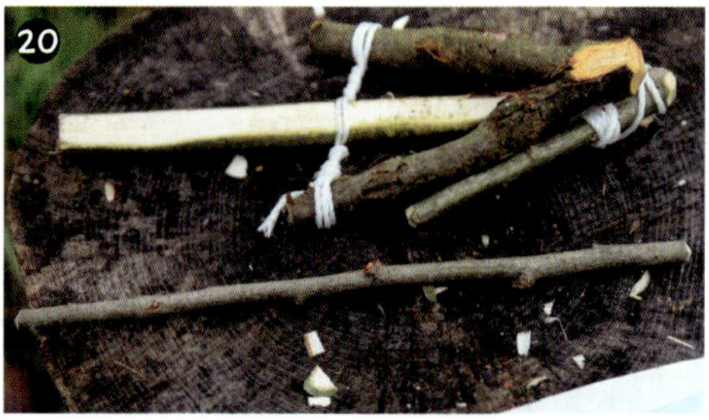

Ein dünnes Auslösehölzchen schnitzen, das genauso lang ist wie der abgeflachte Ast. Es sollte möglichst leicht und dennoch stabil sein.

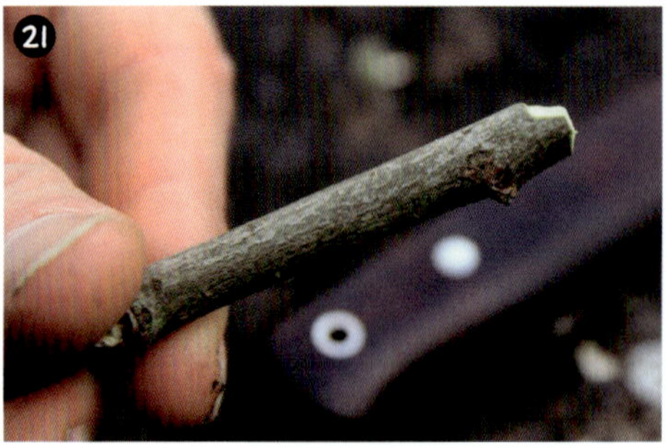

Eine Seite mit einer abfallenden Kante versehen und schälen. Eventuell schmaler schnitzen, da das Hölzchen den Schlagbügel verzögert.

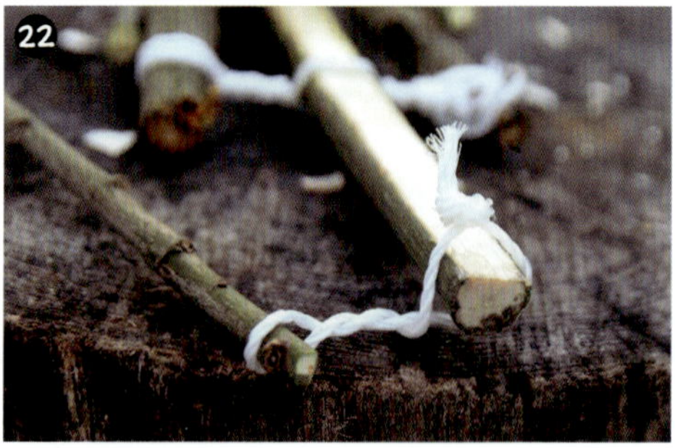

Das ungeschälte Ende des Auslösers in die Schlaufe aus Bild 18 einwickeln, bis es den geöffneten Schlagbügel stabil umschließen kann.

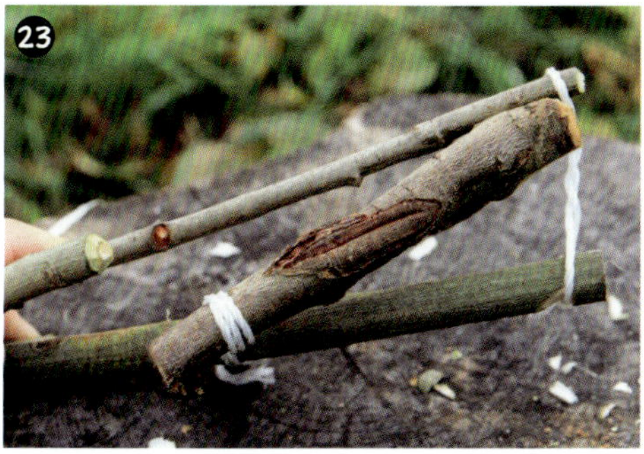

Der vorsichtig darüber gespannte Auslöser hindert den geöffneten Schlagbügel am Zusammenschlagen.

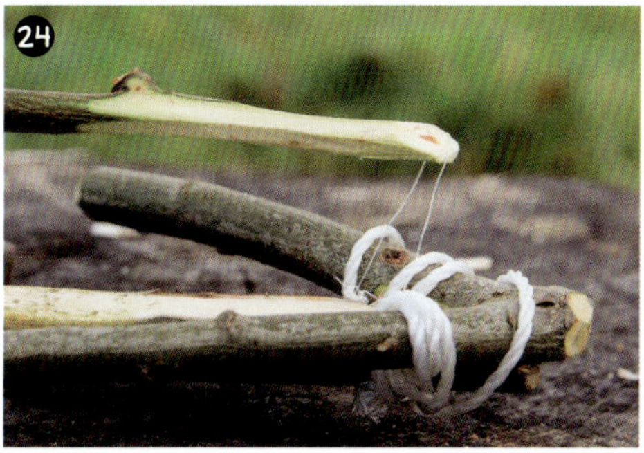

Die dünne Schlaufe aus Bild 19 an die vorderste Spitze der Kante am geschälten Ende aufsetzen, sodass sie gerade noch nicht abrutscht.

Fertig!

In dieser Schlaufe muss man den Köder möglichst nah am Auslöser anbringen oder daran festbinden. Sobald ein Tier am Köder zieht, rutscht die Schlaufe ab, und der Schlagbügel klappt mit enormer Wucht auf das Widerlager.

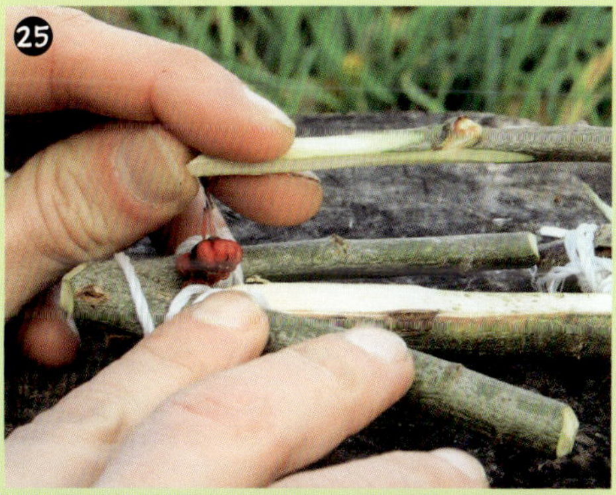

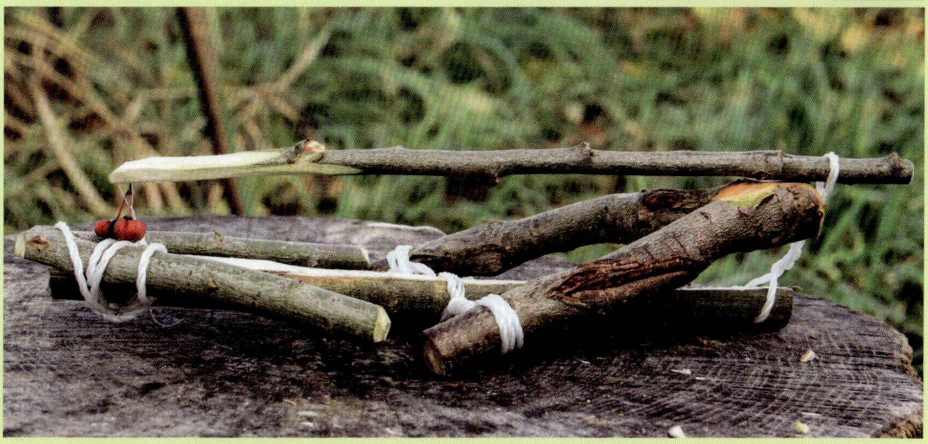

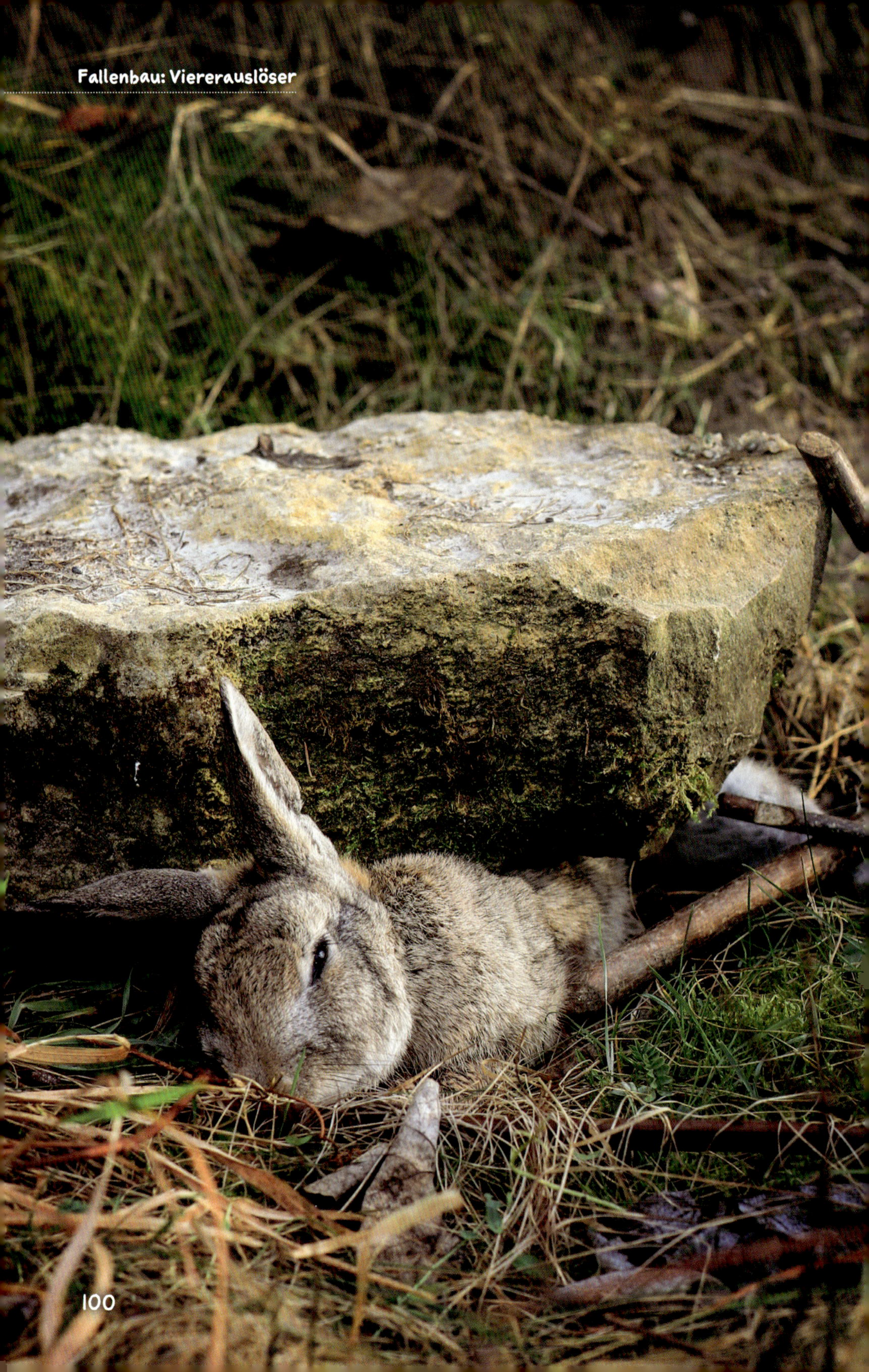

VIER GEWINNT

Wenn man Notnahrung braucht und Mäuse oder Ratten dafür nicht ausreichen, dann versucht man, mittelgroße Tiere zu fangen. Allerdings würden sie sich eine Schlagbügelfalle einfach aus dem Pelz schütteln. Hier braucht man schlagkräftigere Argumente: eine Falle mit Schlaggewicht.

Schlagfallen, auch Totschlag- oder Mordfallen genannt, sind richtig aufgestellt hoch effektive Fanggeräte. Lange Zeit wurden sie deshalb auch von Jägern genutzt. Vor allem die sogenannte Rasenfalle war in Jagdrevieren beliebt.

Sie besteht aus einer flachen Holzkonstruktion, ähnlich einer Europalette, beschwert mit zahlreichen Rasensoden (ausgestochene, viereckige Stücke Grasnarbe), zwischen 50 und 150 Kilo schwer. Hebt man die Platte an einer Seite nur 25 Zentimeter hoch, reicht die Energie aus, um Marder, Fuchs oder noch größere Tiere zu erschlagen.

Allerdings hat die Rasenfalle auch Nachteile: Erstens braucht man einige Zeit, sie zu bauen. Zweitens wird das Tier unter dem Schlaggewicht begraben und gequetscht. Dabei können die inneren Organe aufbrechen. Das Ausnehmen des Tiers ist dann nicht nur eine ziemliche Sauerei. Es besteht auch eine hohe Infektionsgefahr, das Fleisch kann schnell verderben. Jäger nutzen

Komplexe Konstruktion

Ob eine Schlagfalle wie gewünscht funktioniert, ist davon abhängig, wo der Schwerpunkt des Schlaggewichts auftrifft. Der Aufbau ist nicht einfach. Nimmt man einen Stein als Schlaggewicht, sollte er eine längliche Form haben und mindestens eine flache Kante an einer der kurzen Seiten. Das Schlaggewicht wird durch den Auslöser nur an einem Punkt gehalten. Deshalb darf nichts wackeln oder seitlich wegrollen. Die Fallstrecke darf nicht zu hoch sein, da das Tier darunter sonst flüchten und sich dabei verletzen kann. Die Fallhöhe muss aber einen genügend starken Impuls erzeugen. Am besten wählt man ein Schlaggewicht mit mindestens dem doppelten bis fünffachen Eigengewicht des Zieltiers und eine Fallstrecke von etwa der doppelten Schulterhöhe. Außerdem muss die Schlagkante den Boden erreichen. Da zum Halten die T-Wippe direkt neben den Stein gestellt wird, muss man den Angelpunkt so einplanen, dass die Schlagkante an der T-Wippe vorbei schwingt.

Rasenfallen kaum noch, da sie unselektiv fangen, nicht normiert und zu gefährlich sind. Für den Survival-Notfall ist das Grundprinzip der Totschlagfalle aber genau richtig. Man tauscht die schwere Rasenplatte gegen ein Schlaggewicht aus, das idealerweise nur Genick oder Kopf des Tiers trifft und sofort zum Tod führt. Organe werden nicht verletzt. Der Auslöser funktioniert so: Eine T-Wippe aus Holz hindert den eigentlichen Auslöser am Zuklappen und hält das Schlaggewicht.

Es gibt zwei wichtige Auslösekonzepte. Den Vierer- und den Paiuteauslöser. Wir beginnen mit dem Viererauslöser, der vor allem schwere Gewichte sicher halten kann und den Vorteil hat, dass er bei zu kleinen Tieren nicht auslöst.

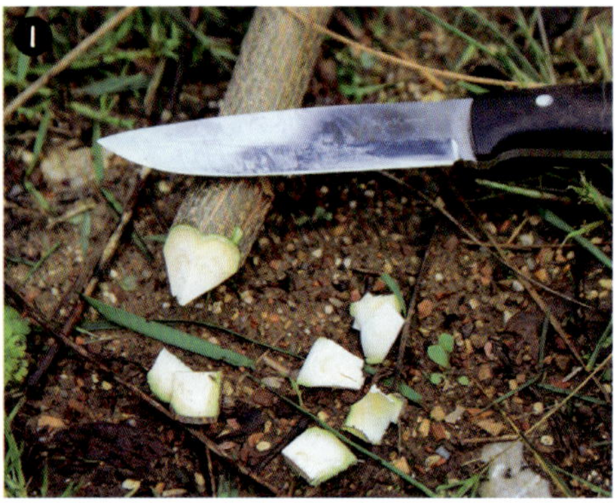

Für den Bau einer T-Wippe braucht man einen stabilen, geraden Ast. Das eine Astende versieht man mit einer Vierkantspitze, …

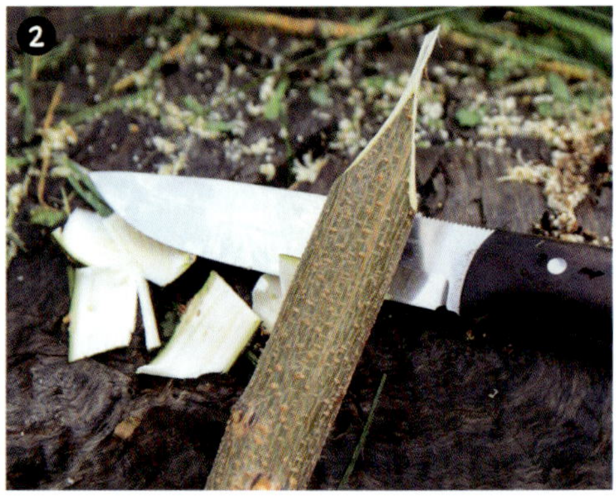

… das andere mit einer Spatelspitze. Es ist wichtig, dass der Ast doppelt so lang ist wie die Schulterhöhe des Zieltiers – Einstecktiefe in den Boden mit eingerechnet.

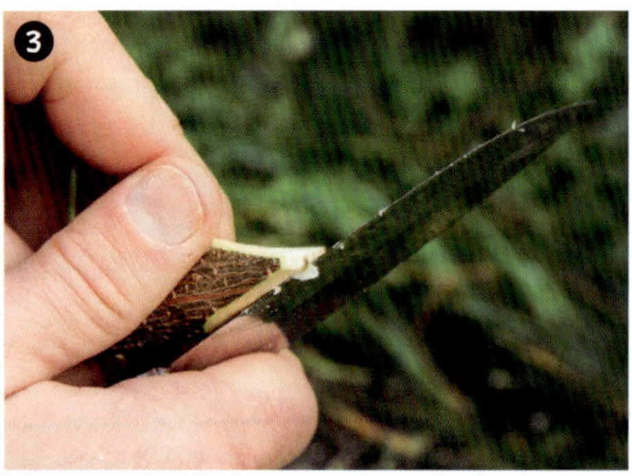

Die Spatelspitze kürzen wir so, dass ein drei bis fünf Millimeter breites und stabiles Lager entsteht. Es sollte fest genug sein, um das Schlaggewicht zu halten.

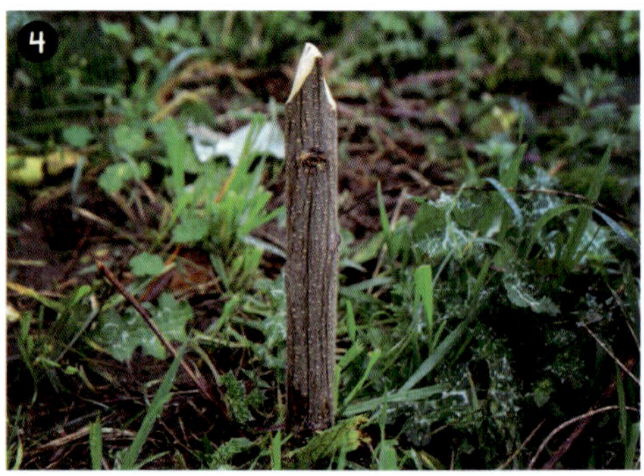

Der Grundstock wird mit der Vierkantspitze nach unten in den Boden gedrückt. Bei Bedarf kann man ihn zusätzlich verankern.

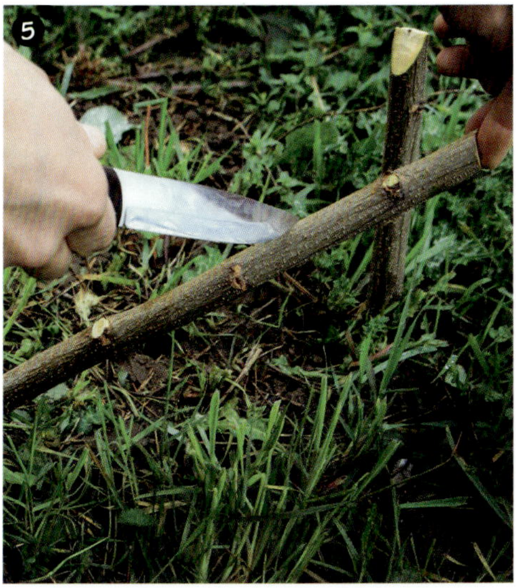

Ein weiterer Ast – etwa doppelt so lang wie der Grundstock – wird mit einer Kerbe versehen. Ideal ist ein Längenverhältnis von der Kerbe bis zu den Enden von 1:4 bis 1:5.

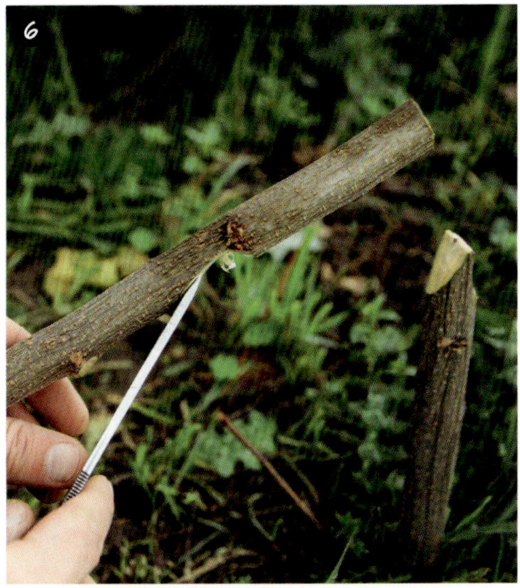

Wichtig: Die Kerbe darf nicht zu tief und soll unsymmetrisch sein – mit dem stumpfen Winkel zum kurzen Ende. Sonst bricht die Konstruktion später auseinander.

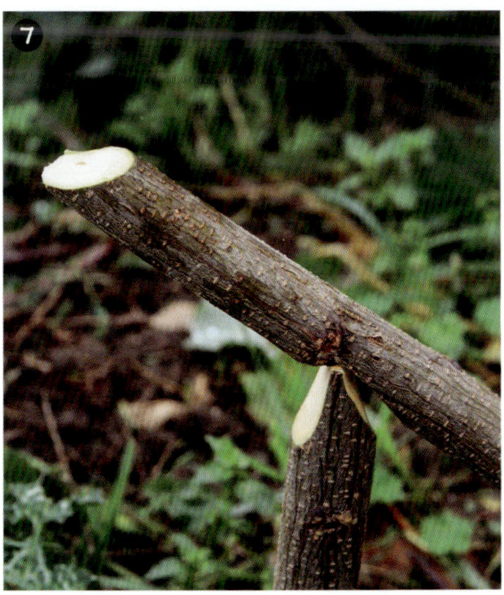

Am kurzen Ende, auf der gegenüberliegenden Seite zur Kerbe, flachen wir den Stab ab. Damit kriegt das Schlaggewicht mehr Auflagefläche. Die T-Wippe ist nun fertig.

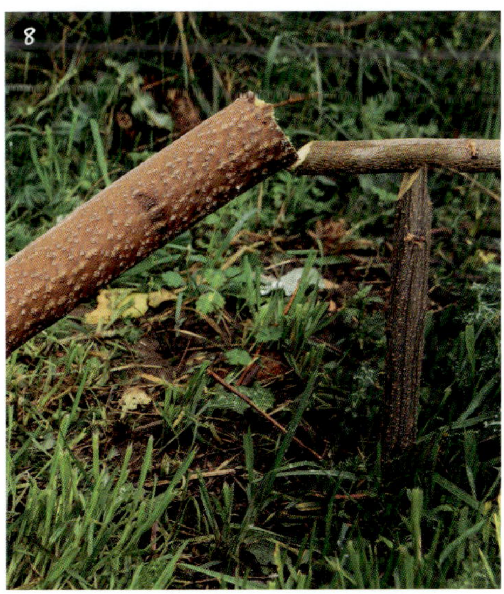

Das Schlaggewicht liegt mit einem Ende knapp auf dem abgeflachten Ende am oberen Teil der T-Wippe auf, mit dem anderen auf dem Boden.

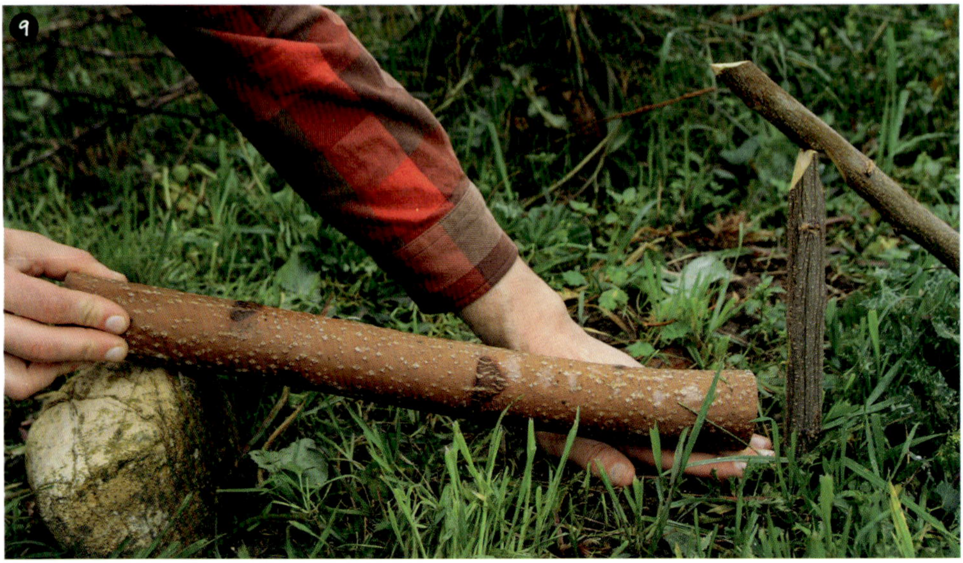

Besser ist es, man legt das Schlaggewicht auf einen Stein. Dann schlägt eine Kante des Holzes auf dem Boden (bzw. dem Tier) auf.

Viererauslöser

Um aus der T-Wippe und dem Schlaggewicht eine Falle zu bauen, braucht man einen weiteren Ast, sowie den eigentlichen Auslöser. Beim Bau ist hohe Präzision gefragt. Das macht den Viererauslöser zu einem idealen Übungswerkstück. Fehler wie unsauber geschnitzte Kerben oder Winkel erkennt man unmittelbar, weil dann die Falle einfach nicht funktioniert. Die Falle ist ideal für mittelschwere Tiere, die kräftiger am Köder zerren – insbesondere für große Reptilien wie Warane oder Schildkröten (die allerdings nur festgeklemmt werden).

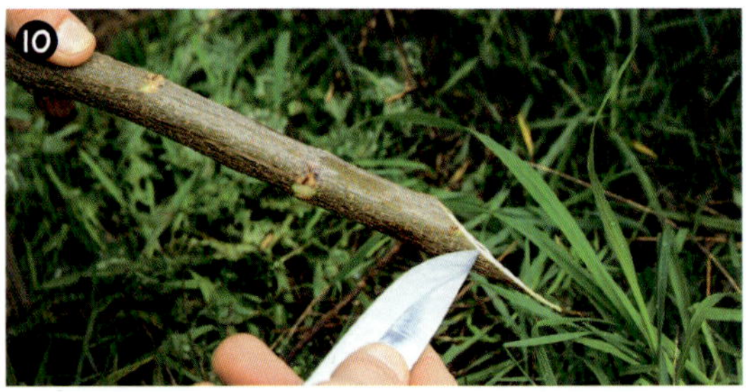

Am langen Ende der Wippe schnitzen wir nun eine Kante, deren Schnittfläche nach oben zeigt.

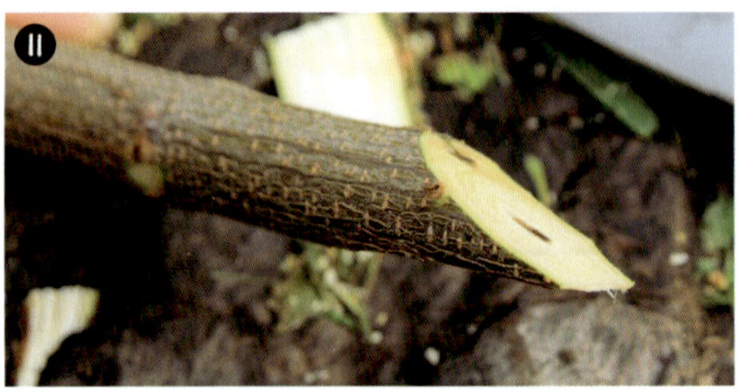

Die untere Seite der Kante wird leicht abgeflacht, damit die Spitze ein glattes, breites Ende hat.

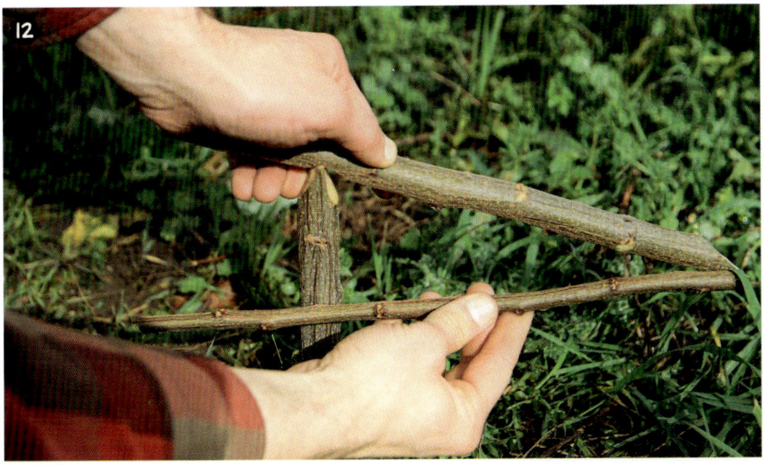

Wir schneiden einen weiteren dünnen Ast als Auslöser mit derselben Länge wie die Wippe zu. Der Ast wird mit einem Haken versehen.

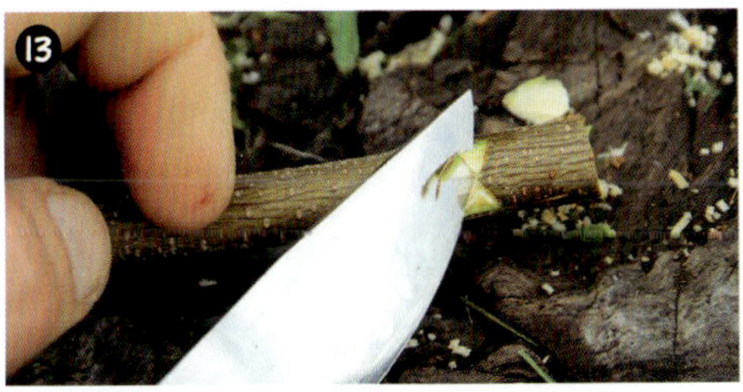

Für den Haken schneidet man ein Kreuz in den Ast. Danach trennt man die drei zur langen Seite stehenden Quadranten ab.

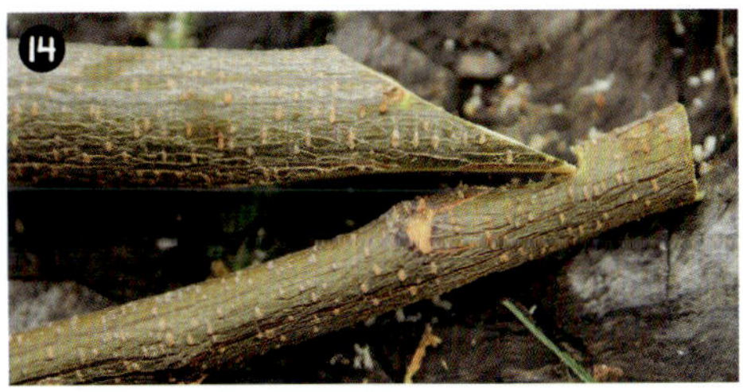

Die Hakenspitze formen wir so, dass sie möglichst genau zur hinteren Kante der Wippe passt.

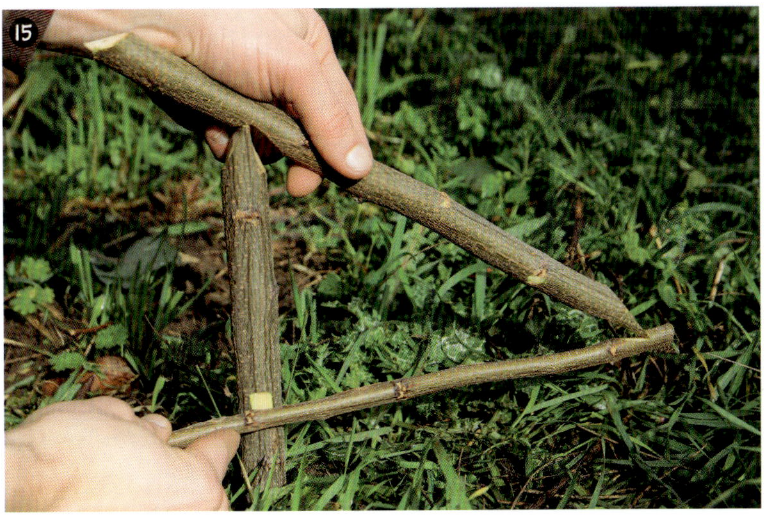

Die Falle wird zusammengesetzt. Bei Druck auf die Wippe darf der Haken am Auslöser nicht von der Kante des Grundstocks abrutschen oder ausreißen.

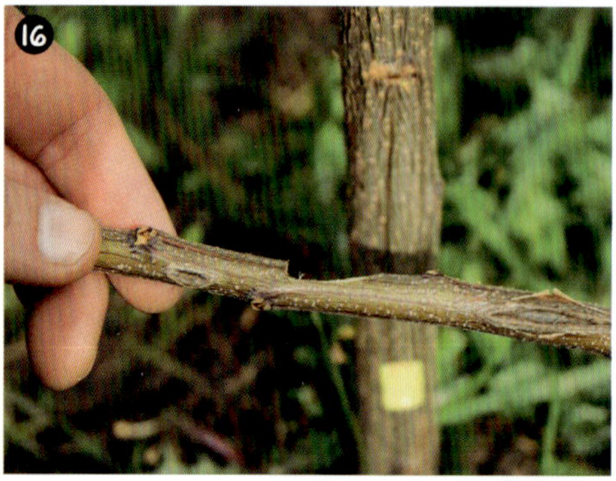

Der Auslöser bekommt an der markierten Stelle einen zum hinteren Ende zeigenden Haken. Die Hakenspitze wird abgeflacht.

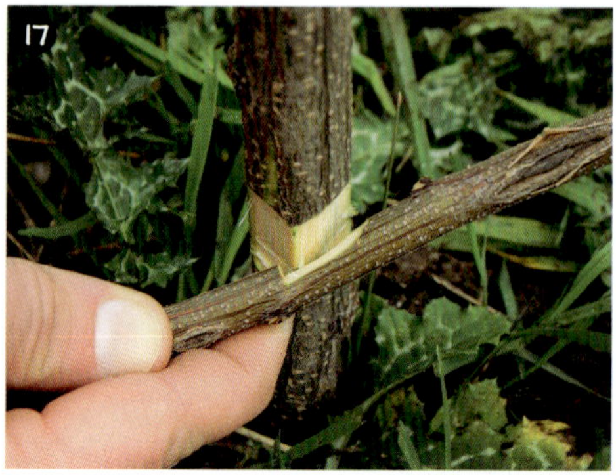

Am Grundstock bringen wir an der Markierung eine Kante an, hinter der der Haken des Auslösers einrasten kann.

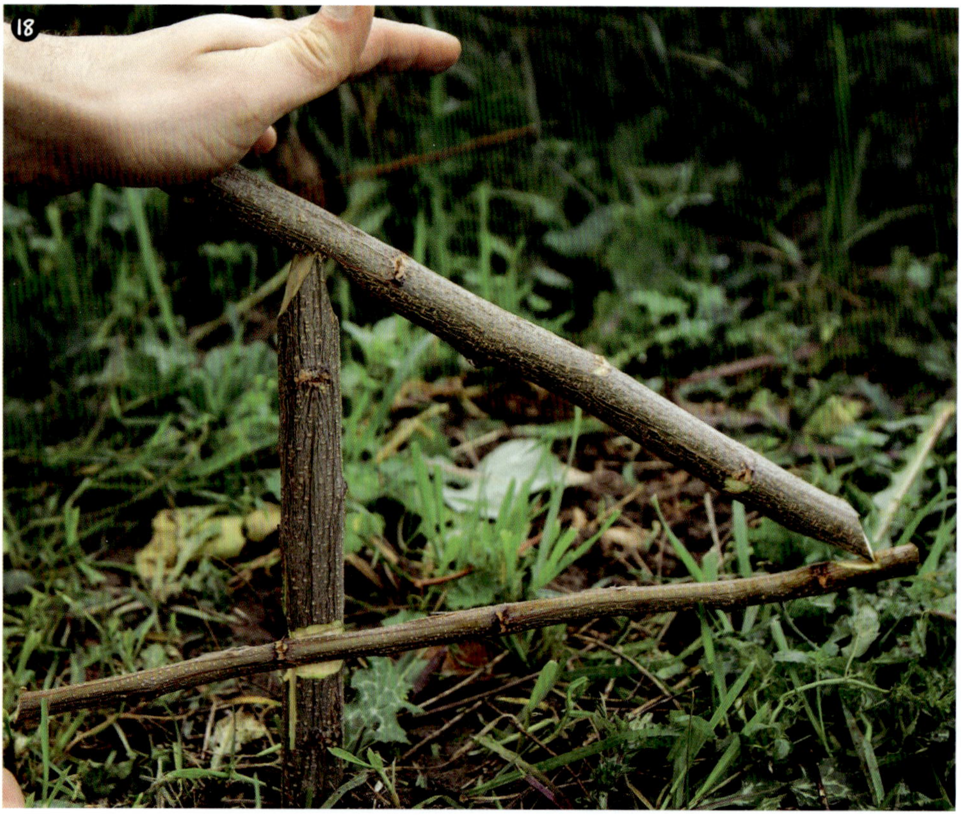

Die Falle wird zusammengesetzt. Bei Druck auf die Wippe darf der Haken am Auslöser nicht von der Kante des Grundstocks abrutschen oder ausreißen.

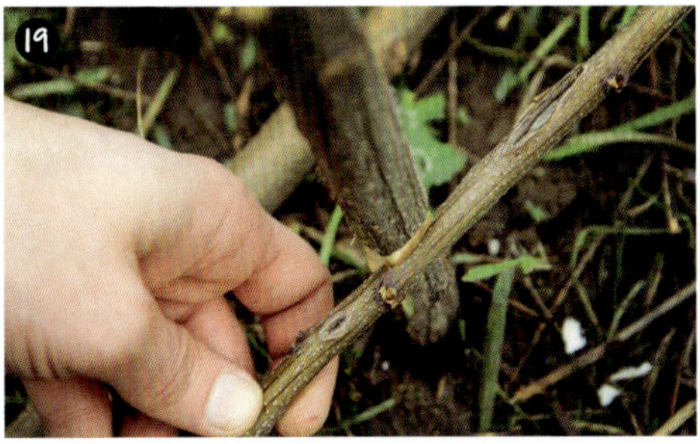

19

Je nach gewünschtem Abzugsgewicht kann man einzelne Fasern vom Haken herunter schneiden. Für geringe Abzugsgewichte liegt weniger als ein Millimeter des Hakens auf der Kante auf.

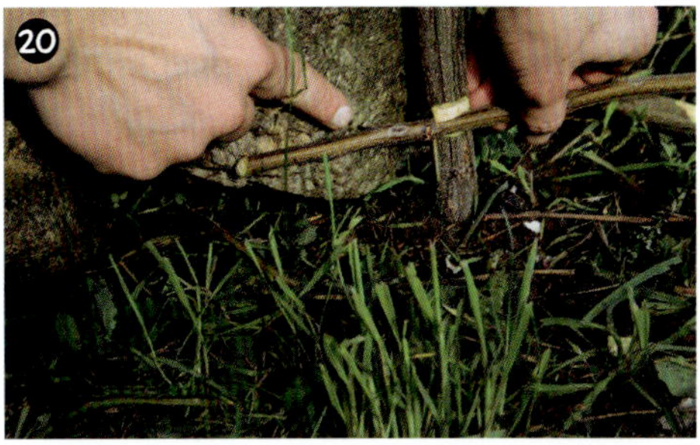

20

Die Viererfalle kann man jetzt aufstellen. Das Schlaggewicht (hier ein Stein) wird aufgelegt, der Auslöser mit einem Köder bestückt.

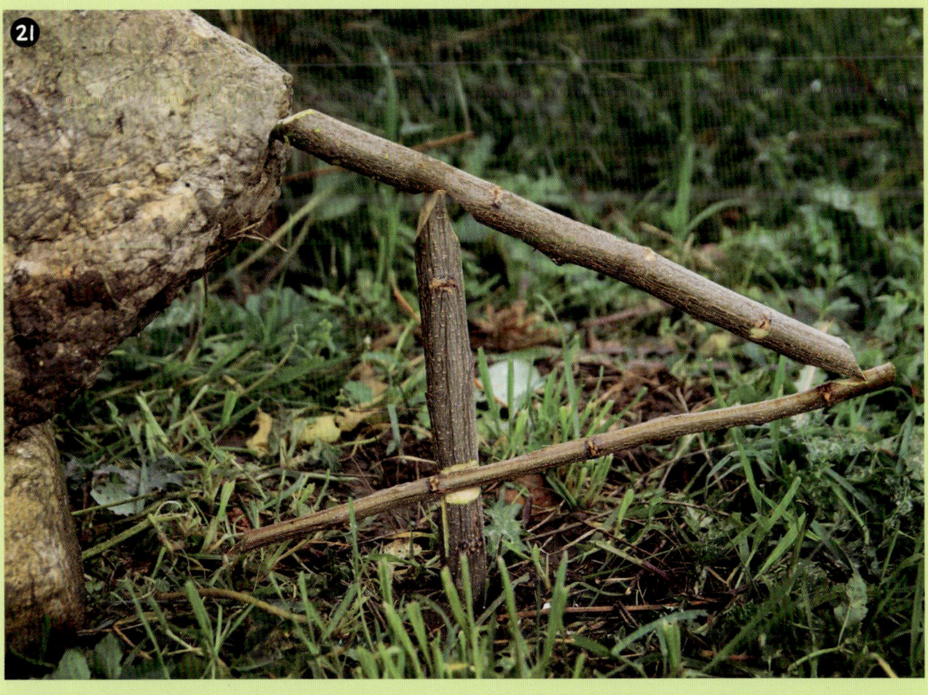

21

Fertig!

Der Köder muss genau beim Auftreffpunkt des Gewichts liegen. Bewegt ein Tier den Auslöser mit dem Köder, fällt der Stein herab.

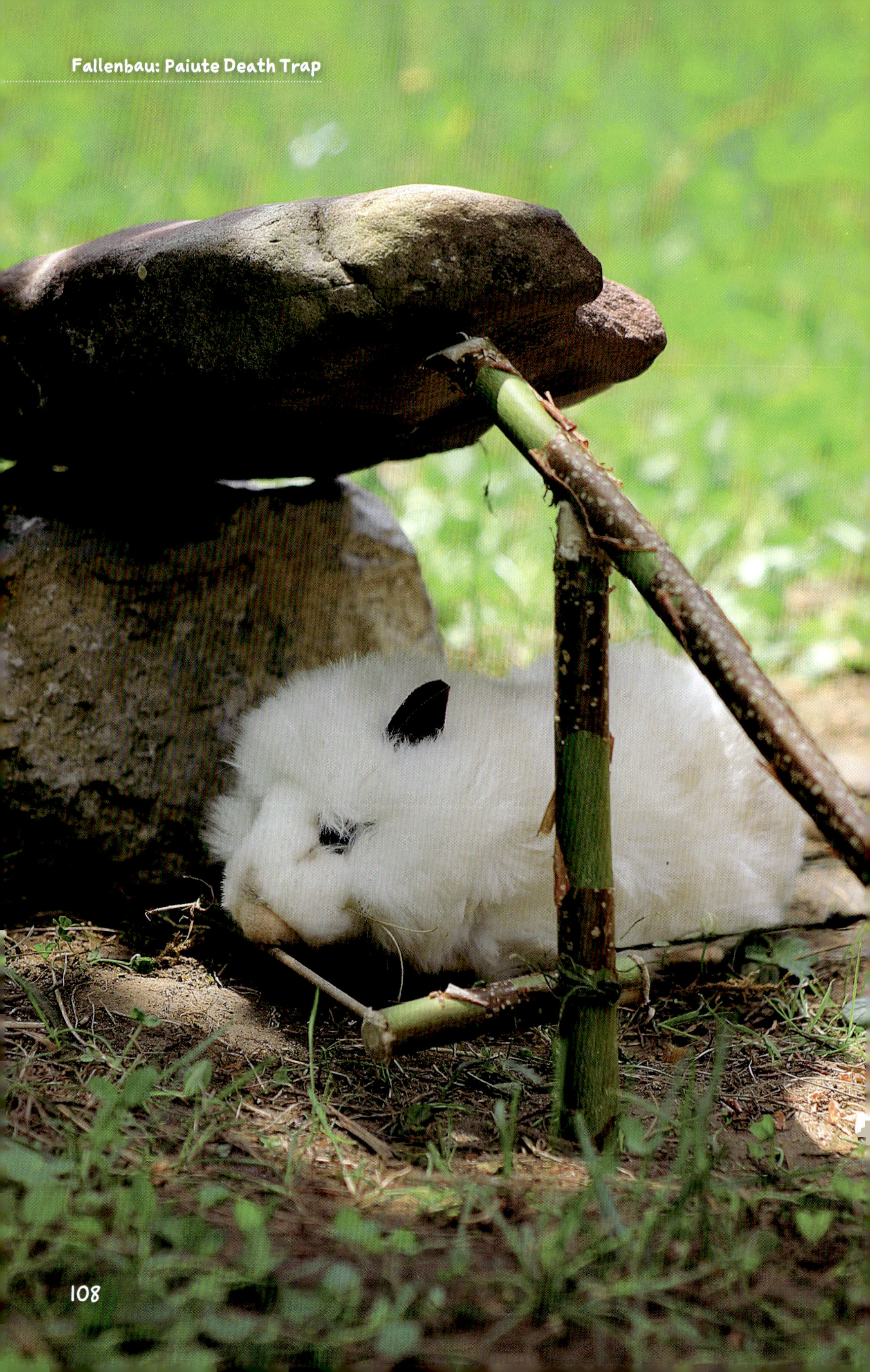

AMERICAN SPIRIT

Fallenbau ist besonders dann überlebenswichtig, wenn die Ausrüstung verloren gegangen ist und man keine Werkzeuge zur Verfügung hat. Mit etwas handwerklichem Geschick kann man dennoch eine hocheffektive Falle bauen.

Die Paiute sind nordamerikanische Ureinwohner, die im Westen der heutigen USA gelebt haben. Als Jäger und Sammler waren sie auf lokal vorhandene Tiere und Pflanzen spezialisiert – so wie Hasen, Eichhörnchen, Fisch, Rohrkolben und Wildgetreide. Den Paiute wird auch die Erfindung einer Totschlagfalle zugerechnet, die nach ihnen benannt wurde. Dieser Mechanismus kann sowohl zum Bau einer Falle gegen Schädlinge (die es auf eingelagerte Vorräte abgesehen haben) als auch zur Jagd auf Kleintiere genutzt werden.

Da die frühen Paiute keine Metallwerkzeuge kannten, kann man davon ausgehen, dass ihre Fallen mit einfachen Steinwerkzeugen hergestellt wurden. Dazu kommt, dass in den Siedlungsgebieten der Paiute einfach verfügbare und sehr stabile Fasern wie solche aus Blättern von Agaven vorhanden waren. Das funktioniert auch heute noch: Wenn man eine geeignete Leine hat, kann man mit einfachsten Mitteln einen simplen, aber extrem sensibel einstellbaren Auslöser bauen.

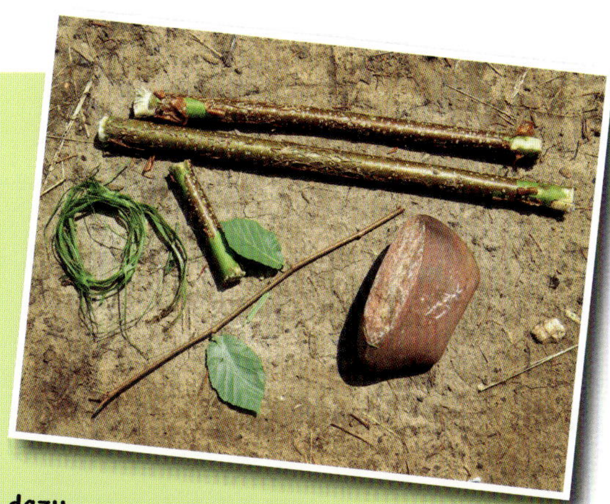

Die Paiute-Falle

Auf Basis einer T-Wippe bauen wir eine Paiute-Schlagfalle. Dabei wird das aufgelegte Schlaggewicht am Ende der Wippe befestigt. Die Wippe selbst wird durch eine Leine fixiert, die über einen Knebel und ein Auslöseholz gehalten wird. Zuerst längt man die einzelnen Bauteile ab. Wir brauchen einen etwa 25 bis 30 Zentimeter langen Grundstab, dazu eine ebenso lange T-Wippe. Außerdem ein rund fünf bis sieben Zentimeter langes Stückchen als Knebel und ein dünnes Hölzchen als Auslöser.

Werkzeug und Material

Selbst wenn man ohne Werkzeug unterwegs ist, kann man einen Paiute-Auslöser in kurzer Zeit bauen. Da Zähne und Fingernägel nicht zum Bearbeiten von Holz taugen, braucht man zumindest eine raue Steinkante. Dazu kann jeder flache Flusskiesel genutzt werden. Der Trick dabei ist, dass er zerbrochen wird. Dabei entsteht eine fast rechtwinklige Steinkante mit rauer Oberfläche, die als Raspel und Schneidefläche genutzt werden kann. Zudem werden ein etwa zeigefingerdickes, armlanges und möglichst gerades Holzstück sowie ein stabiler, streichholz- bis bleistiftdicker Ast benötigt. Um das dicke Holz abzuschneiden, arbeitet man mit einer spitzen Kante des zerbrochenen Steins.

Da man sehr feine Strukturen, wie sie beim Viererauslöser (siehe voriges Kapitel) benötigt werden, nur schwer mit Steinkanten herstellen kann, wird als Querverbinder zwischen T-Wippe und eigentlichem Auslöser ein Stück stabile Leine gebraucht. Wir verwenden in diesem Fall Brennnesselfasern. Man kann aber alle stabilen Naturfasern wie Lindenbast oder wenn verfügbar Paracordfasern und Angelleine nutzen.

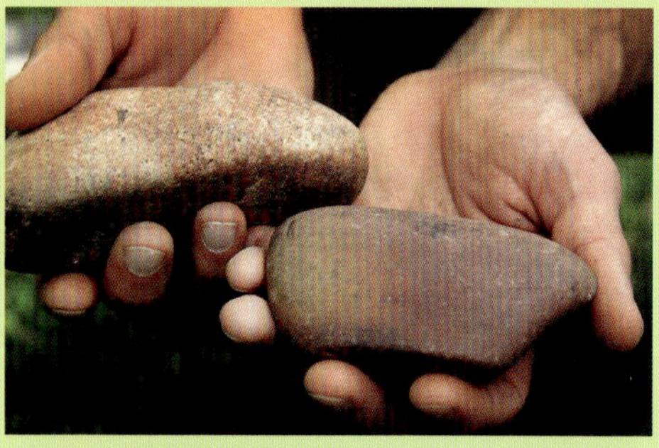

Solche flachen Kiesel eignen sich perfekt als Messerersatz zum Bearbeiten von Holz. Dazu wird er zerbrochen.

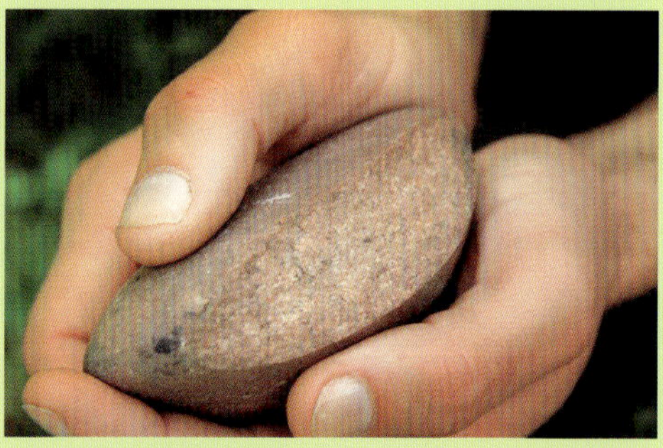

Die Bruchkante besteht aus einer flachen und einer sehr rauen Fläche. Sie ist ideal zum Raspeln von Winkeln und Kerben.

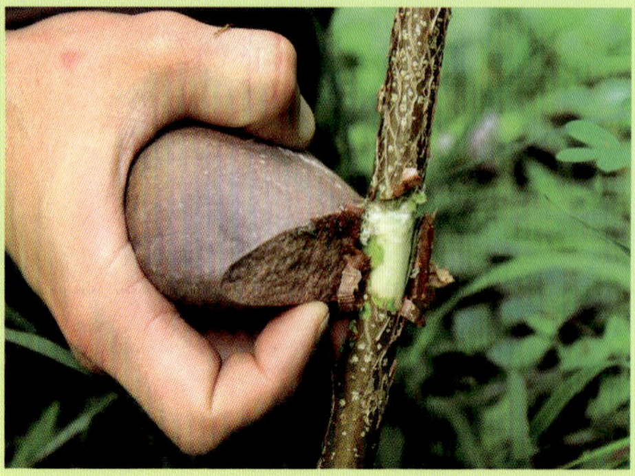

Die Kante wird als Säge genutzt, um eine Soll- bruchkerbe um den Ast zu raspeln. Ist die Rinne tief genug, wird der Ast abgebrochen.

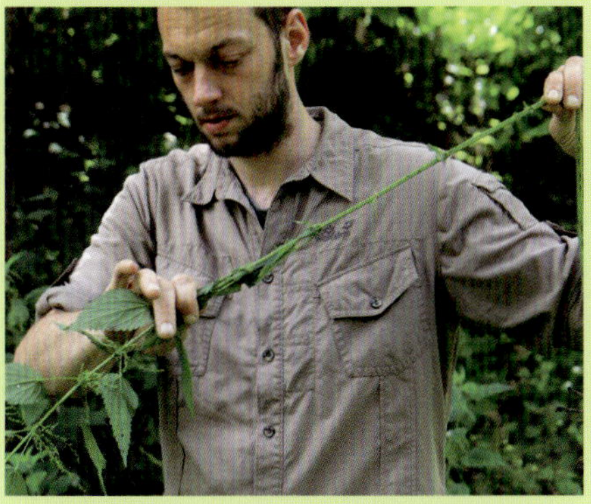

Wir ernten eine große Brennnessel. Die Blätter werden mit der Hand von unten nach oben fest abgestreift. Dabei brechen die Nadeln.

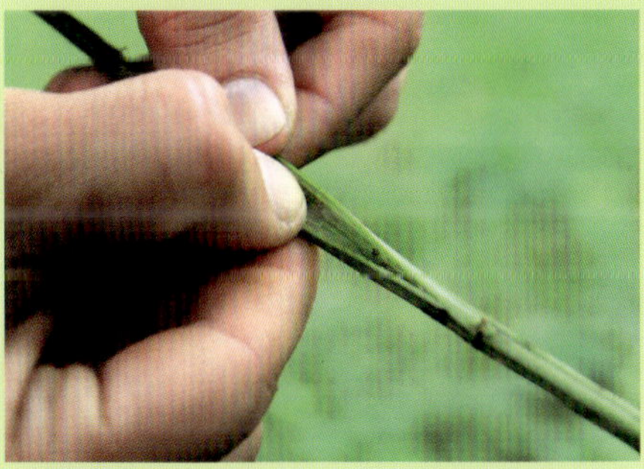

Die Blätter kann man mit den Fingernägeln abzwicken und den Stängel der Länge nach spalten.

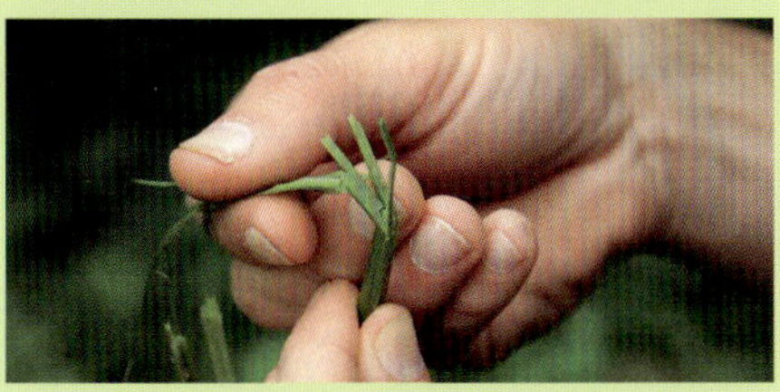

Die holzigen Teile vom Bast entfernen. Nur die dünne Bastschicht eignet sich als Leine. Wir brauchen etwa einen halben Meter durchgehende Rohfaser.

Bau der T-Wippe

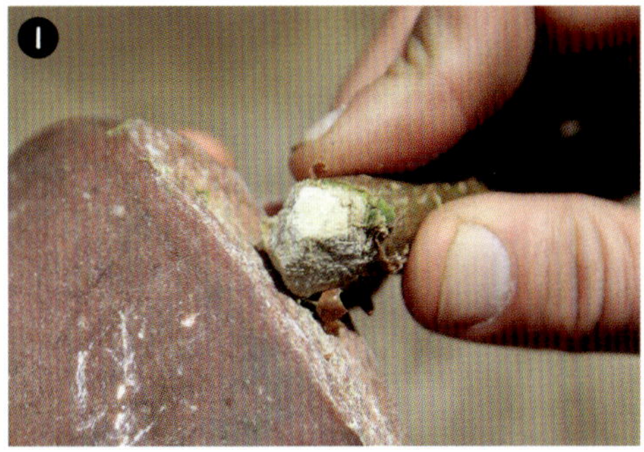

Auf der rauen Steinkante erhält der Grundstab eine Vierkantspitze zum Einstecken in den Boden.

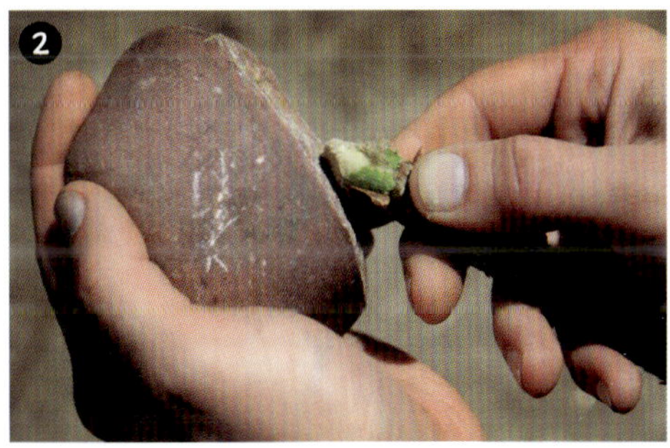

Die obere Seite schleifen wir zu einem flachen, oben möglichst sauber geschliffenen Spatel.

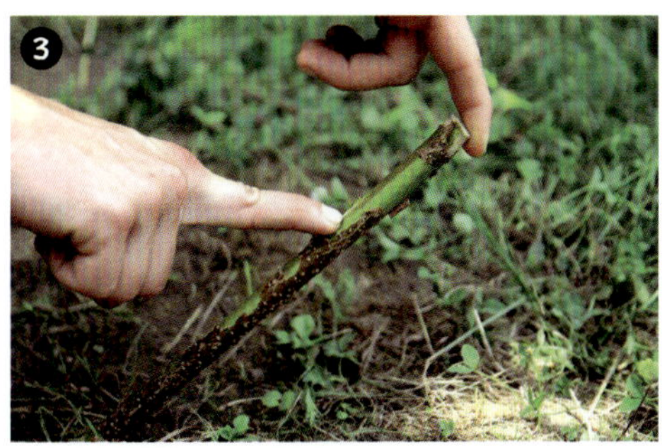

Man überprüft die Eigenbiegung der T-Wippe durch Anheben einer Seite, die konkave Seite markieren.

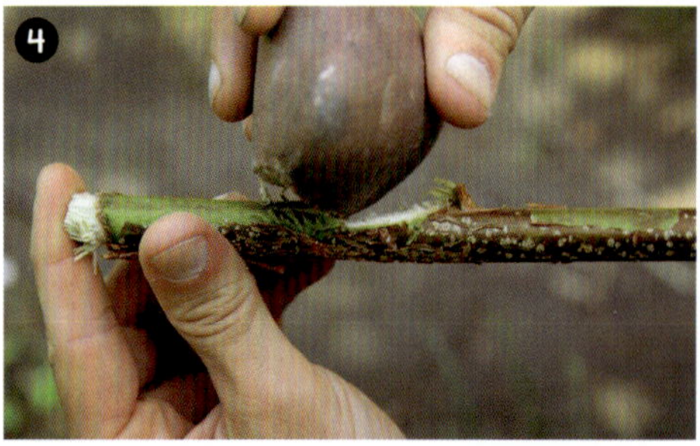

Im Seitenverhältnis ¼ zu ¾ schleifen wir einen unsymmetrischen Keil in die markierte Seite. Dabei zeigt der stumpfe Winkel zur kurzen Seite.

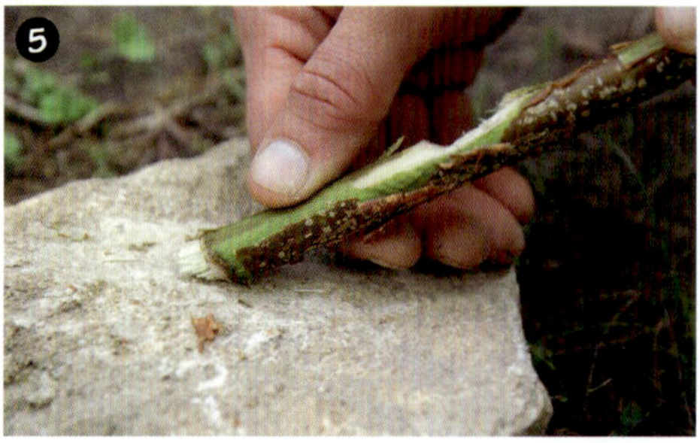

Das kurze Ende auf der gegenüberliegenden Seite wird flach geschliffen – hier liegt später das Schlaggewicht auf.

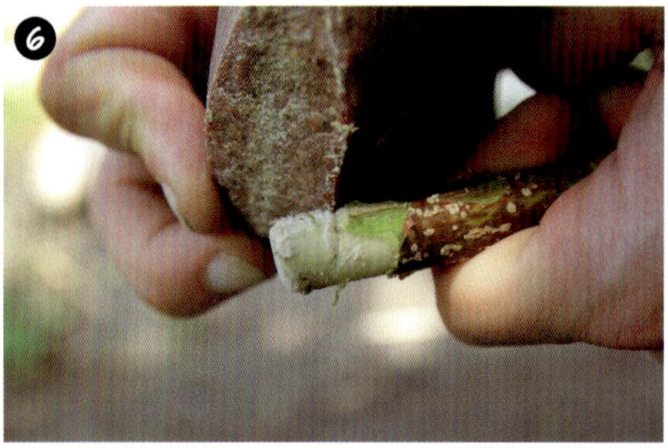

Das lange Ende wird mit einer Rinne versehen, in der später die Leine angebracht werden kann.

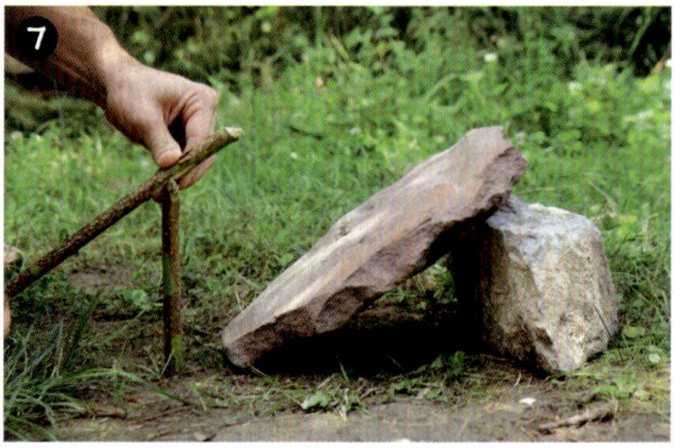

Die Wippe setzt man mit dem ausgeschliffenen Keil auf den Grundstab auf und platziert das Schlaggewicht an der vorgesehenen Stelle.

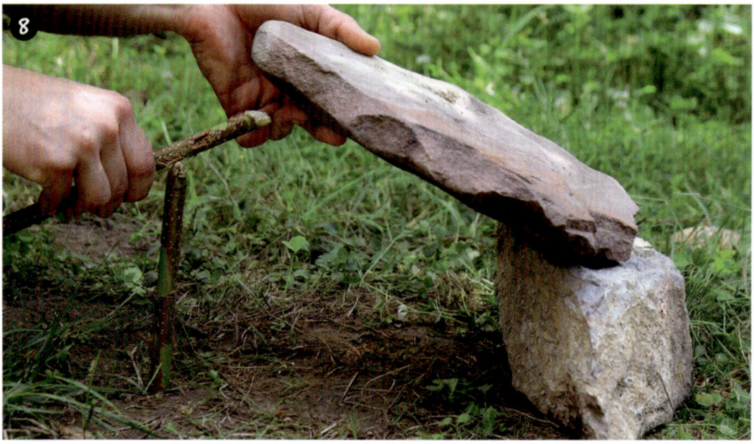

Der Abstand zwischen Schlaggewicht und T-Wippe muss so eingestellt werden, dass das Schlaggewicht stabil auf der Wippe liegt.

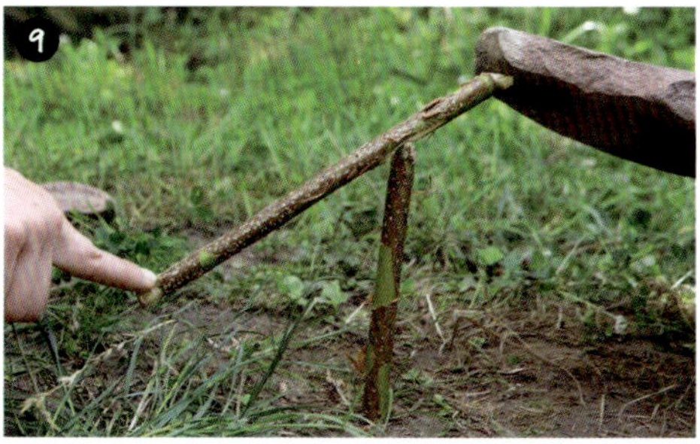

Die Konstruktion muss stabil stehen, wenn man nur am äußersten Ende der Wippe nach unten drückt.

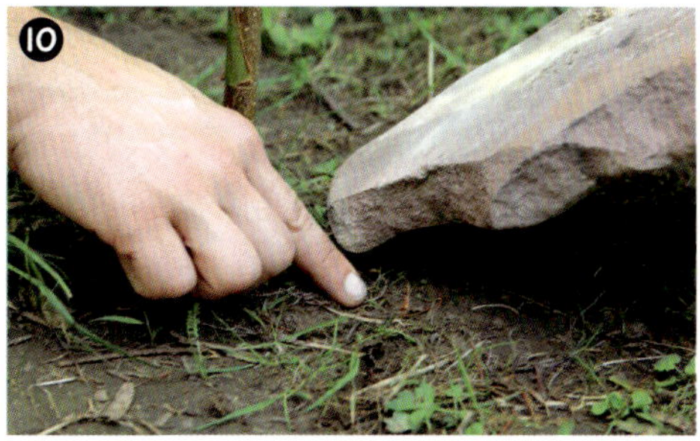

Wir lassen das Schlaggewicht fallen. Die Entfernung von Grundstab und Auftreffpunkt im Boden wird markiert.

Bau des Auslösers

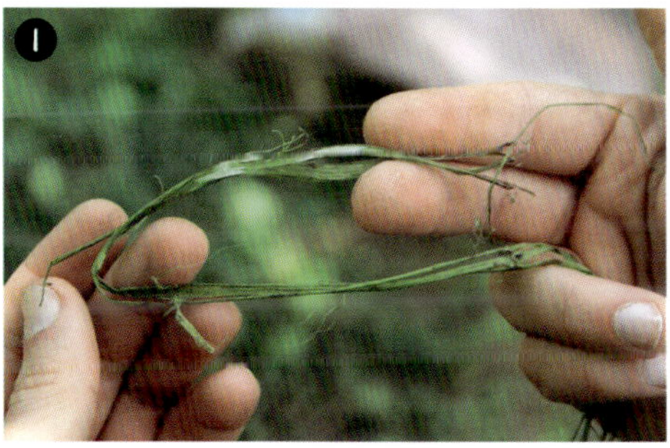

Die Brennnesselfasern werden etwa zehn Zentimeter vom Ende entfernt zu einer Bucht eingeschlagen.

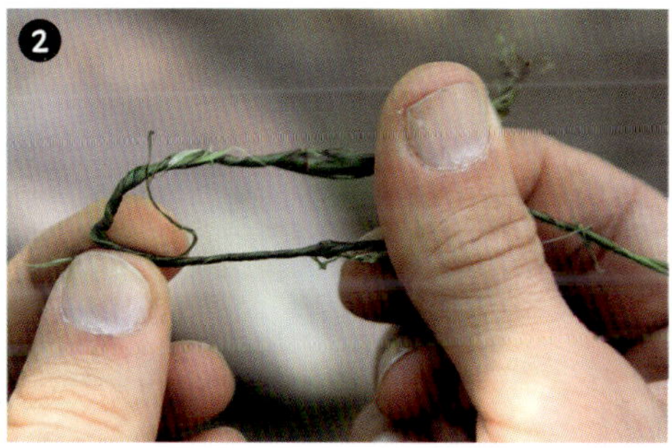

Langes und kurzes Ende drehen wir unabhängig voneinander etwa 20 Mal in die selbe Richtung.

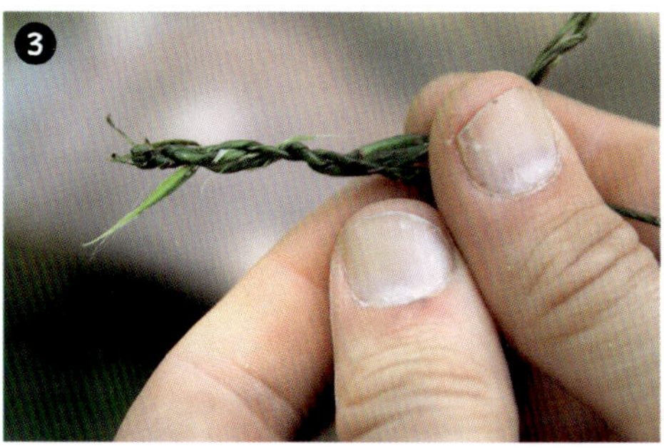

Das Ende sollte sich dabei zu einer Kordel verzwirbeln.

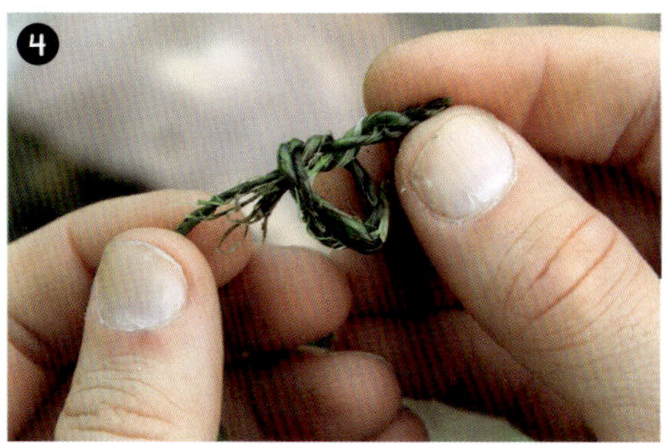

In fünf Zentimetern Abstand zum Kordelende wird ein einfacher Überhandknoten gesetzt.

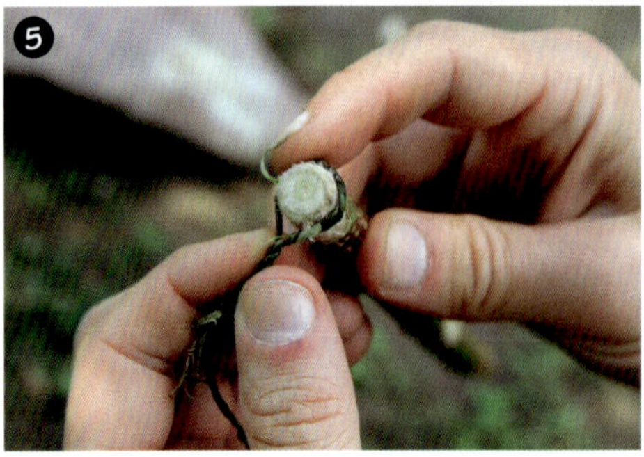

Wir ziehen das Kordelende etwas auf und schieben es auf die hintere Kerbe der Wippe.

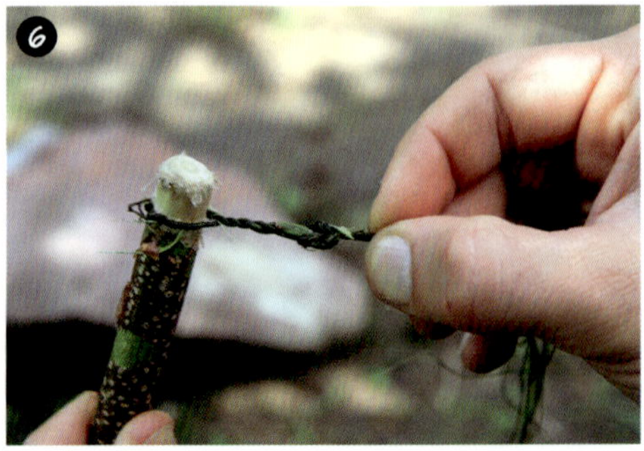

Die Kordel setzt sich selbstständig unter Zug fest.

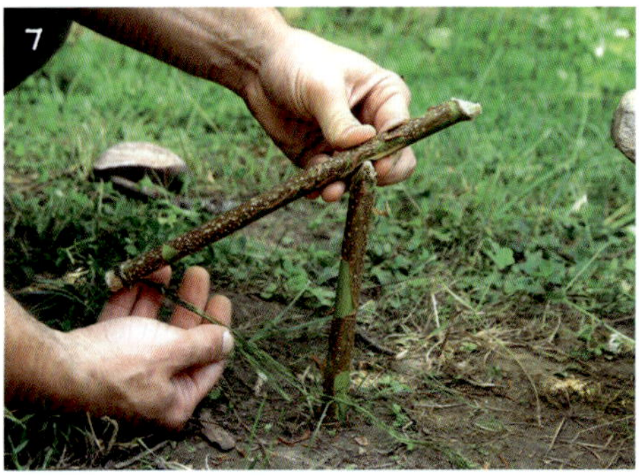

Die Wippe wird dann auf den Grundstock aufgesetzt und in dem Winkel festgehalten, bei dem das Schlaggewicht später aufliegt.

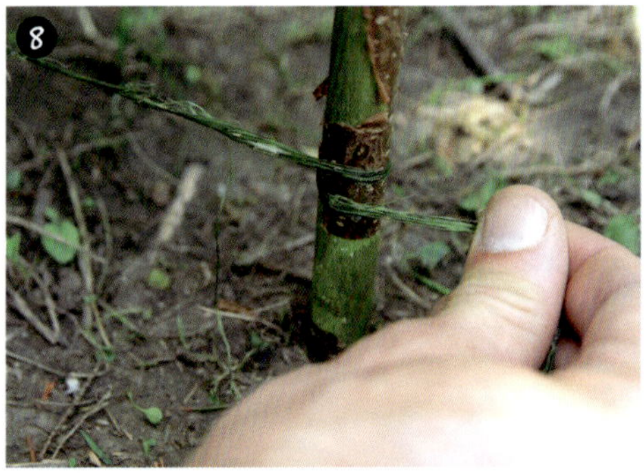

Wir führen die Brennnesselleine vom Ende der Wippe zum Grundstock und umrunden ihn anderthalb Mal.

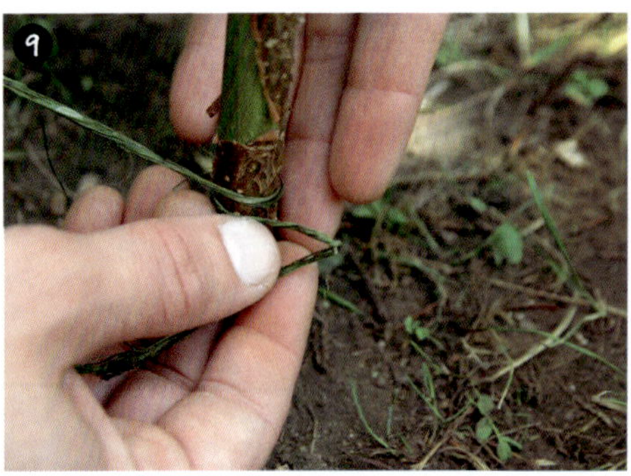

Die benötigte Länge der Leine plus ein bis zwei Zentimeter wird mit einem leichten Knick markiert und zurückgewickelt.

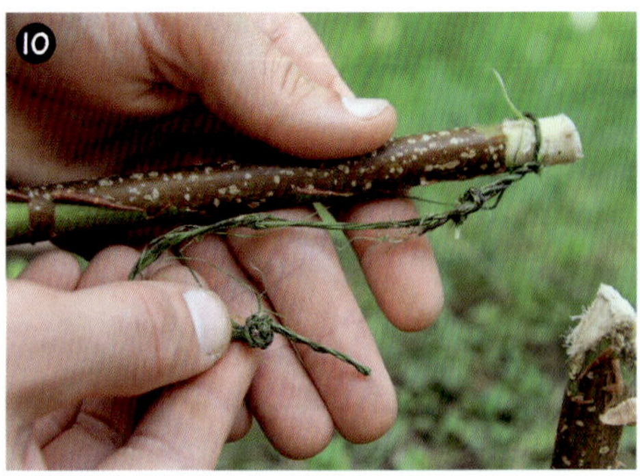

Dort wird wie in (1) bis (4) eine zweite Kordelschlaufe erzeugt, die sich bei Zug selbst anspannt.

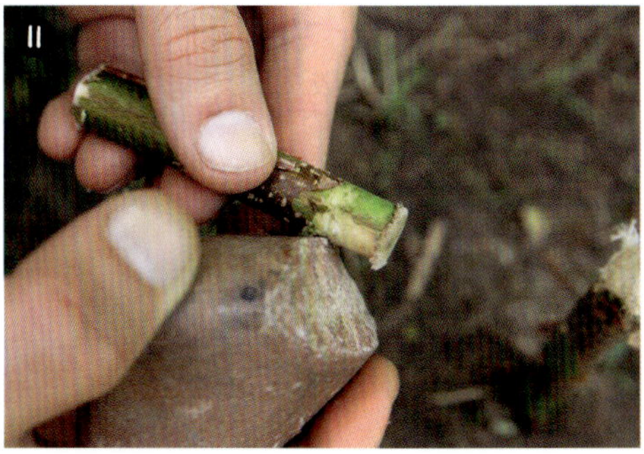

In einem Zentimeter Abstand zum Ende schleifen wir auf den kleinen Knebel eine umgehende Kerbe.

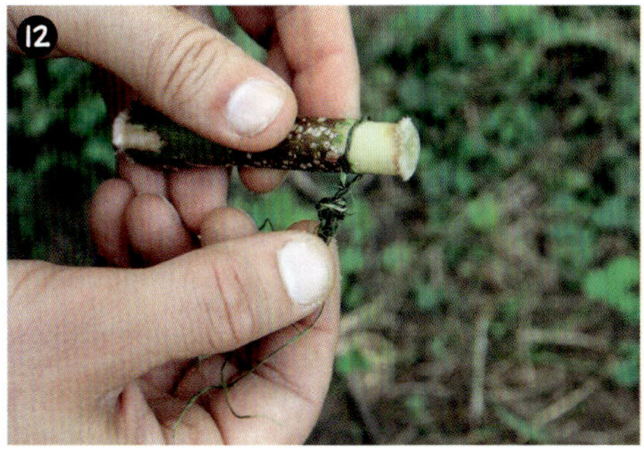

In dieser Kerbe wird das noch freie Kordelende platziert und festgezogen.

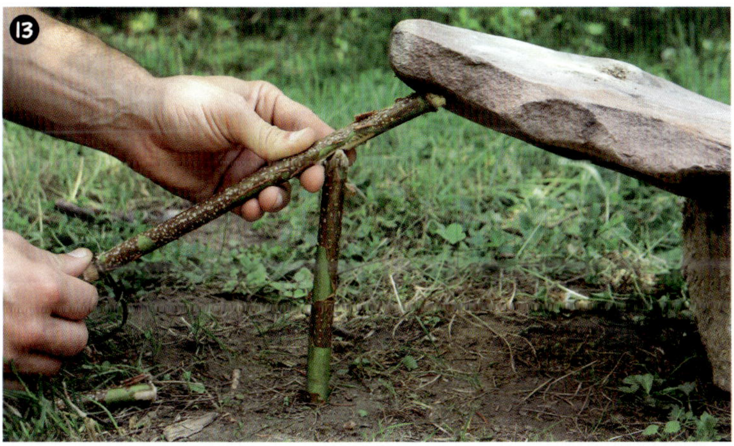

Jetzt können wir die T-Wippe zusammenbauen und das Schlaggewicht auflegen.

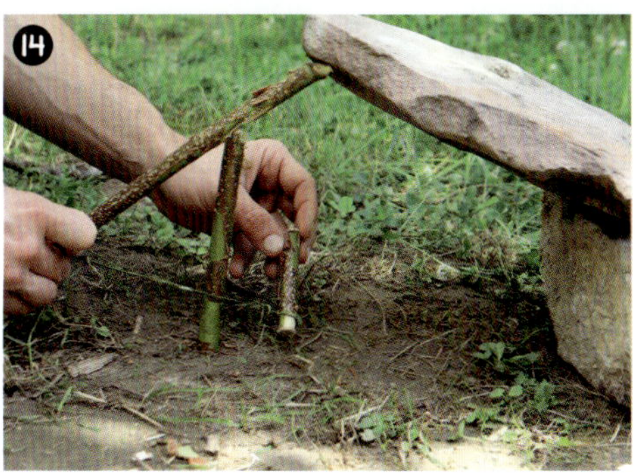

Der an der Wippe befestigte Knebel wird zum Grundstock geführt.

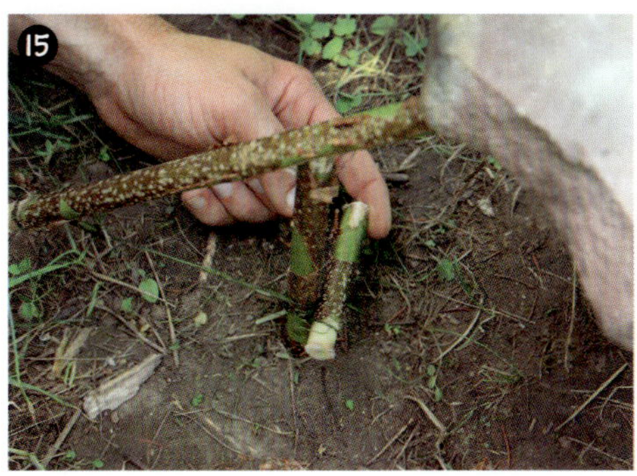

Wir umrunden einmal den Grundstock und platzieren den Knebel waagerecht in Richtung Schlaggewicht.

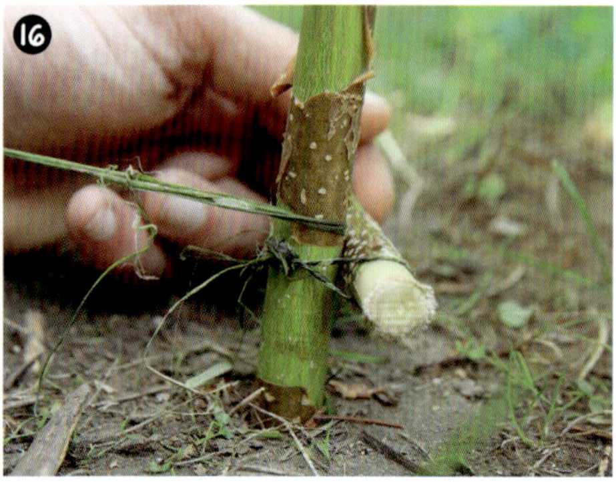

Dabei muss man darauf achten, dass die Wicklung nachgeführt wird – sonst klemmt sich die Falle beim Auslösen selbst fest.

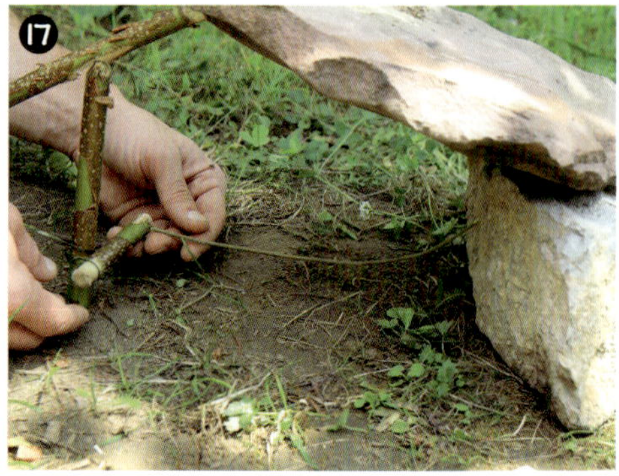

Das dünne Stöckchen wird so abgeknickt und so zwischen Schlaggewicht und Knebel geklemmt, dass es verhindert, dass der Knebel um den Grundstab gezogen wird.

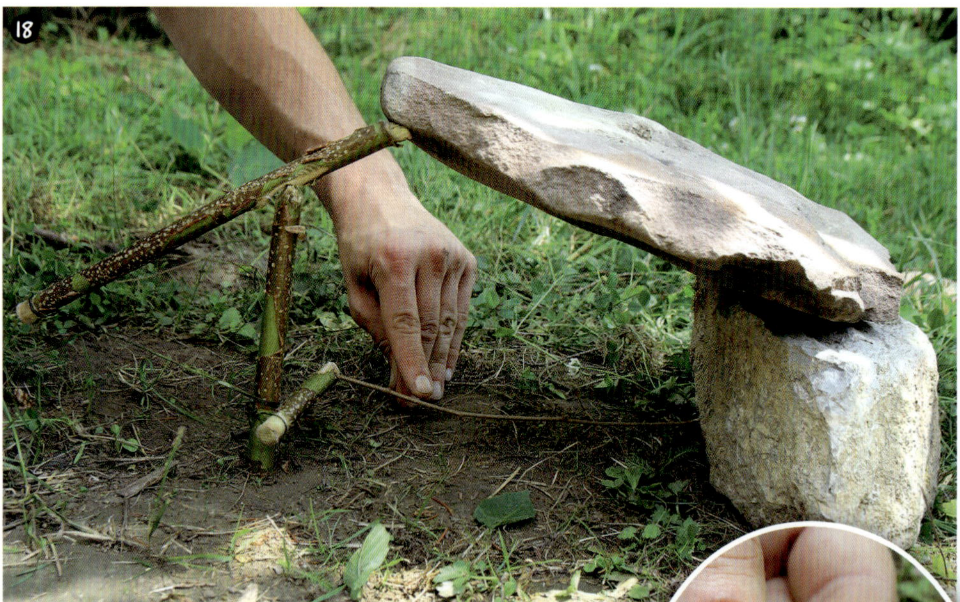

An der Stelle, wo das Schlaggewicht aufkommt, wird der Köder am Auslösehölzchen fixiert oder von unten auf das Schlaggewicht aufgetragen.

Wir schieben nun das Auslösehölzchen vorsichtig an den äußersten Rand des Knebels. Nun braucht es zum Auslösen nur noch wenige Gramm Belastung.

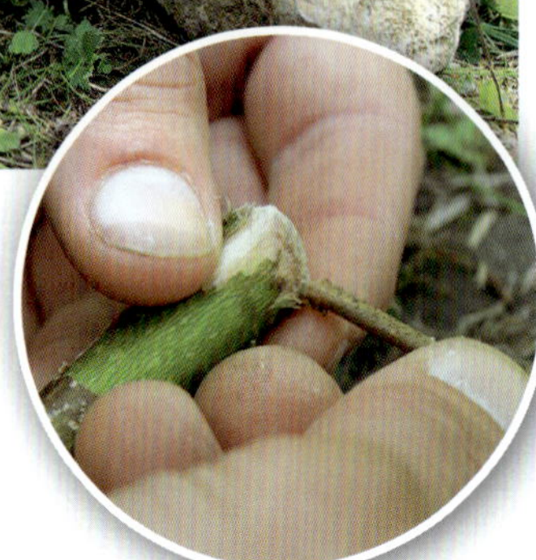

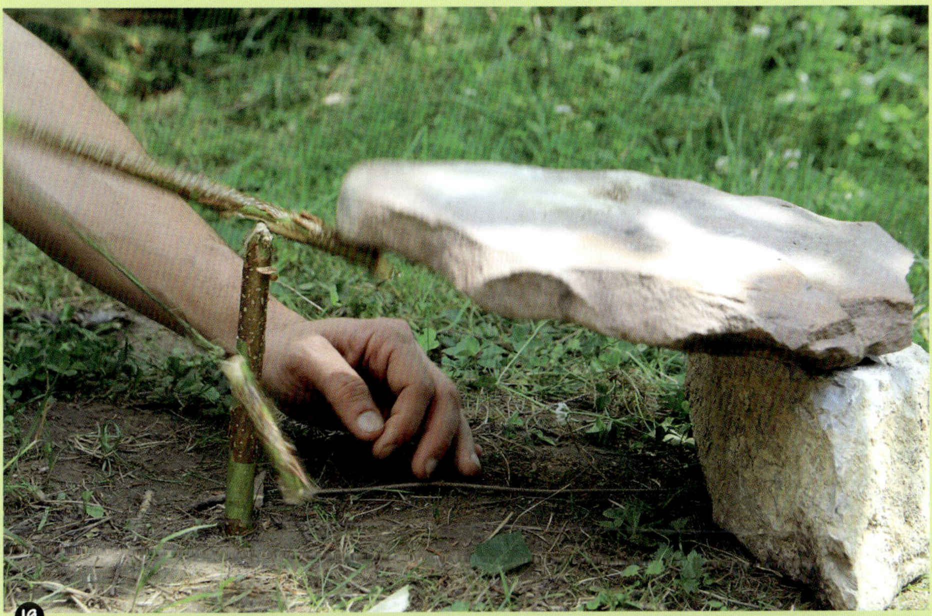

19

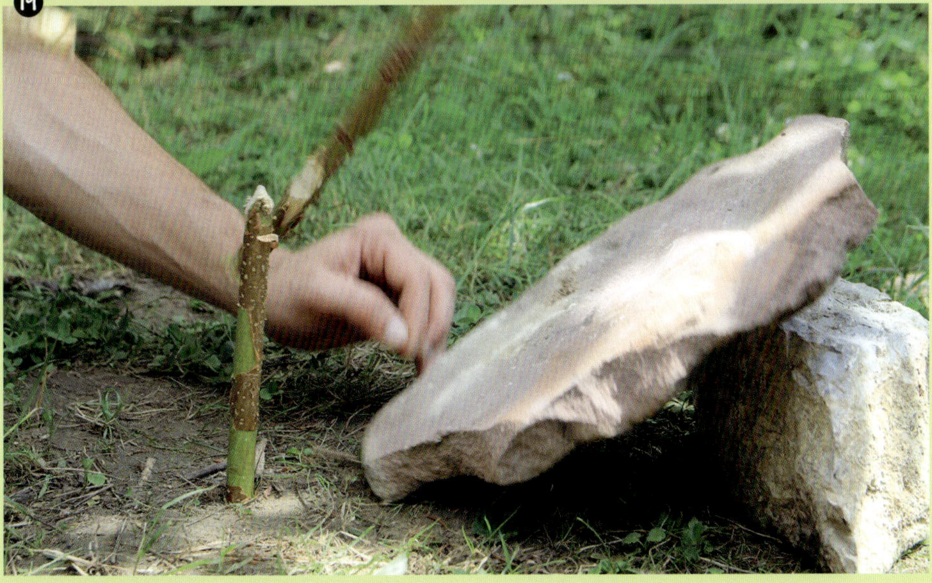

Fertig!

Berührt ein Tier den Auslöser, wird der Knebel freigelassen, und die Falle schnappt zu.

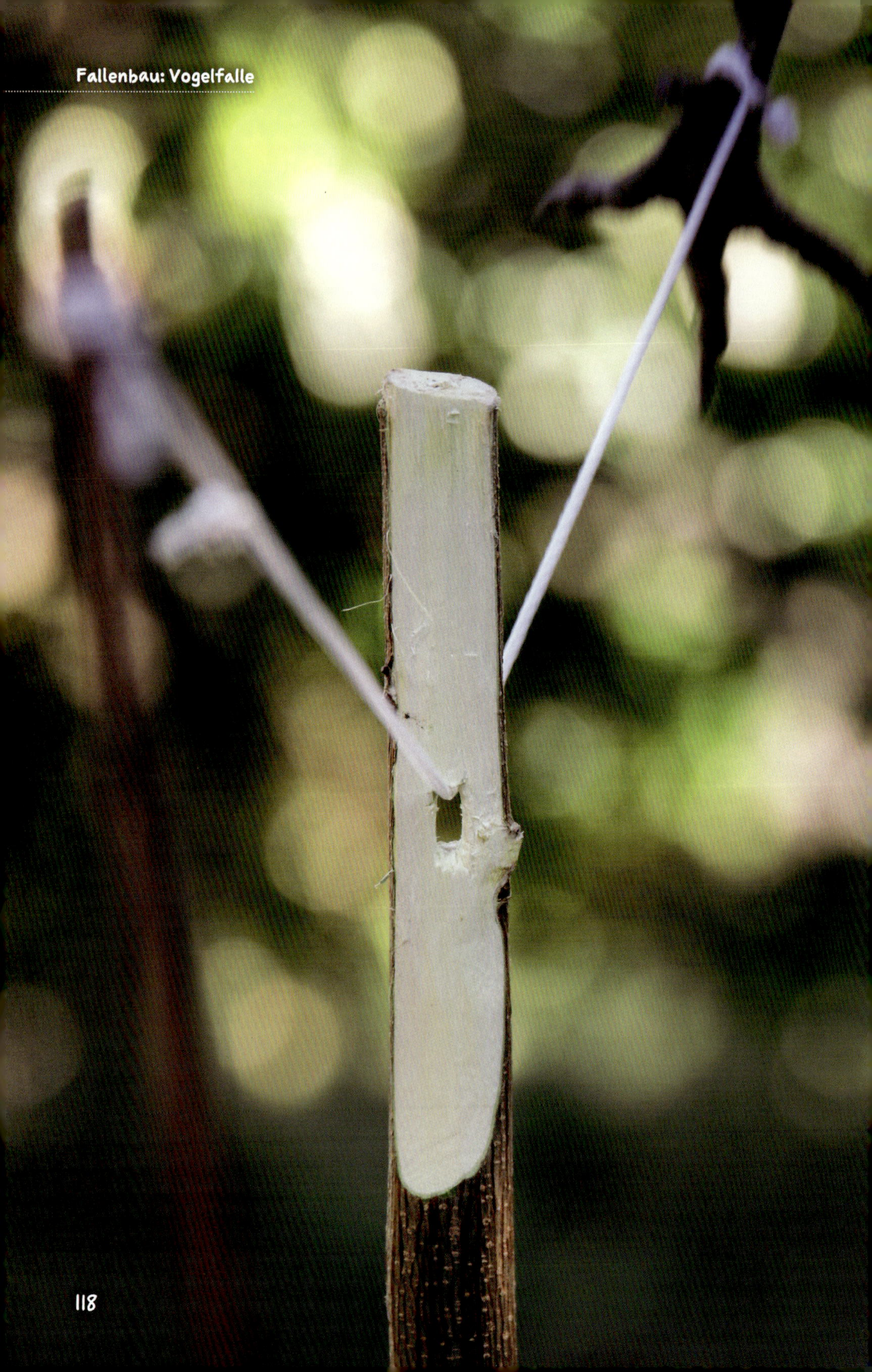

FEDER-LEICHT

Geflügel hat seit der Frühzeit des Menschen zu seiner Ernährung gehört. Kein Wunder – Vögel gehören aus verschiedenen Gründen zu den zuverlässigsten Nahrungsmitteln. So kann man sie im Notfall fangen.

Wenn schon alles daneben gegangen ist und man sich in einer Notsituation befindet, ist es gut, wenn man sich wenigstens auf manche Dinge verlassen kann. Zum Beispiel auf Vögel. Obwohl bei der Vorbereitung und einem Survivaltraining völlig unklar ist, auf welchem Kontinent und in welcher Klimazone die Techniken letztendlich zum Einsatz kommen, kann man sich fast sicher sein, dass es dort Vögel geben wird.

Selbst an den unwirtlichsten Stellen gibt es sie. Ob in der eisigen Tundra, auf Bergen, in Steppen und in Wüsten in der Nähe von Wasserstellen – überall findet man Vögel. Wird es ihnen zu ungemütlich, können sie nämlich in kurzer Zeit an einen anderen, sicheren Ort kommen.

Dass der Mensch vor allem kleineren Vögeln mit Fallen nachstellen muss, ist klar: Vögel sind extrem schnell und reagieren in Sekundenbruchteilen auf Gefahr. In Regionen, in denen Singvögel mit starken Luftgewehren erlegt werden, kennt man beispielsweise das Phänomen, dass ein Vogel

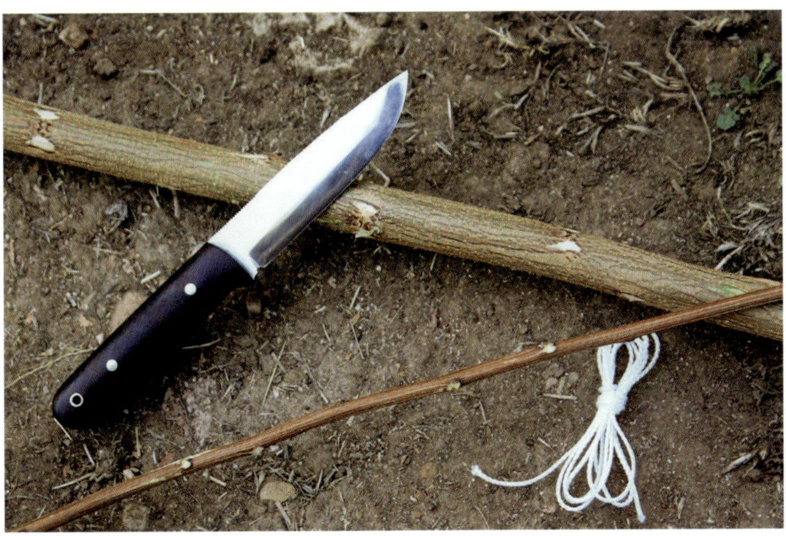

Material: Einen langen Stab, eine flexible Rute (hier beides aus Robinie) und etwas Angelleine oder improvisierte Schnur und ein Messer – mehr braucht man nicht zum Bau der Vogelfalle.

sogar einem rasend schnell fliegenden Pellet mit einer geschickten Luftrolle ausweichen kann.

Daher werden Vögel bis in die Neuzeit oft mit Leimruten, Stellnetzen und Kloben gejagt. Zum Fang der flinken Tiere wurden buchstäbliche Lockvögel eingesetzt, manchmal wurden Köder ausgestreut oder hohe Stangen (vor allem beim Fang mit Leimruten) aufgestellt, auf denen sich Vögel von allein und ganz ohne Köder niederlassen.

Interessant sind für uns vor allem Fallen, die nicht unbedingt beködert werden müssen und sich mit improvisierten Mitteln herstellen lassen. Eine für Vögel geeignete Springschlinge mit Aufsitzstab ist der Allrounder unter den Vogelfallen. Im Gegensatz zu Klappnetzen oder Kloben müssen Springschlingen nicht an die Vogelgröße angepasst werden.

Eine Schlinge wird auf einem Sitzholz ausgelegt. Sie zieht sich sofort zu, sobald ein nur wenige Gramm schwerer Vogel darauf landet. Er wird an den Beinen gefangen. Dabei ist es egal, ob es sich um eine große Rabenkrähe oder einen Spatz handelt. Wir stellen hier ein universelles Konzept zum Vogelfang mit Springschlingen vor.

Grundkorpus

Das Rückgrat der Vogelfalle besteht aus einem möglichst langen und geraden Stock, der an beliebiger Stelle aufgestellt werden kann. Dabei ist dieser Grundstab nicht nur Haltepunkt für alle Fallenkomponenten, sondern schon Teil des Köders. Suchen Vögel einen Ort auf, setzen sie sich zuallererst an einen möglichst hohen Punkt, um die Umgebung nach Gefahr abzusuchen. Ein Ast, der auf einer Lichtung in den Boden gesteckt wird, hat allein schon starke Anziehungskraft.

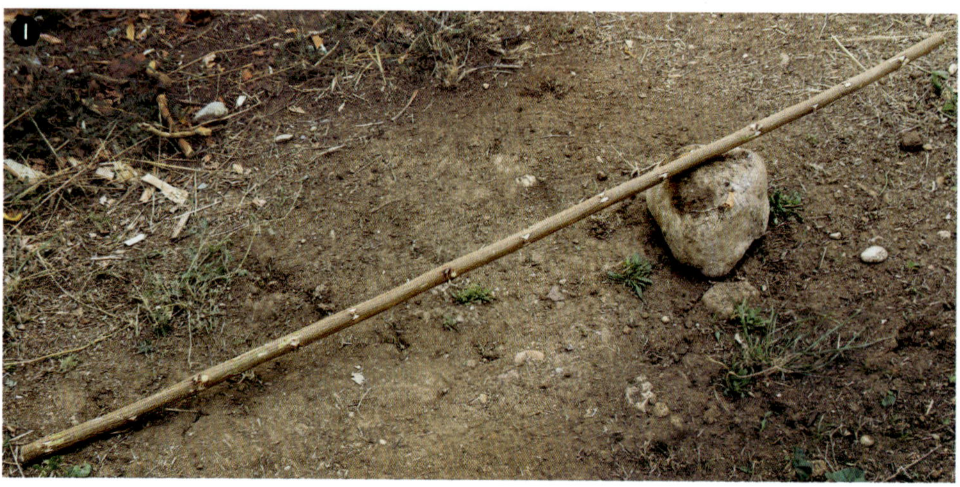

Der Grundstab soll zwischen einem und drei Meter lang sein.

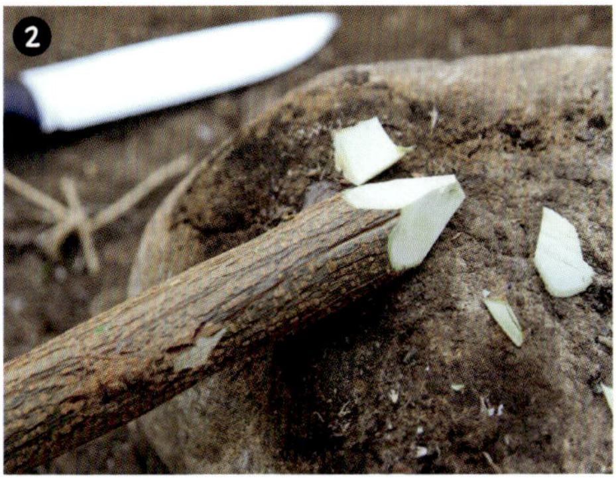

Auf der Unterseite erhält der Grundstab eine Vierkantspitze zum Einstecken in den Boden.

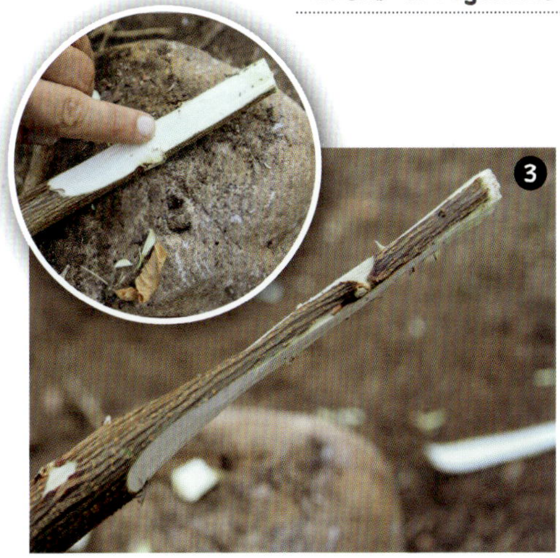

Die andere Seite flachen wir auf etwa 20 Zentimetern so ab, dass ein Steg entsteht. Etwa in die Mitte des Stegs kommt ein sauber geschnittenes Loch.

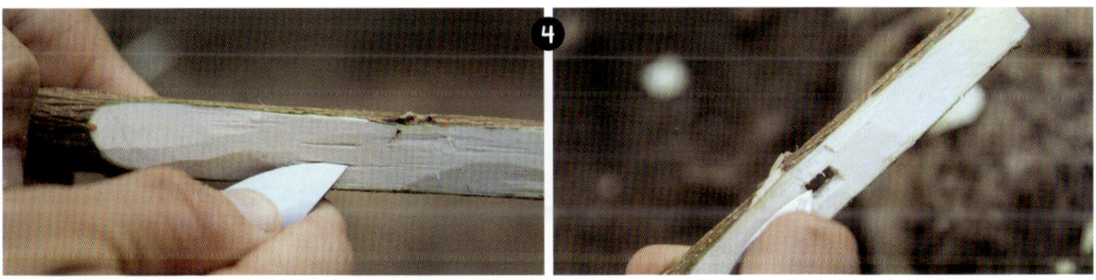

Mit dem Messer werden beidseitig zwei parallele Schnitte in Faserrichtung eingebracht. Die Fasern werden quer zu den Schnitten abgetrennt und das Loch sauber ausgearbeitet.

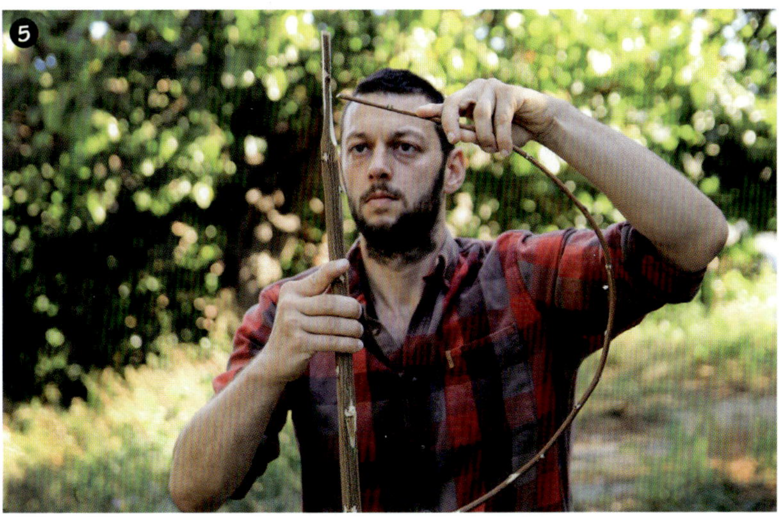

Wir messen eine flexible Rute als Federstab so ab, dass sie – rechtwinklig daran gehalten – in einem Rundbogen zum Loch führt

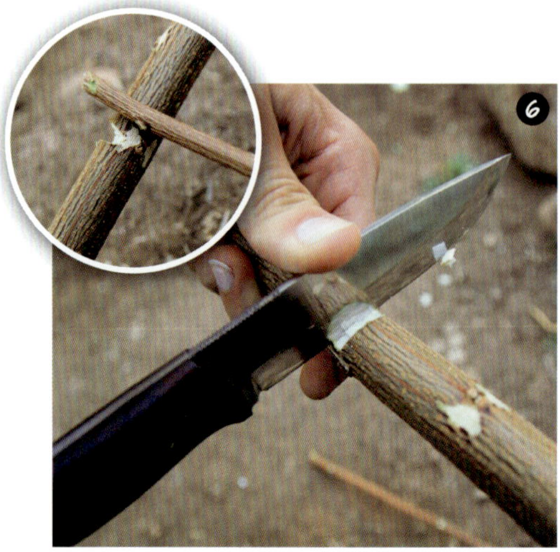

In den Grundstab schneiden wir eine Rinne zum Abringen des Federstabs.

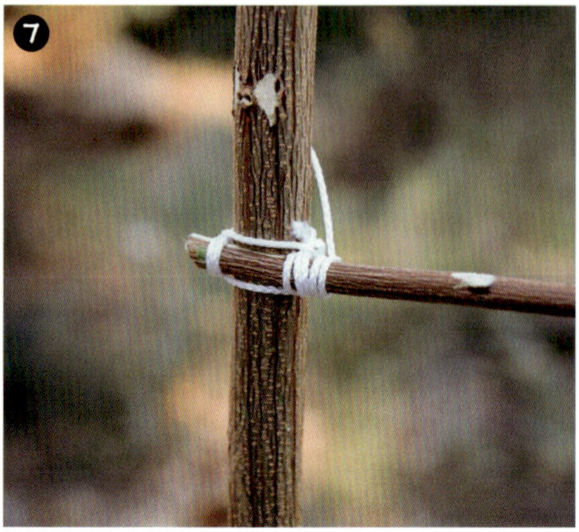

Der Federstab wird im Grundstab stabil festgebunden.

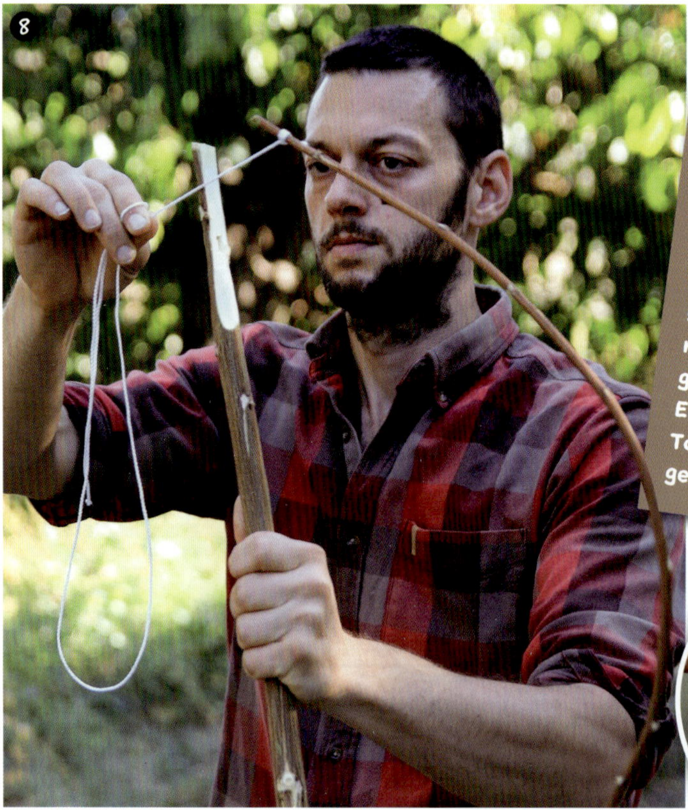

Info

Da Vögel extrem schnell reagieren können, eignet sich kein Fallgewicht am Ende der Leine. Die Beschleunigung wäre viel zu langsam für die meisten Vögel. Der Federstab peitscht dagegen mit hoher Anfangsgeschwindigkeit los. Ebenso kann eine Torsionsfeder genutzt werden.

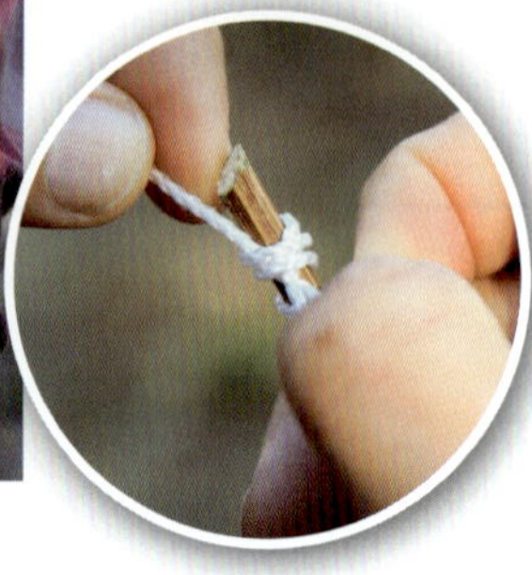

An die Spitze kommt eine anderthalb Meter lange Leine.

Auslöser

Der Auslöser ist gleichzeitig auch eine Art Köder. Er besteht aus einem waagerecht sitzenden Holz, das Vögel zum Aufsitzen einlädt. Sind keine Köder verfügbar, wird der Boden um die Falle mit dem Grabstock aufgerissen und so zahlreiche Insekten an die Oberfläche gebracht. Ansonsten befestigt man beispielsweise verblühte Kletten oder Disteln, Würmer oder Fleischstücke an der Spitze des Grundstabs, sobald der Auslöser fertig gestellt ist. Der Auslöser selbst kann in zwei Formen gebaut werden: Die klassische und einfache, die allerdings eine schlechte Fangquote hat, besteht aus einem einfachen Stöckchen, das man in das Loch im Grundstab steckt und so die Fangleine festklemmt. Ein sehr viel sensiblerer Auslöser erfordert größeres handwerkliches Geschick. Wir zeigen hier den Bau beider Varianten.

Variante 1: Klemmstange

Diese klassische Form der Vogelfalle, wie sie auch von nordamerikanischen Ureinwohnern genutzt wurde, kann ohne großen Aufwand gebaut werden. Allerdings hat sie einen entscheidenden Nachteil: Zum Auslösen wird recht viel Kraft benötigt, und für kleinere Vögel muss die Vorspannung erheblich reduziert und der Auslösestab verkleinert werden.

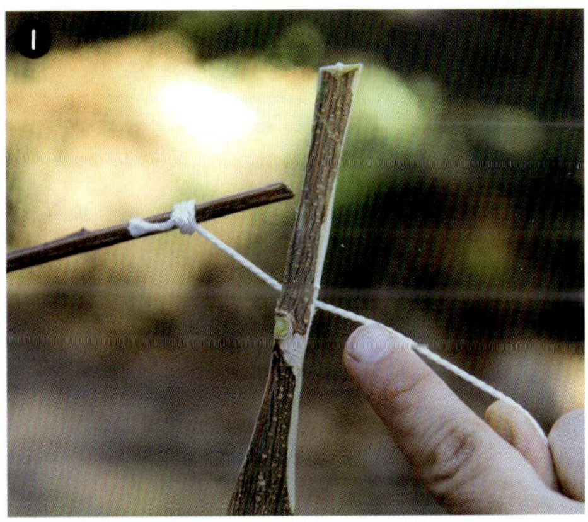

1 Die Leine durch das Loch ziehen, bis der Federstab unter hoher Spannung (etwa ein bis zwei Kilo Zugkraft) steht.

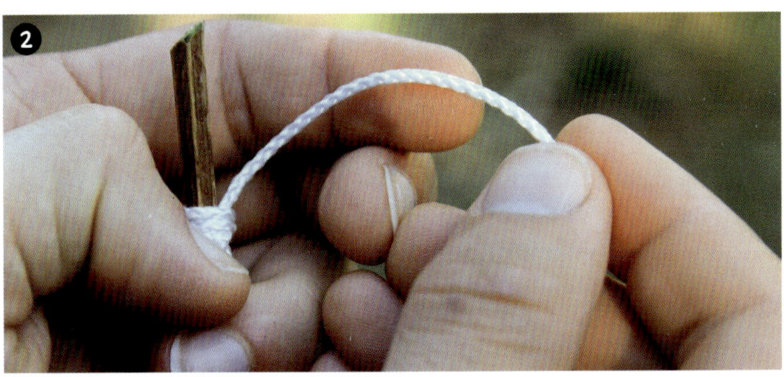

2 Wir merken uns die Stelle auf der Leine und entspannen den Federstab wieder.

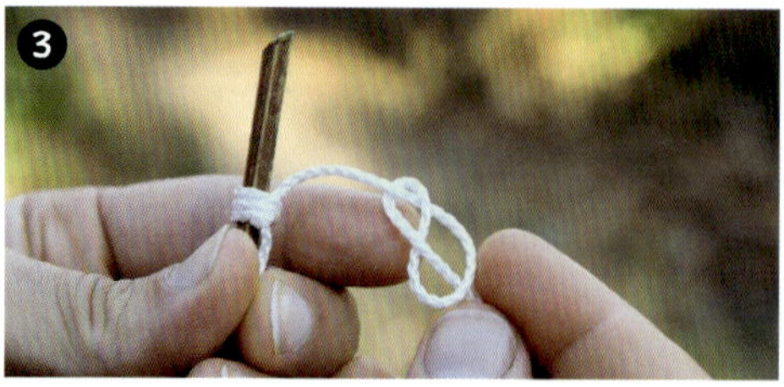

In der Leine bringen wir an dieser Stelle einen Achterknoten an.

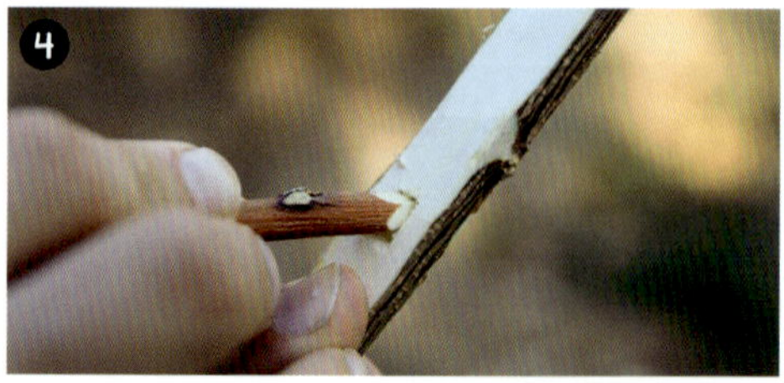

Ein etwa 15-20 Zentimeter langes, dünnes Hölzchen wird an einem Ende mit einer Vierkantspitze versehen, die genau in das Loch am Grundstab passt.

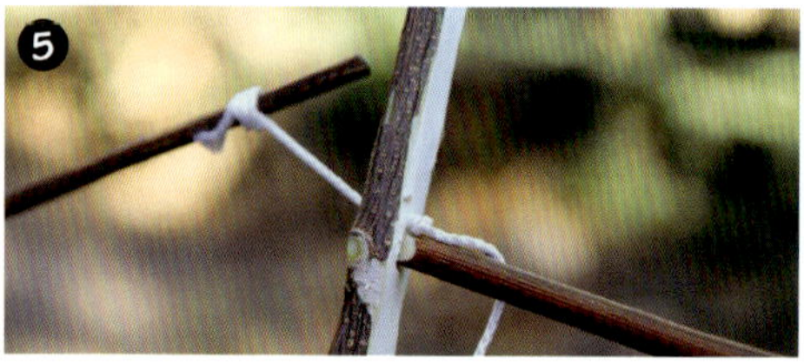

Die Leine wird gespannt, bis der Knoten durch das Loch rutscht. Dann setzen wir den Stab ein und klemmen ihn etwas fest.

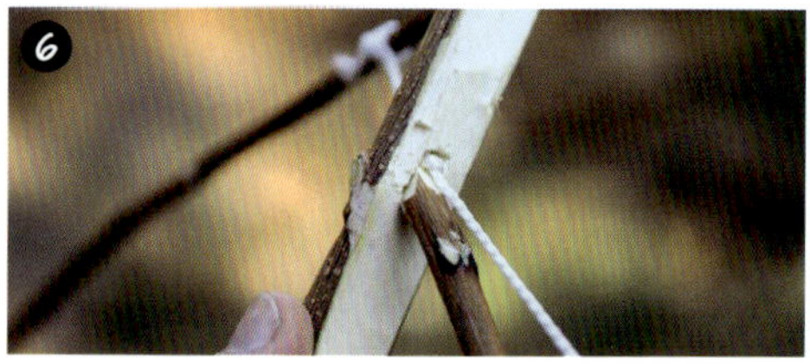

Sitzt ein größerer Vogel auf, zieht er die Spitze aus dem Loch, der Knoten rutscht durch, und die Falle löst aus.

Variante 2: Kniehebel-auslöser

Diese klassische Form der Vogelfalle kann ohne großen Aufwand gebaut werden. Sie hat aber einen entscheidenden Nachteil: Zum Auslösen wird recht viel Kraft benötigt, und für kleinere Vögel muss die Vorspannung erheblich reduziert und der Auslösestab verkleinert werden.

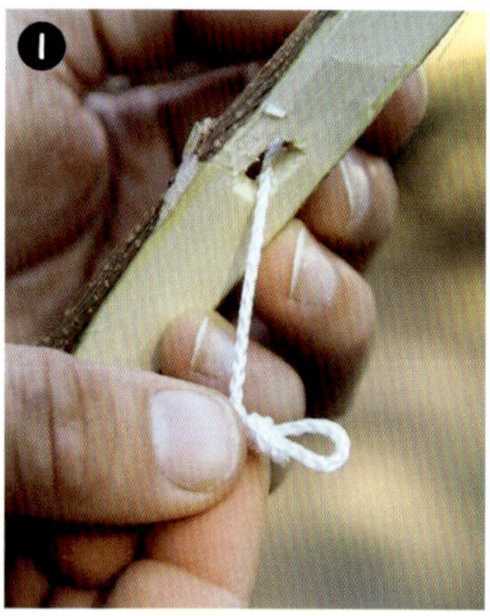

Die Leine wird durch das Loch gezogen, bis die gewünschte Spannung erreicht wird. Etwa fünf Zentimeter in Richtung Leinenende knotet man eine kleine Schlinge ein.

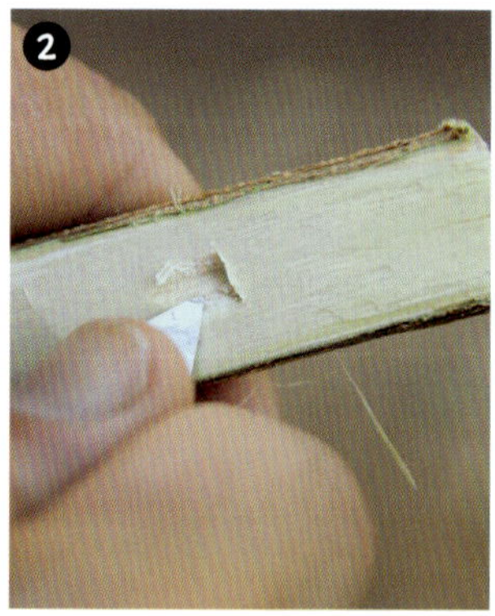

Wir schneiden auf dem Grundstab eine Kerbe ein, und zwar auf der Seite des Stegs, die dem Federstab entgegengesetzt ist, etwa fünf Zentimeter vom Loch entfernt. Die Kerbe zeigt nach unten.

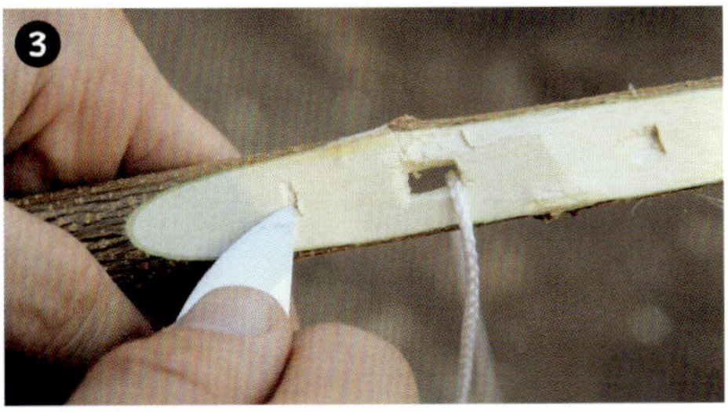

Auf der selben Seite schneiden wir horizontal eine Rinne ein, etwa zwei Zentimeter unter dem Loch.

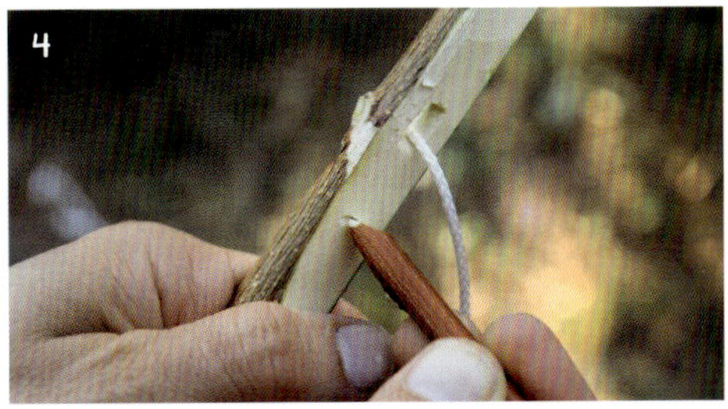

Wir flachen einen leichten Auslösestab an der Spitze ab. Die Spitze muss in die Rinne passen wie in ein Scharnier.

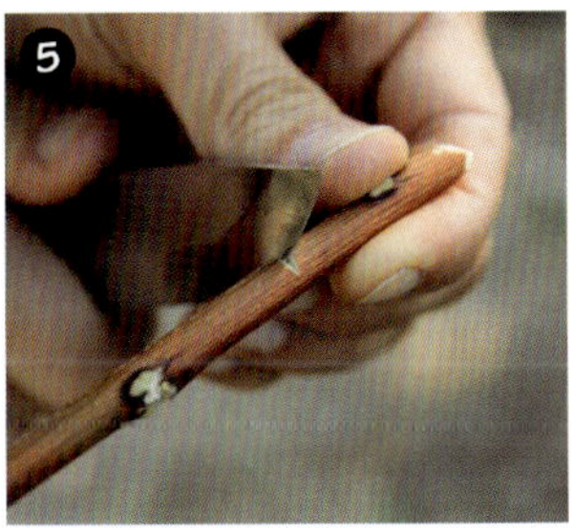

In etwa drei bis vier Zentimetern Entfernung von der flachen Spitze wird eine schmale Kerbe in die Oberseite des Auslösehölzchens geschnitten.

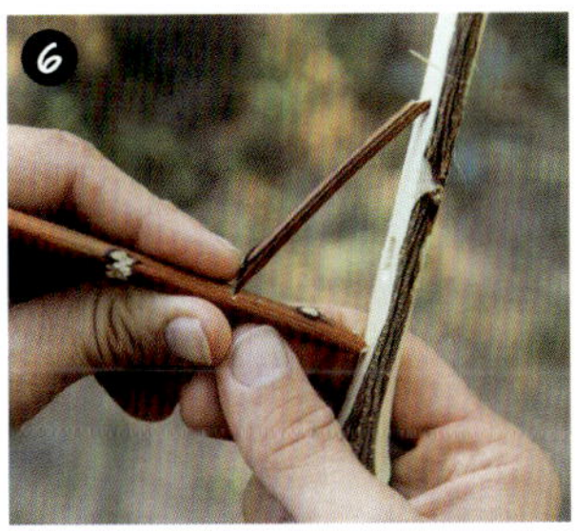

Wir schnitzen ein Verbindungsstück, das die Kerbe über dem Loch und die Kerbe auf dem Auslösestab miteinander verbindet.

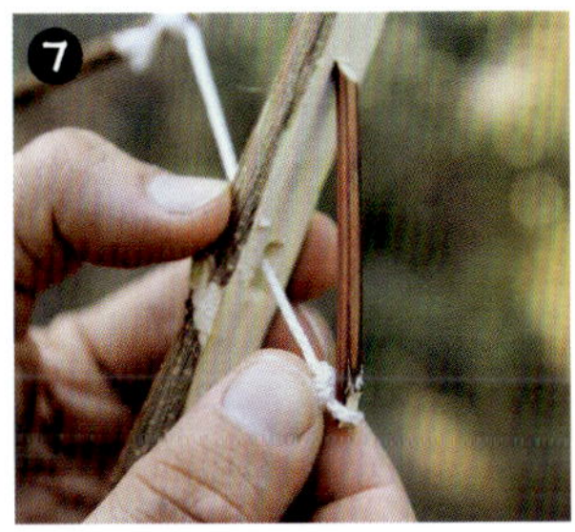

Auf die untere Spitze kommt die Schlaufe an der Fangleine, und zwar so, dass sie gerade noch festhängt.

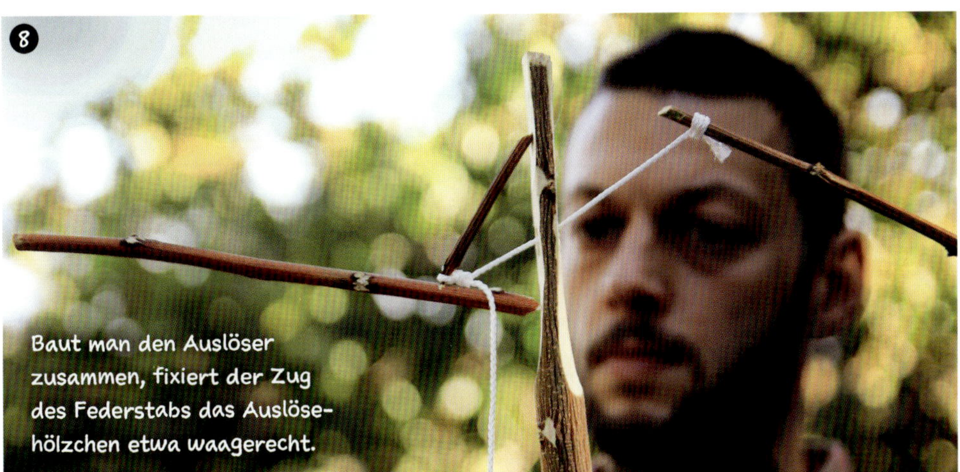

Baut man den Auslöser zusammen, fixiert der Zug des Federstabs das Auslösehölzchen etwa waagerecht.

Fangschlinge

Wird die Vogelfalle ohne Fangschlinge gespannt, kann sie zum Üben genutzt werden. Setzt sich ein Vogel darauf, löst sie aus, ohne ihn zu fangen oder zu verletzen. Zu Testzwecken außerhalb einer echten Notsituation darf die Falle natürlich nur ohne Schlinge aufgebaut werden.

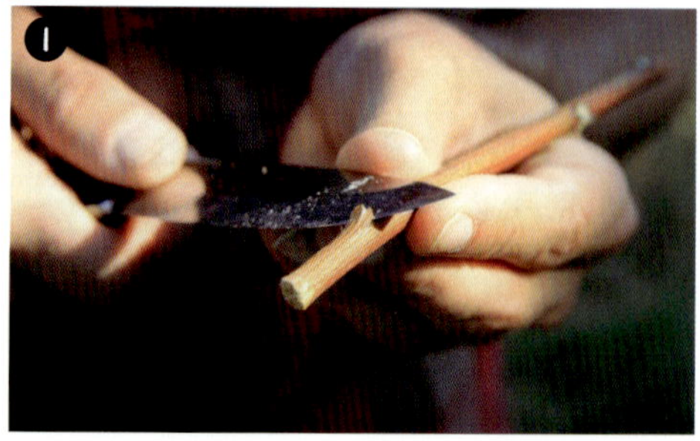

Am oberen Ende des Auslösehölzchens schneiden wir eine Locke ein, die in Richtung Grundstab zeigt.

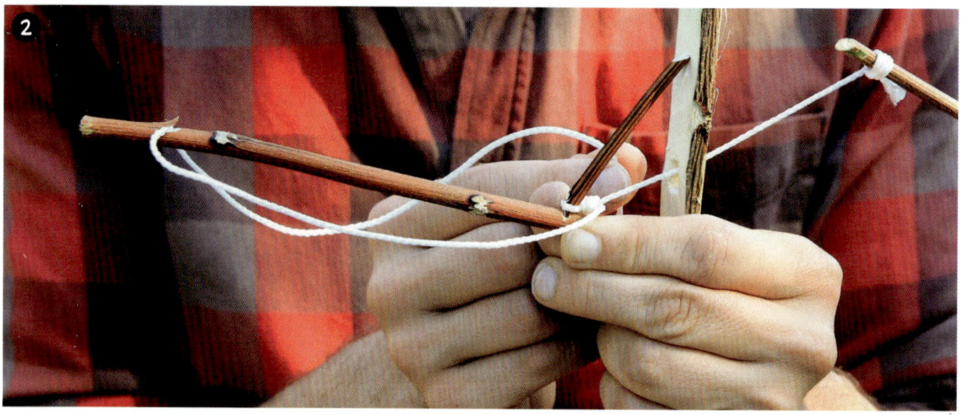

Die Falle wird gespannt und die Leine zum Loch im Grundstab zurückgeführt.

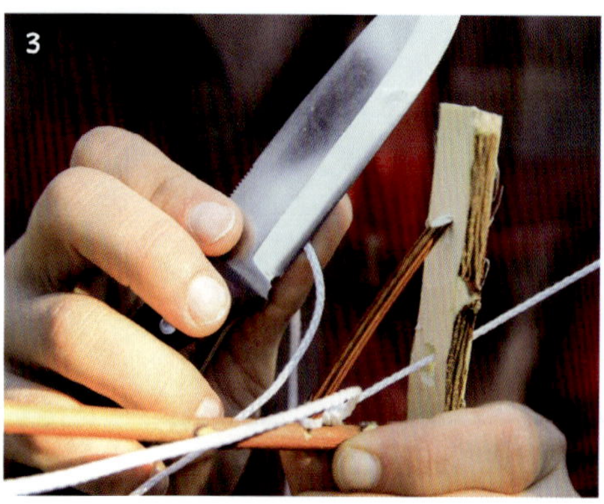

Die Schnur wird an dieser Stelle mit einer Zugabe von rund drei Zentimetern abgetrennt.

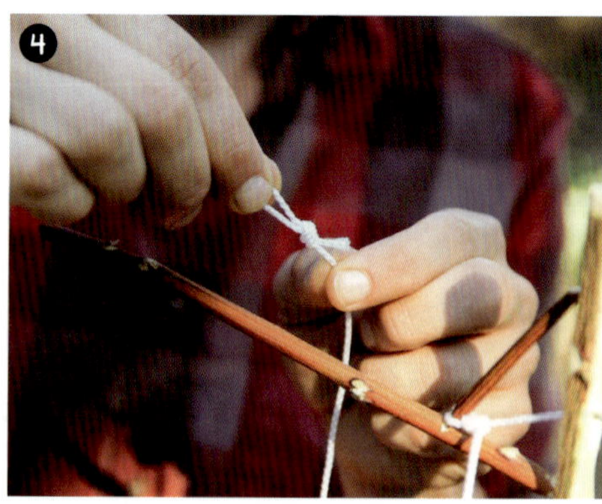

Wir knoten eine kleine Schlinge an das Ende der Leine.

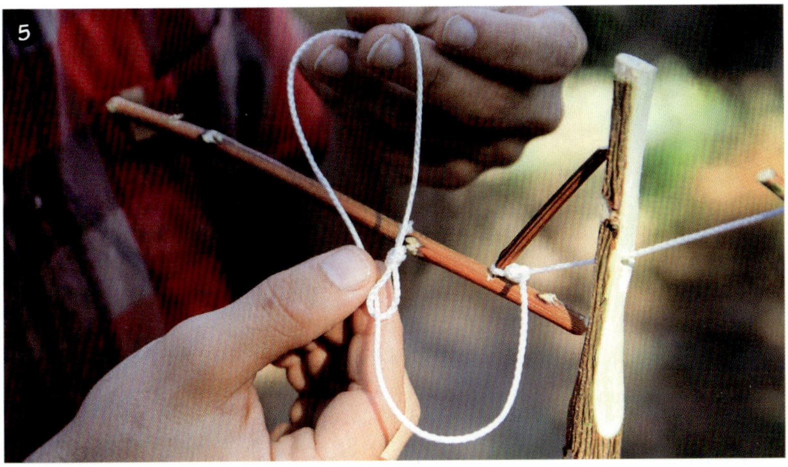

Im gespannten Zustand wird die Leine durch die Schlinge zurückgezogen.

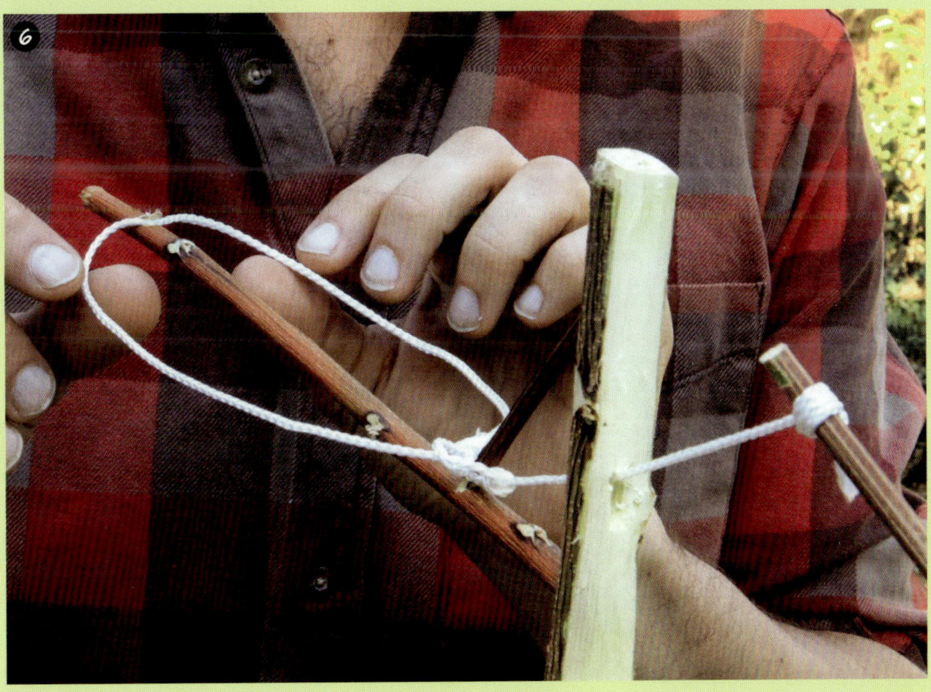

Fertig!

Das Schlingenende wird unter dem Löckchen des Aufsitzstabs festgeklemmt. Im Ernstfall wird der Vogel mit der Schlinge gefangen.

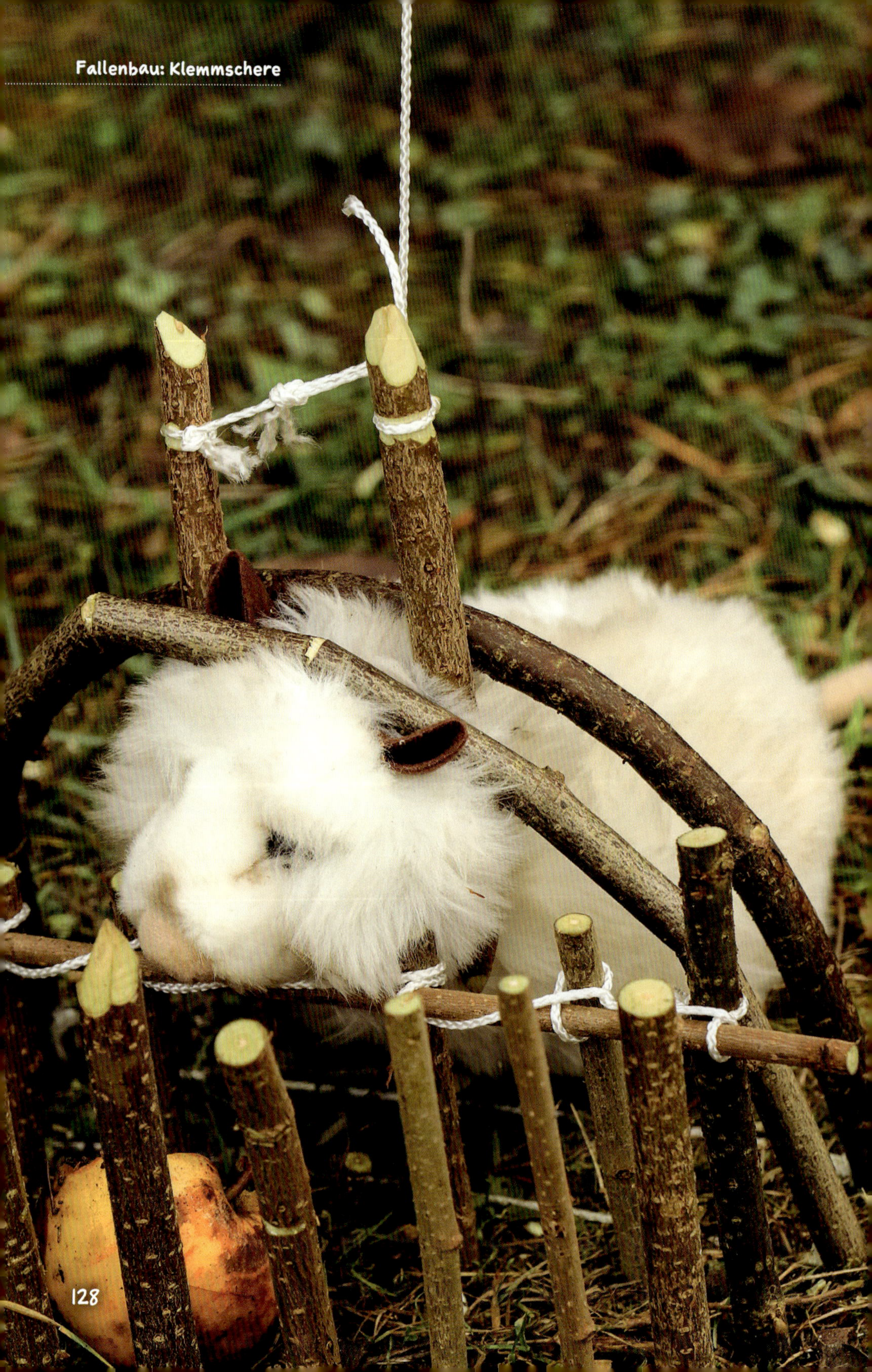

GUT GEKLEMMT

Viele mittelgroße Tiere wie Baumhörnchen, Dachs, Biber, Nutria und Waschbär sind in der Lage, sich aus zahlreichen improvisierten Fallen zu befreien. Eine Klemmfalle ist geeignet, solche Tiere im Notfall zu fangen.

Große Tiere sind erheblich seltener als kleine. Die Ressourcen der Natur wie Nahrung, Wasser und vor allem Lebensraum sind in einzelne ökologische Nischen aufgeteilt. Die Menge von Fischen in einem Teich ist beispielsweise vom Futter und dem verfügbaren Sauerstoff sowie durch Raubtiere, Parasiten und Krankheitserreger begrenzt. Übersteigt die Zahl der Fische das ökologische Maximum, beispielsweise weil sie keinen natürlichen Feind haben, kommt es durch Mangel an Ressourcen zum Zusammenbruch der Population. Die Anzahl steigt danach wieder, bis sich der Bestand erholt hat.

Bei größeren Tieren mit höherer Lebenserwartung und größerem Futter- und Platzanspruch ist die Anzahl also naturgemäß geringer als bei Kleintieren. Obwohl letztere teilweise winzig klein sind, übersteigt deren Biomasse, also die für uns potenziell verfügbare Nahrung, diejenige der Großsäugetiere bei weitem.

So hat zum Beispiel ein Reh mit etwa 20 Kilo Körpergewicht im Wald ein Streifgebiet von etwa zehn bis 20 Hektar. Auf dieser Fläche kommen allerdings 60.000 bis 120.000 Mäuse im Waldboden vor, die eine Masse von 1,2 bis 2,4 Tonnen haben. Auf der selben Fläche findet man unglaubliche 20 bis 40 Tonnen Regenwürmer. Auch wenn sie nicht so lecker schmecken wie das Reh...

Eine Sonderrolle spielen Tiere, die größenmäßig zwischen Großsäugern und Kleintieren liegen. Weltweit gibt es zahlreiche Tiere in der Größe von zwei bis zehn Kilogramm, die diese ökologische Nische einnehmen. Diese Tiere – wie Nutria, Biber, Dachs, Kaninchen oder Murmeltier – hatten schon eine wichtige Funktion bei der Ernährung unserer steinzeitlichen Vorfahren und werden auch heute noch von indigenen Völkern bevorzugt gefangen. Sie sind zahlreicher und weniger wehrhaft als die großen Tiere, die nur in Gruppen von Jägern und meist mit komplexen Waffen erlegt werden können, aber erheblich größer als Insekten und Kleinsäuger und damit auch schwieriger in Fallen zu fangen. Tiere dieser Größe können viel Kraft aufbringen, Leinen durchbeißen und sich mit Hilfe ihrer Pfoten befreien.

Um diese im Notfall zu überlisten und sicher zu fangen, braucht man ein System, das den Hals des Tiers bricht oder zumindest so sicher festklemmt, dass sich das Tier nicht mehr befreien kann. Eine solche Falle ist die Scher- oder Klemmfalle.

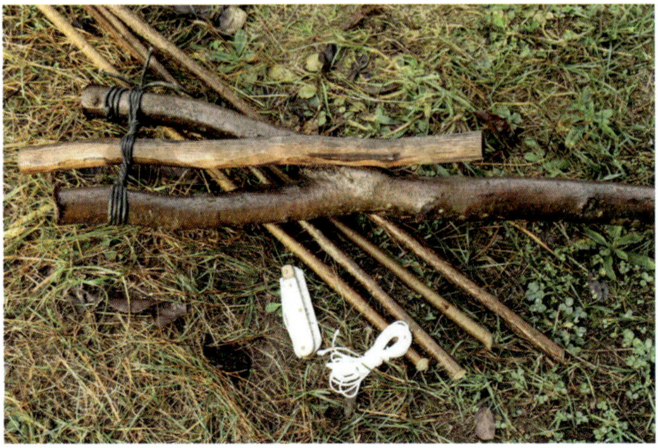

Die Scherfalle arbeitet mit Hebeln und einem einfachen Flaschenzug. Deshalb kann man auch eine improvisierte Schnur aus Baumbast oder Schlingpflanzen verwenden. Neben anderthalb Metern Leine und einem Messer braucht man nur elastische Stöcke, die etwa einen Meter lang sind, sowie einen Federarm (junger Baum zum Bespiel).

Der Korpus

Um ein Tier mit einer Scherfalle zu fangen, muss es mit Hals und Kopf genau an eine bestimmte Stelle. Das wird durch einen hinten eingebauten Doppelbogen sichergestellt, der gleichzeitig als Widerlager für den Schermechanismus dient.

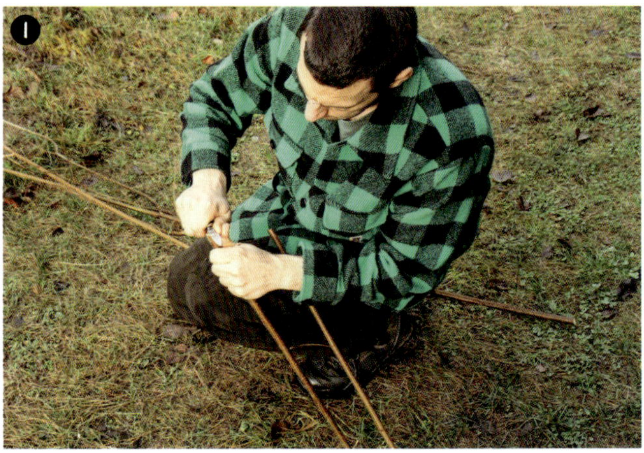

Zwei etwa 50 Zentimeter lange Stangen zuschneiden. Dieses Holz sollte weich und flexibel sein (zum Beispiel Weide).

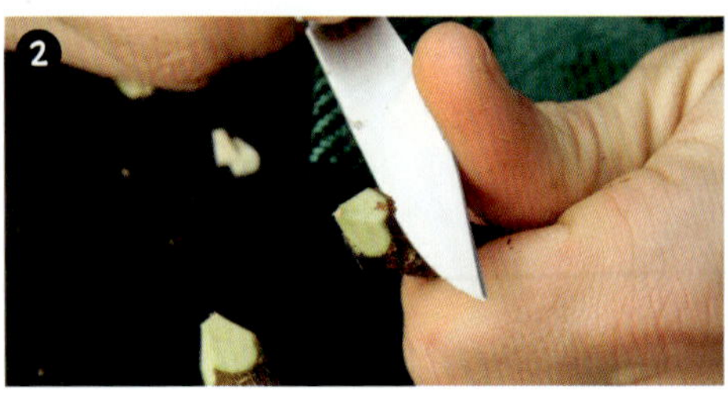

Die Stangen spitzt man an den Enden jeweils mit einer Vierkantspitze zum Einstecken in den Boden an.

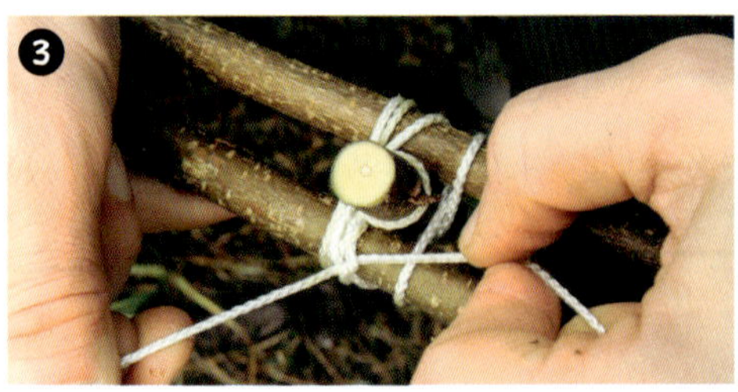

Die Stangen verbinden wir mittig mit einem etwa daumendicken Abstandshalter. Diese Verbindung muss möglichst stabil sein.

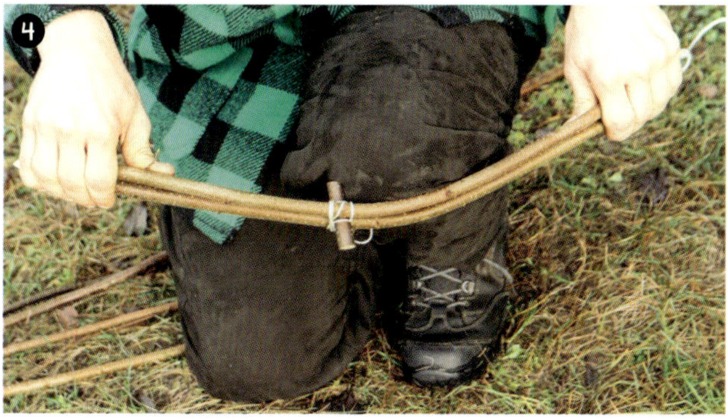

Die beiden verbundenen Stangen werden langsam zu einem Halbrund gebogen. Dazu müssen sie eventuell etwas erhitzt werden.

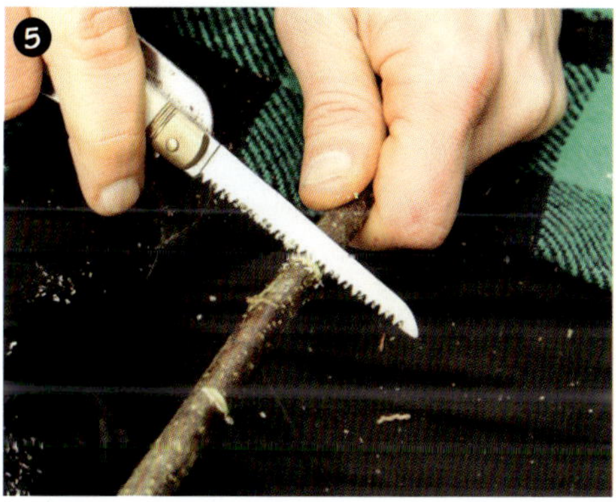

Ist das Holz zu hart, werden auf der konkaven Seite einige Kerben eingeschnitten, damit die Äste nicht brechen.

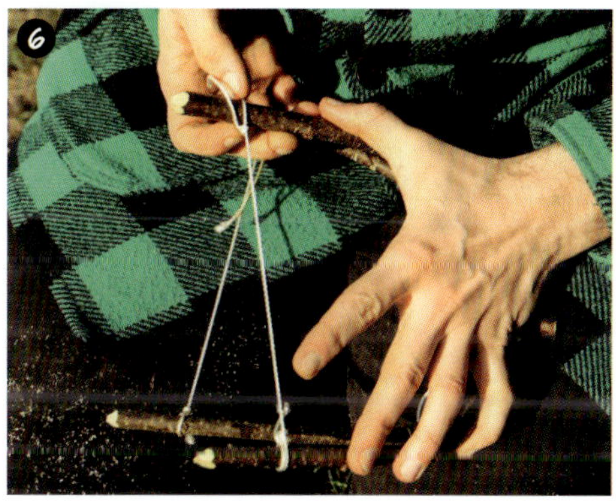

Den Bogen fixiert man unten mit einer Leine so, dass die überstehenden Enden lang genug zum Einstecken in den Boden sind.

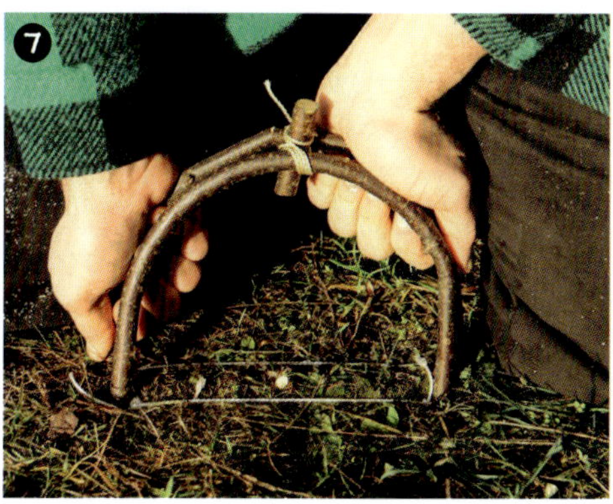

Den Bogen fest im Boden fixieren. Er darf sich auch durch Rütteln nicht einfach so herausziehen lassen.

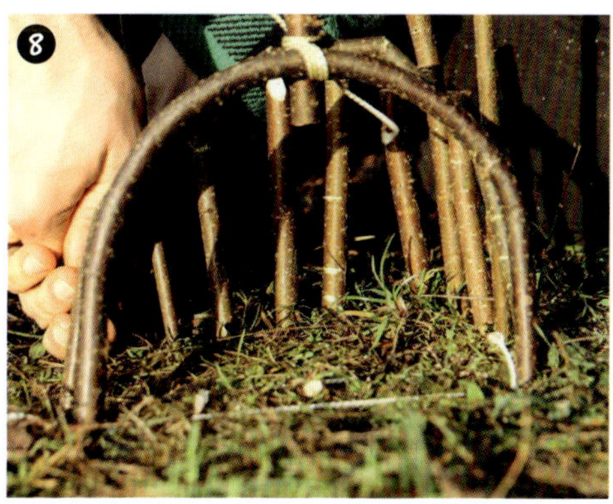

Die Rückseite wird mit eingesteckten Hölzern zugebaut, sodass das Tier nur durch den Bogen an den Köder gelangt.

Der Schermechanismus

Der Hals des Tieres soll mit einer sich selbst zusammenziehenden Schere gefangen werden, die zwischen den beiden Halbbögen läuft. Dazu braucht man einen Energiespeicher sowie die eigentliche Klemmvorrichtung.

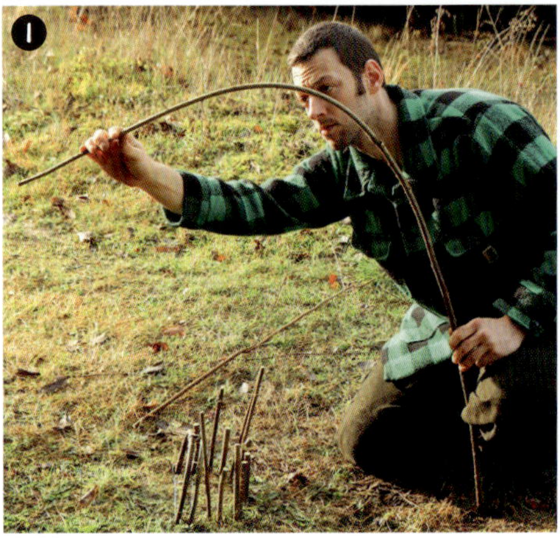

Ein stabiler Ast wird als Federrute beziehungsweise Energiespeicher vorbereitet und fixiert.

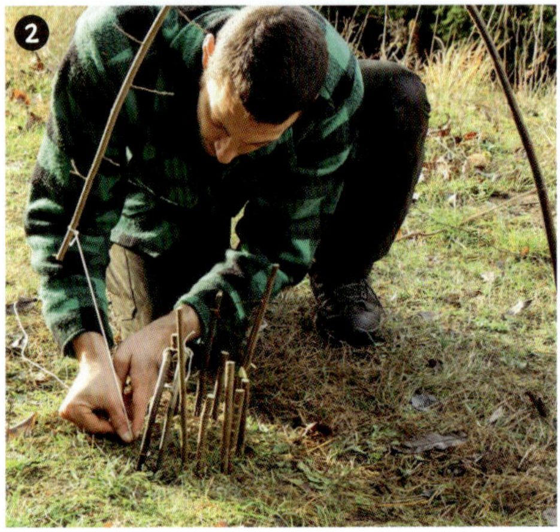

An die Spitze wird eine Leine angeknotet und gespannt. Die Leine markieren wir an der Stelle, an der sie den Boden erreicht.

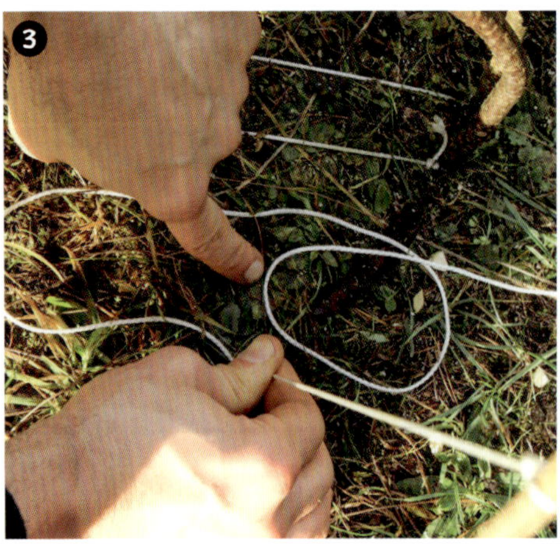

Ab der Markierung etwa den doppelten Bogendurchmesser des Widerlagers abmessen und abtrennen.

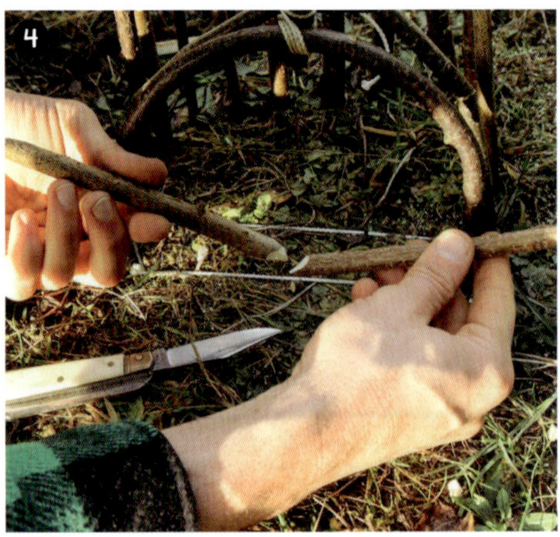

Wir schneiden Hölzer für die Klemmvorrichtung zu. Ihre Länge beträgt drei Viertel des Bogendurchmessers des Widerlagers.

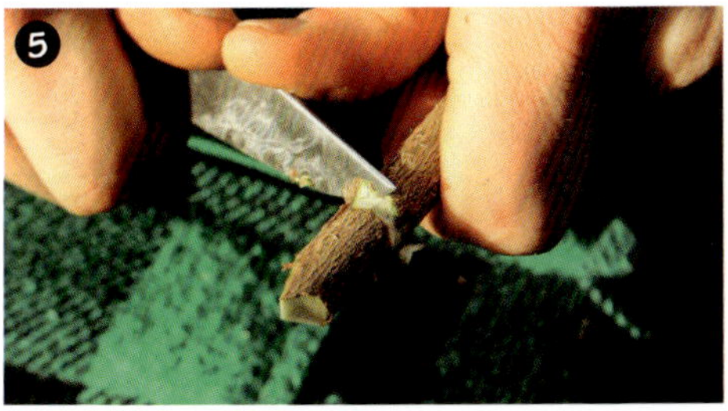

An allen Enden werden die Hölzer mit einer Kerbe zum Fixieren der Leine versehen.

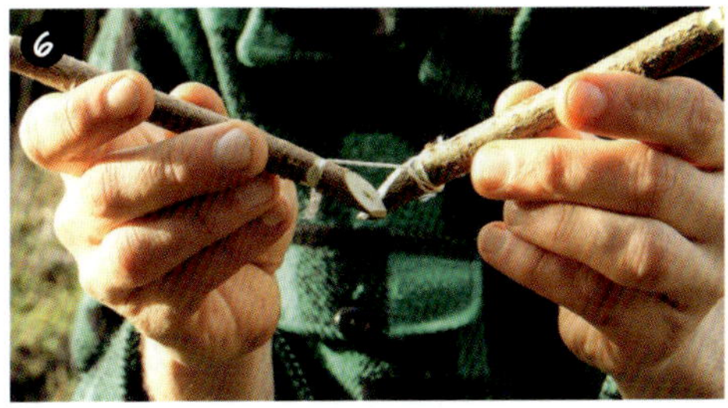

Die Hölzer werden mit Leine an einer Seite so locker miteinander verbunden, dass sie V-förmig aufgeklappt werden können.

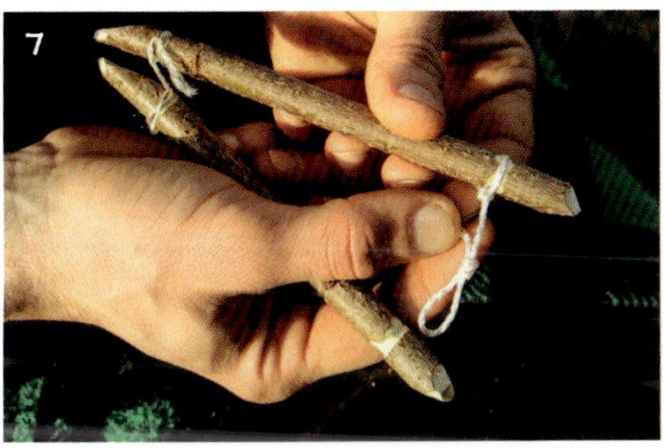

An die Endkerbe einer der Hölzer knüpfen wir eine kleine Schlinge an.

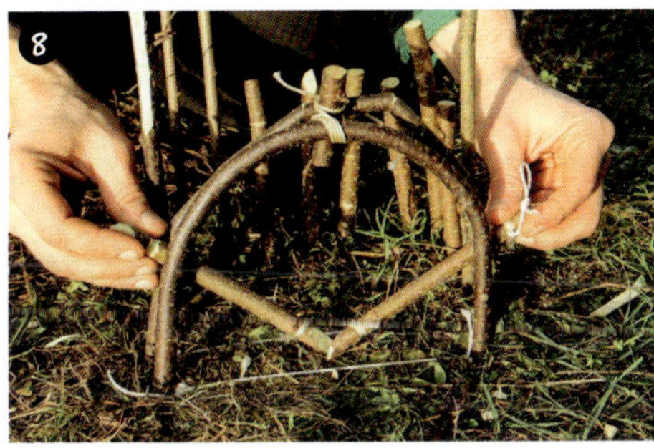

Das „V" setzt man in den Rundbogen so ein, dass es zwischen den beiden Führungshölzern nach oben gezogen werden kann.

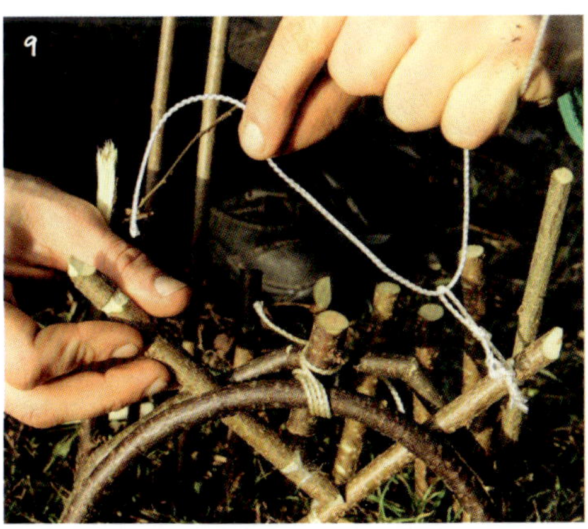

Die Leine vom Energiespeicher führen wir durch die Schlinge (Bild 7) und legen sie über den Distanzhalter zur Kerbe des anderen Holzes der Schervorrichtung.

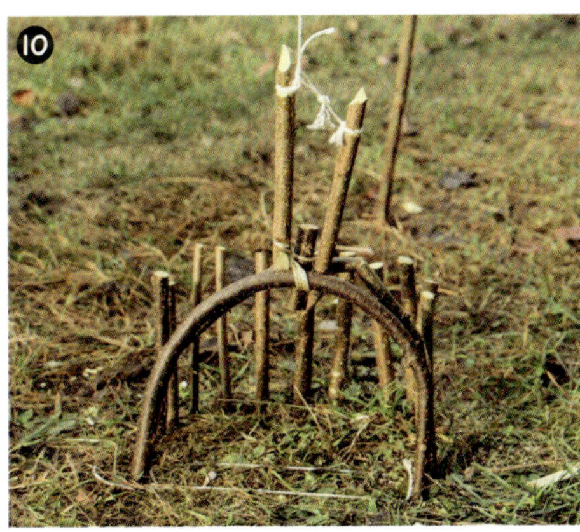

Dort wird die Leine festgeknotet. Lässt man die Schnur nun los, wird die Schervorrichtung gegen den Distanzhalter zugedrückt.

Der Auslöser

Bei der Scherfalle können verschiedene Auslöser genutzt werden – entsprechend der gewünschten Auslösekraft. Um kleine Tiere auszusortieren, eignet sich ein einfacher Selektionskamm mit Durchbissauslöser.

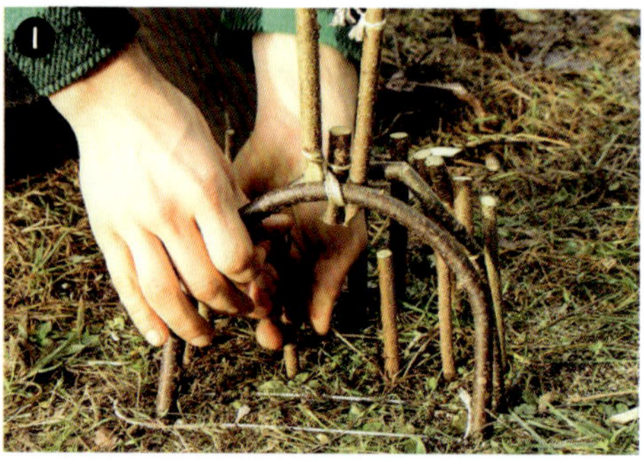

Mit Stöckchen wird der Hohlraum zwischen Rundbogen und Rückwand so abgesperrt, dass kleinere Tiere einfach mit dem Kopf zwischen den Stangen zum Köder kommen.

In der Mitte lässt man ein Hölzchen aus, damit eine Lücke mit der Kopfgröße des Zieltiers entsteht.

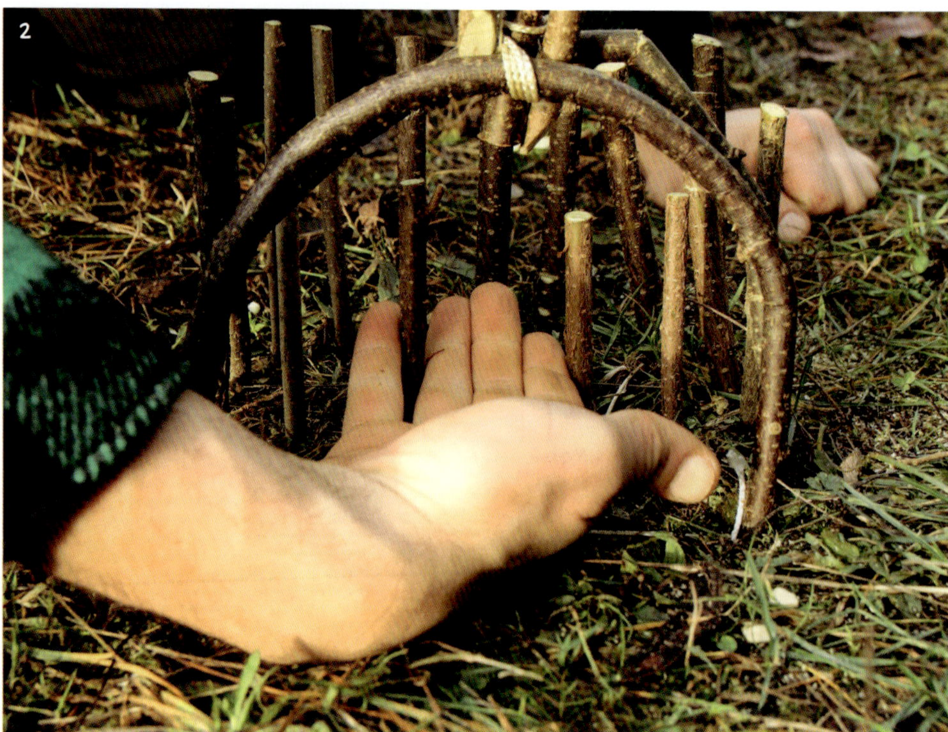

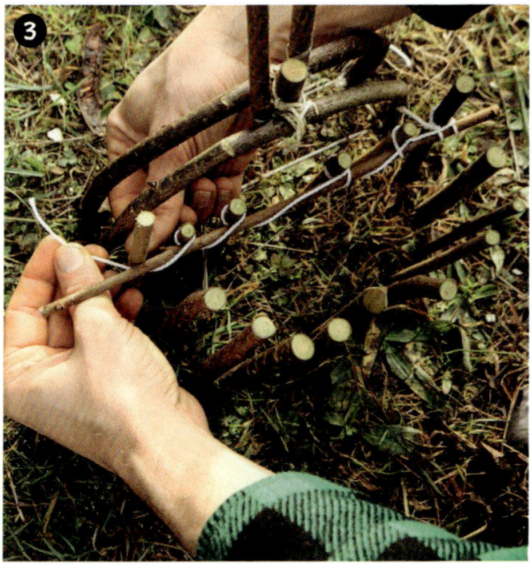

Den Kamm fixieren wir oben einzeln mit einem Querriegel, damit er nicht auseinander gebogen werden kann.

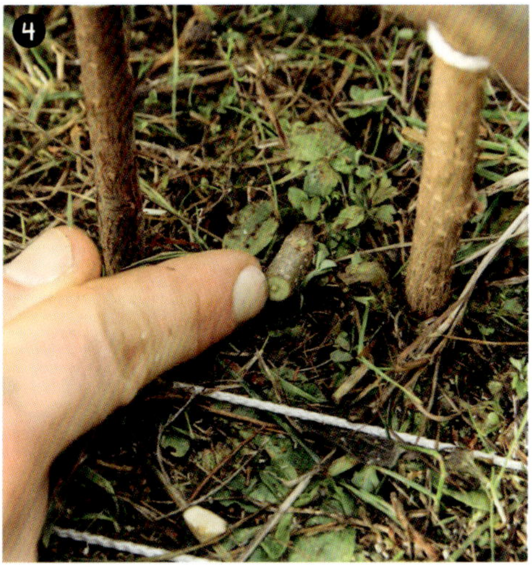

Man stößt an dieser Stelle ein angespitztes Holzstück in den Boden.

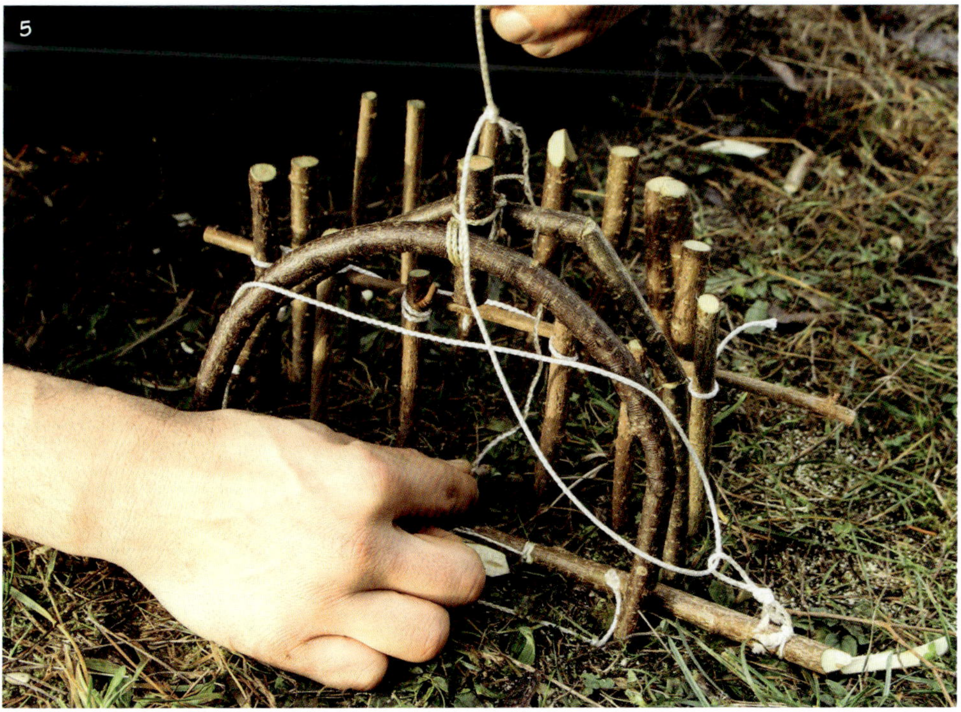

Von der markierten Stelle am Seil wird eine Leine bis zum Holzstückchen gezogen.

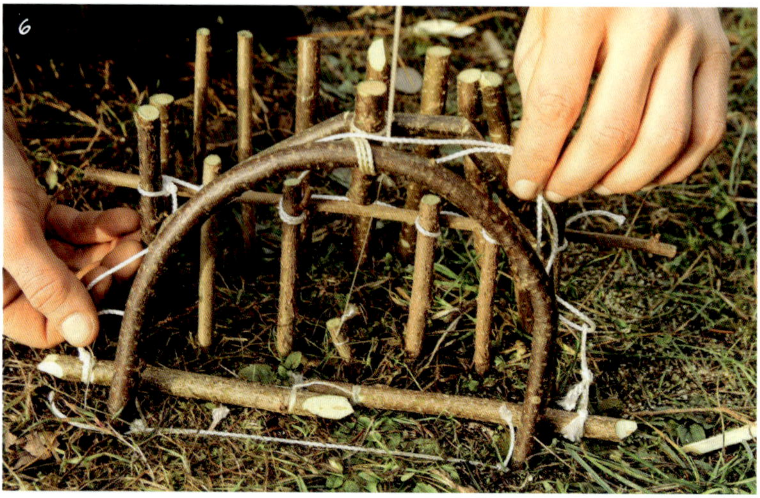

Die Scherenteile werden in der Führungsschiene auseinander geklappt, die Leine ordentlich seitlich um das Halbrund gelegt.

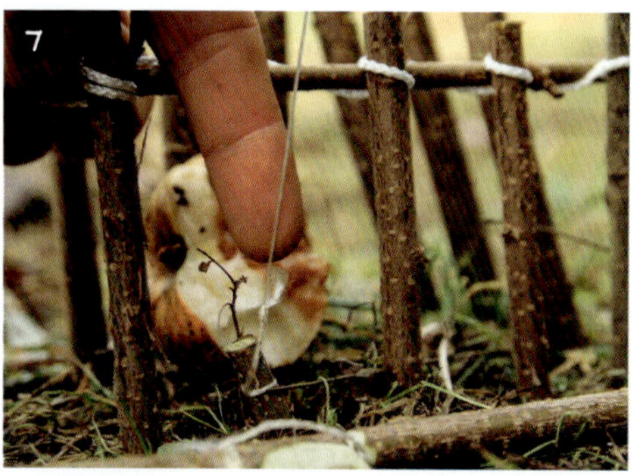

Den Köder legen wir hinter das Gitter. Dabei darf man nicht die Auslöseleine berühren, da sie sonst von kleineren Tieren durchgebissen wird.

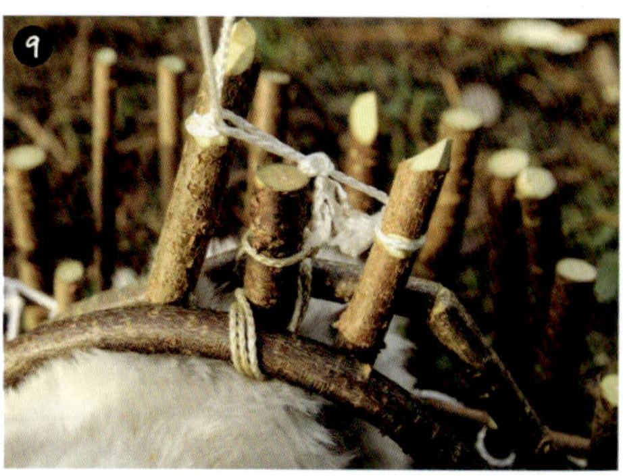

Beißt sich ein Tier durch die Leine zum Köder, wird der Auslösearm angezogen, und die Leine fädelt sich durch die Schlinge – die Schere schließt sich.

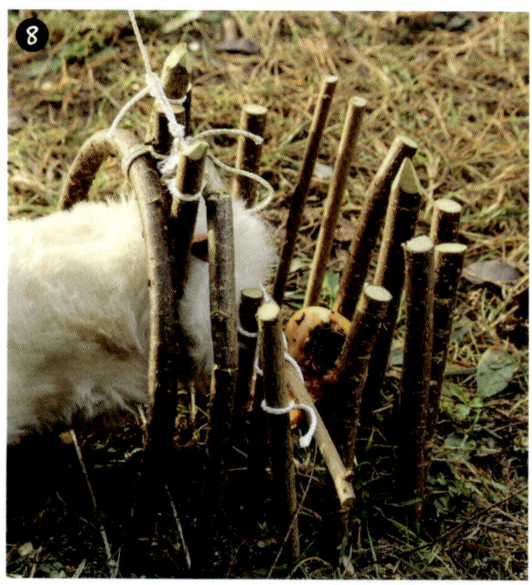

Das Tier wird am Hals so festgeklemmt, dass keine Pfote mit eingebunden werden kann und das Tier nur bis zu den Schultern in der Falle hängt.

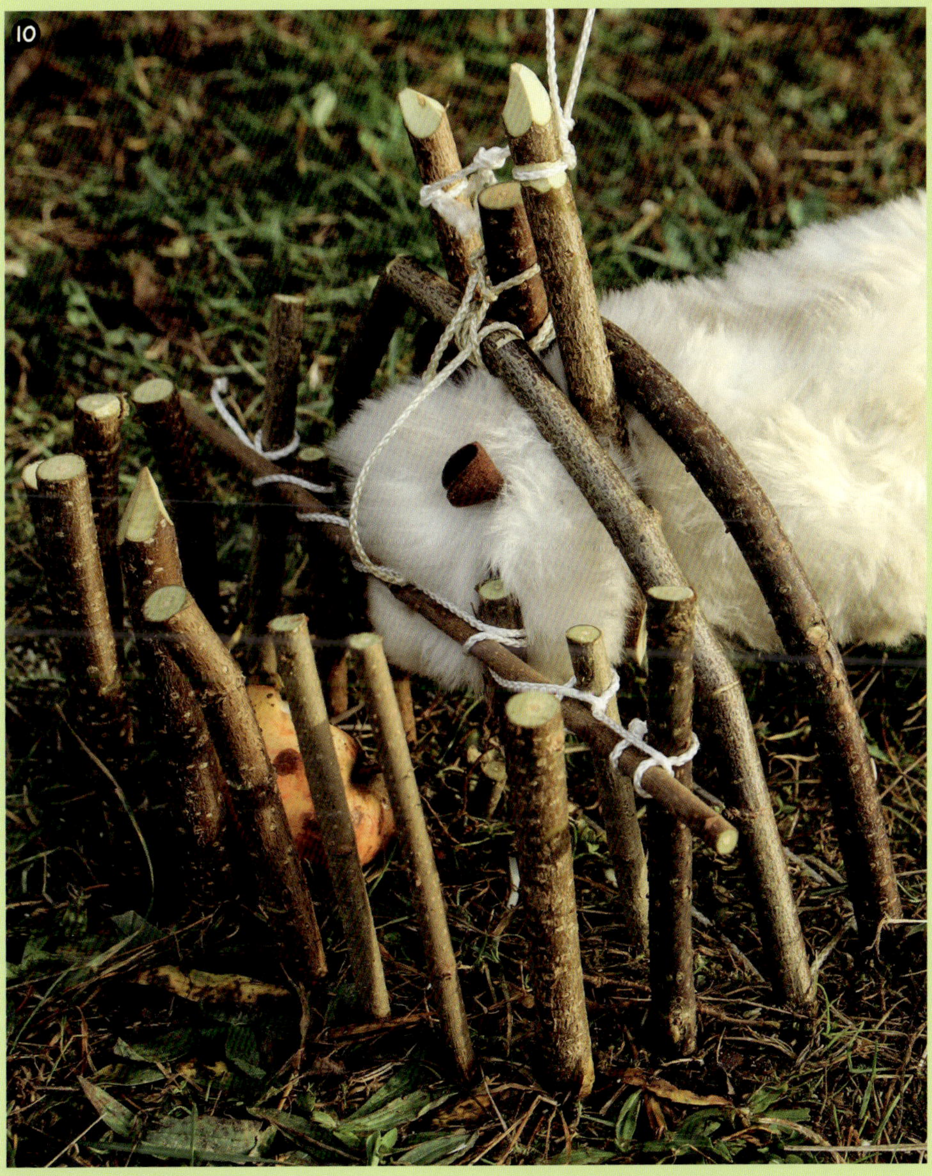

Fertig!

Durch den Hebel und die Umlenkung ist die Kraft der Schere so stark, dass die Halsgefäße abgeklemmt werden und das Tier schnell verendet.

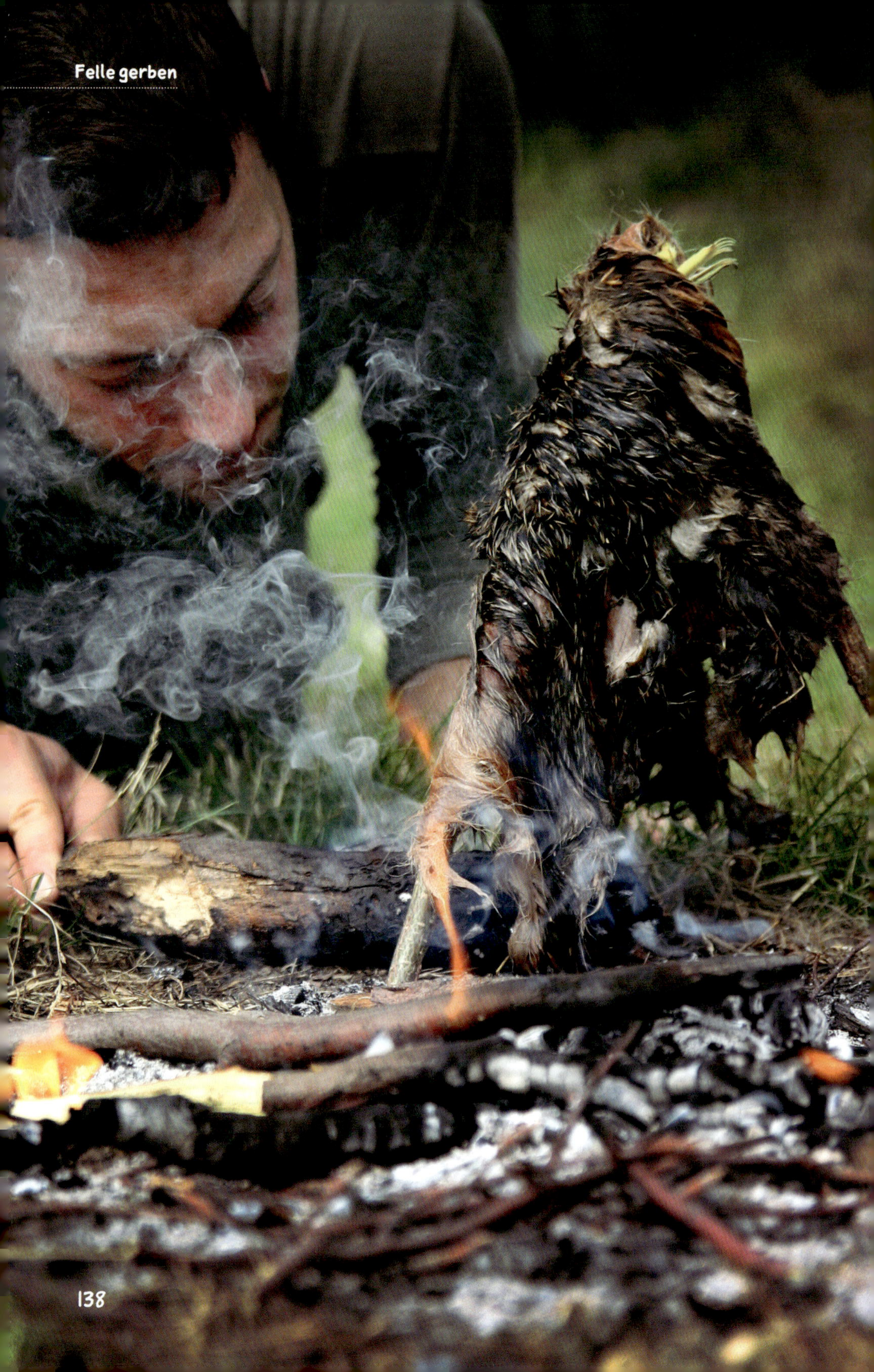

STEINZEITMÄSSIG

Wer selber das Fell erlegter Tiere gerben kann, hat viele Möglichkeiten: Man kann daraus Kleidung, Beutel und andere Utensilien anfertigen. Hier zeigen wir, wie die archaische Methode der Fett/Hirn/Räuchergerbung funktioniert.

Seit jeher hat sich der Mensch den Häuten von Tieren bedient, um sich vor Wind, Wetter und Kälte zu schützen. Dabei mussten schon früh sehr unterschiedliche Konservierungsmethoden entwickelt werden, die bis heute verblüffend effektiv sind. Das Gerben mit Fett, Hirn und Rauch war vermutlich die früheste Technik zum Konservieren, nachdem die Häute vorher einfach nur getrocknet und bei Fäulnis ausgetauscht wurden. Wer sich damals eine Hose aus Wolfsfell oder Stiefel aus Bärenpelz machte, wollte natürlich, dass diese länger als bis zum nächsten Regen halten.

Vermutlich ist die Haltbarmachung von Häuten eher zufällig entstanden – etwas, das sich in Anbetracht der Komplexität kaum glauben lässt. Allerdings werden durch das Abschaben von essbaren Fettresten von der Fleischseite einer Haut ölige Bestandteile in die Fasern eingepresst, und dadurch wird die Haut geschmeidig gemacht.

Zudem wurden Tierhäute zum Abdecken von Hütten mit offener Feuerstelle benutzt (so entstand vermutlich das Räuchern der Häute). So lässt sich doch nachvollziehen, dass auch eine komplexe Tätigkeit wie das Gerben unsere steinzeitlichen Vorfahren nicht überfordert hat.

Zum steinzeitlichen Gerben sind einige Vorarbeiten notwendig. Die Schwierigkeit liegt insgesamt darin, dass jede Rohhaut unterschiedlicher Herkunft und Qualität anders behandelt werden muss. Für den Anfang eignen sich am besten Häute von Kaninchen, Feldhasen oder – wenn es etwas größer sein soll – Rehdecken. Gesalzen und getrocknet lassen sich Rohhäute meist für wenig Geld beim Jäger besorgen. Außerdem braucht man einiges an Fett, oder besser noch Hirn oder Eigelb. Wer es authentisch machen will, verwendet dazu das Eigenfett des Tiers (beispielsweise um die Nieren oder unter der Haut) sowie das Hirn. Alternativ kann auch erwärmtes Eigelb oder eine Mischung von allem benutzt werden.

Wir zeigen hier, wie der mehrere Tage dauernde Vorgang des Räucher- oder Hirngerbens funktioniert. Man sollte sich allerdings im Klaren sein, dass diese steinzeitliche Technologie nicht immer hübsch aussieht und auch nicht gut duftet.

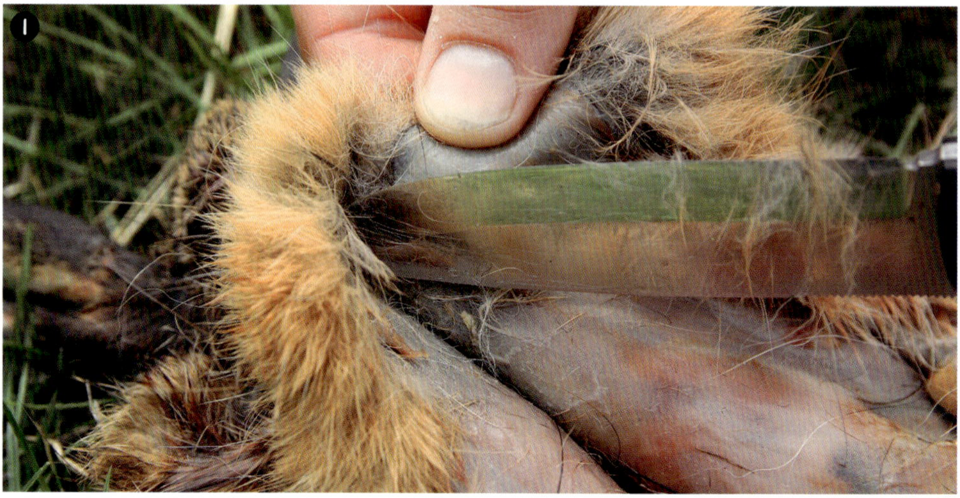

Die gesalzene oder getrocknete Rohhaut wird gewässert, bis sie flexibel ist. Das kann einen Tag lang dauern. Erst wenn sie vollständig erweicht ist, sollte sie gebogen werden, da sie sonst brechen kann. Die Haut wird an allen röhrenförmigen Stellen aufgeschnitten, Kopf beziehungsweise Kopfhaut können am oberen Halsansatz abgetrennt werden (den brauchen wir später noch). Allerdings sollte die Haut an den Rändern noch nicht „sauber geschnitten" werden. Beim Gerben braucht man immer etwas Überstand zum Befestigen oder für Probeschnitte.

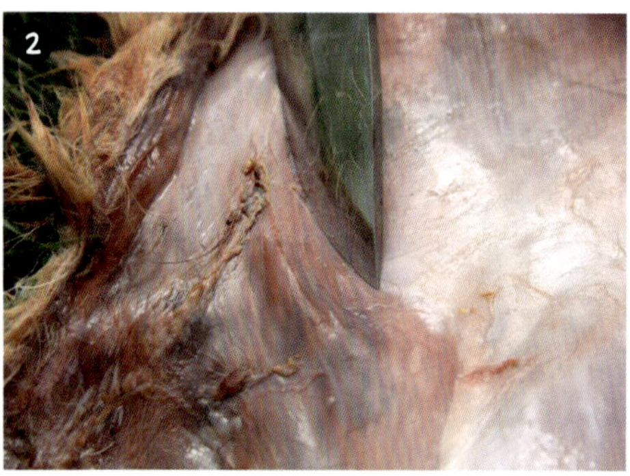

Die Haut wird mit der Haarseite auf den Boden gelegt. Mit einem Messer werden alle rötlichen Fleischbestandteile von der Haut abgekratzt. Dabei sollte die Klinge flach und vorsichtig geführt werden, um Löcher in der Haut zu vermeiden. Ist noch Fett vorhanden, wird es gesammelt, später erwärmt und mit Hirn oder Eigelb vermengt.

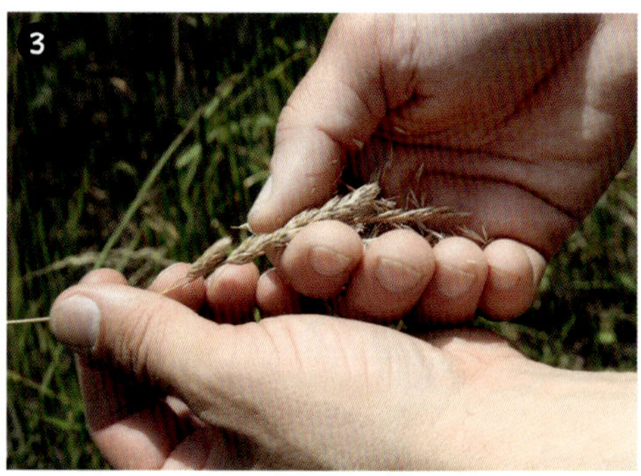

Während die Haut im Schatten etwas trocknen kann, bereiten wir die Beize vor. Dazu brauchen wir je Kilo Fell etwa 250 Gramm Weizenkleie oder Grassamen. Die Art der Gräser ist nicht ausschlaggebend, allerdings kann es durch die Stärke zu einer schnelleren Vergärung und stärkeren Geruchsentwicklung kommen als mit Kleie.

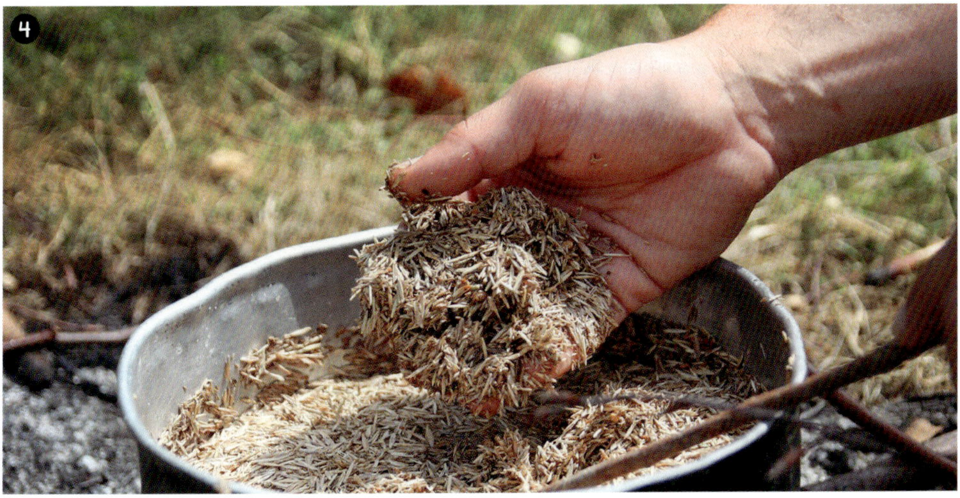

Die gesammelten Grassamen oder die Kleie werden mit 50 bis 60 Grad heißem Wasser vermischt (das ist eine Temperatur, die gerade nicht mehr mit dem Finger verschmerzbar ist). Je Kilogramm Beizmittel verwenden wir drei bis fünf Liter Wasser. Da die benötigten Stoffe aus dem Beizmittel in das Wasser übergehen, kann die Beize nach dem Ansetzen später noch etwas gestreckt werden. Die Beize dient als Grundlage für Bakterien, die die Haut „anverdauen" sollen. Das ist wichtig, weil wir eine lockere, schwammige Hautstruktur zum Aufnehmen von Fett und Rauch brauchen.

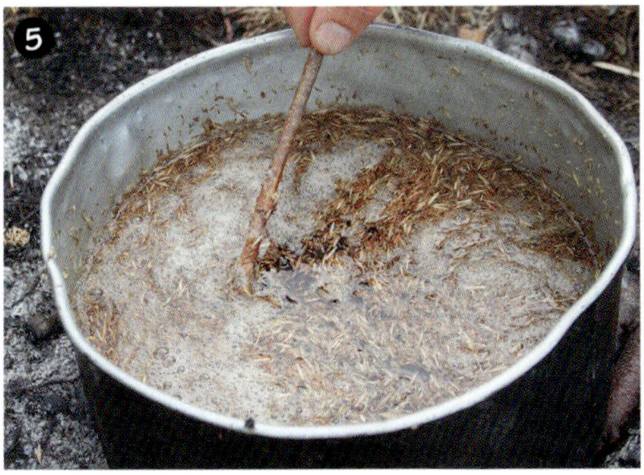

Die Beizmischung wird nach einer halben Stunde auf Handwärme abgekühlt. Sie braucht zwei bis drei Stunden, bis sie zu gären beginnt und säuerlich riecht. Da es draußen kaum möglich ist, die Mischung für mehrere Tage auf dieser Temperatur zu halten, kann man den Topf mit der Beize abgedeckt in der Sonne stehen lassen.

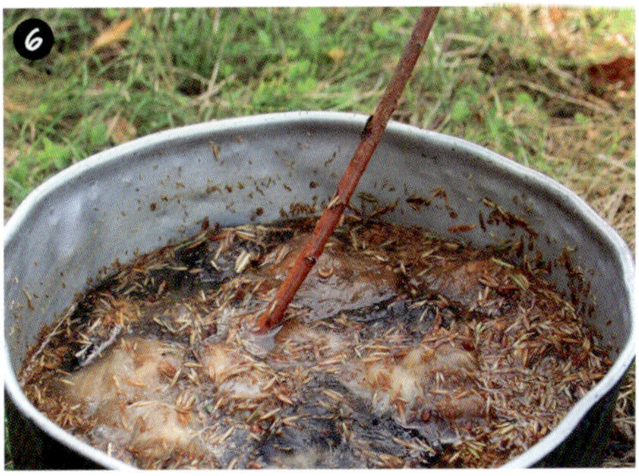

Die Haut wird mit der Beize vermengt. Die Lösung muss jede Stelle der Haut bedecken. Sie bleibt zwei bis drei Tage drin und muss regelmäßig gewendet werden. Die Mischung kann intensiv riechen – es sollte aber kein fauliger oder schwefliger Geruch entstehen. Sonst war die Beize beim Ansetzen zu kalt oder die Haut nicht gut entfleischt.

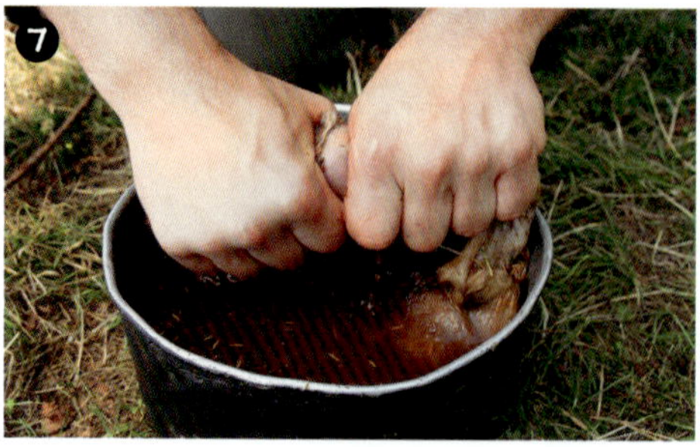

Nach dem Beizen kann die Haut aus der Brühe genommen werden. Nun ist die Fleischseite der Haut durch die gezielte Bakterienzersetzung weiß, aufgequollen und leicht schwammig. Wurde zu lange gebeizt, kann es sein, dass von der Pelzseite Haare verloren gehen. Je nach Tierart und Hautstruktur muss man mit der Beizdauer ein wenig experimentieren. Die Haut wird ausgewrungen und mehrfach mit klarem Wasser nachgespült.

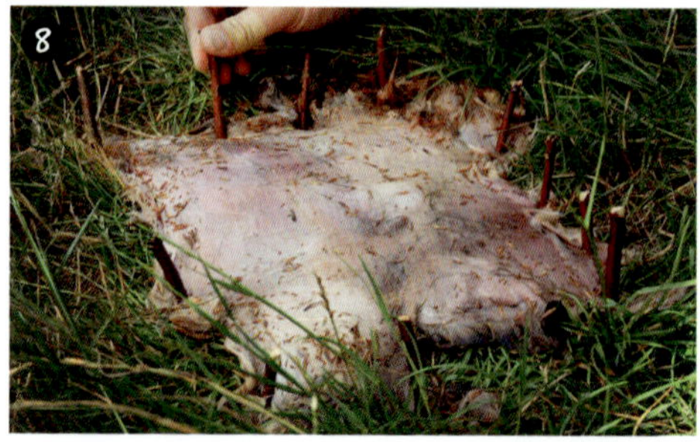

Die gewaschene Haut wird auf dem Boden zum Abtrocknen eingespannt. Dazu fixieren wir sie mit dünnen Spießen, damit sie beim Trocknen nicht schrumpft und hart wird. Das Trocknen sollte deshalb auch nicht in der prallen Sonne stattfinden und beendet werden, bevor die Haut staubtrocken ist. Nun lassen sich auch Reste der Beize abklopfen. Ein Rest Feuchtigkeit in der Haut darf erhalten bleiben. Sie wird später vom Fett verdrängt.

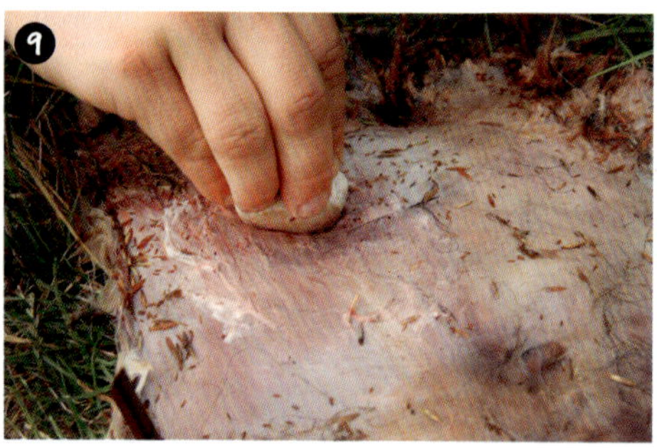

Ist die Haut getrocknet, aber noch nicht ausgehärtet, beginnen wir mit dem Einmassieren der Hirn-Fett-Mischung. Die Masse kann mit erwärmtem Unterhautfett oder Eidotter gestreckt werden. Sie kann ungekühlt im Schatten lagern – sie fault nicht. Die Haut wird eine Viertelstunde mit einem Stein bearbeitet und bleibt eine halbe Stunde ruhen, wird dann wieder eine Viertelstunde bearbeitet und so weiter. Es können fünf bis zehn Intervalle nötig sein.

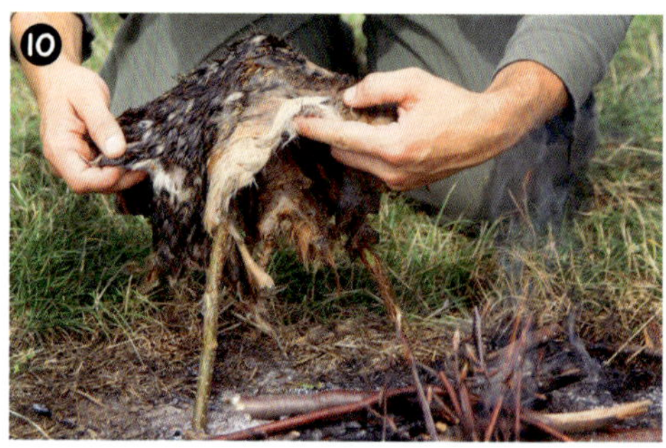

Neben einer Feuerstelle bauen wir eine kleine Pyramide aus Holzstöckchen auf. Je nach Hautgröße kann sie bis zu einem Meter hoch sein. Auf dieses Gerüst wird die Haut mit der Fleischseite nach unten gelegt und so um die Pyramide gewickelt, dass die Haut an keiner Stelle überlappt. Sind größere Pflanzenblätter, Rinde etc. verfügbar, kann die Haut von außen noch zusätzlich damit bedeckt werden, um die Raucheinwirkung zu verstärken.

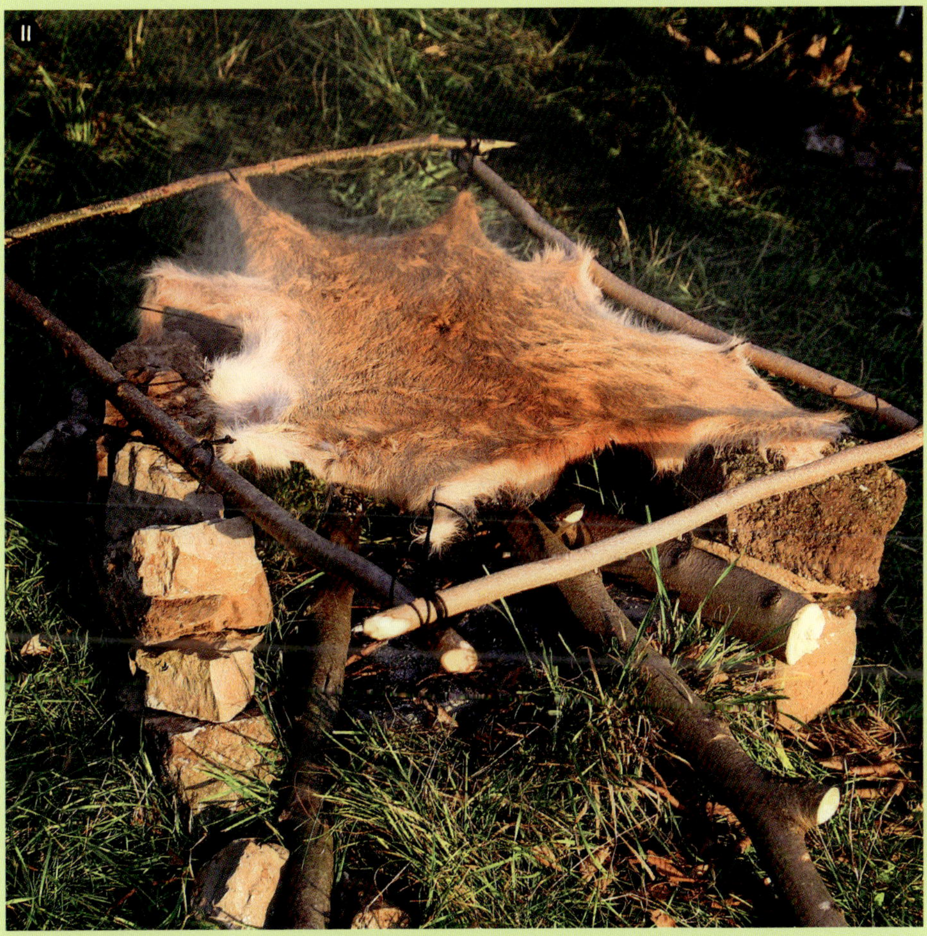

Fertig!

Nun beginnt eine letzte Phase. Auf der Feuerstelle entzündet man dicke, noch leicht feuchte Holzstücke. Durch Wedeln oder Blasen werden sie abgelöscht, so dass sie stark zu qualmen beginnen. So lange sie rauchen, sollten sie unter der Pyramide bleiben. Verringert sich der Qualm, werden die Scheite ausgetauscht. Wenn sie zu brennen beginnen, muss man sie sofort herausziehen. Um das „Verkochen" der Haut zu verhindern, kann die Haarseite regelmäßig mit Wasser angefeuchtet werden. Der Räuchervorgang muss über mehrere Stunden und Tage immer wieder wiederholt werden. Der Gerbvorgang ist abgeschlossen, wenn die Haut durchgängig leicht bräunlich gefärbt ist und keine weißen Schichten mehr hat.